中国健康教育中心组织编写
健康教育专业人员培训教材

风险来临：卫生健康领域
危机传播管理

U0235450

编委会主任　李长宁

编委会副主任　宋　军　胡洪波　吴　敬

编委会委员（以姓氏笔画为序）：
卢　永　田向阳　李长宁　李方波　李英华　李雨波
肖　珠　吴　敬　宋　军　赵　雯　胡洪波　黄相刚
程玉兰　解瑞谦

主　　　编　解瑞谦

副　主　编　喻发胜　明　珠　杨　宠

编　　　者（以姓氏笔画为序）：
卢玉新　朱　方　严利华　杨　宠　杨　斌　杨德华
吴青青　陈　婷　陈秋云　苟锦博　欧剑鸣　明　珠
唐玉萍　唐雪峰　黄彪文　喻发胜　解瑞谦　裴　峥
阚坚力　薛　婧　戴金增

审　　　稿　涂光晋　程曼丽

人民卫生出版社

图书在版编目(CIP)数据

风险来临:卫生健康领域危机传播管理/解瑞谦主编.—北京:
人民卫生出版社,2018

健康教育专业人员培训教材

ISBN 978-7-117-25942-2

Ⅰ.①风… Ⅱ.①解… Ⅲ.①公共卫生-突发事件-公共
管理-传播学-岗位培训-教材 Ⅳ.①R193

中国版本图书馆 CIP 数据核字(2018)第 088691 号

人卫智网	www.ipmph.com	医学教育、学术、考试、健康,购书智慧智能综合服务平台
人卫官网	www.pmph.com	人卫官方资讯发布平台

健康教育专业人员培训教材

风险来临:卫生健康领域危机传播管理

主　　编:解瑞谦
出版发行:人民卫生出版社(中继线 010-59780011)
地　　址:北京市朝阳区潘家园南里 19 号
邮　　编:100021
E - mail:pmph @ pmph.com
购书热线:010-59787592　010-59787584　010-65264830
印　　刷:北京画中画印刷有限公司
经　　销:新华书店
开　　本:787×1092　1/16　　印张:11
字　　数:275 千字
版　　次:2018 年 8 月第 1 版　2018 年 8 月第 1 版第 1 次印刷
标准书号:ISBN 978-7-117-25942-2
定　　价:35.00 元

打击盗版举报电话:**010-59787491**　E-mail:**WQ @ pmph.com**
(凡属印装质量问题请与本社市场营销中心联系退换)

前　言

人在生命的长河中都会面临着疾病、意外伤害、甚至危及生命的风险,而这种风险又是何等的难以预料和管控。卫生健康领域之所以神圣,是因为她在竭尽所能扶助大家战胜风险挑战,保护健康,救护生命。但是,人类医学认知和技术手段的有限性、千变万化的个体差异、无法预测的未知因素等,让她在与受救者共同承担风险,面临危机时变得那样脆弱、无奈。卫生健康工作是在战胜疾病中发展,在抗击风险、应对危机中壮大的。这就需要我们理性地认知风险、认知危机,科学地预防控制风险、应对化解危机。

在现实中,一些看似琐碎之事处理不当,会演变为严重问题。这些事件可能是因为某些机构、某些个人的局部失误导致风险、引发危机;也可能是因为生存环境中的某些无法预料的突发事件而引发的风险和危机;也可能是因为人们对医学的认知差别、对医学行为及其后果的误解、对为医者的苛求和误会、对某些事件的误传误报等而引发的危机。卫生健康领域的任何一种风险或者危机,首先危及的是人的生命与健康,给人们带来恐慌、造成心理压力、影响社会稳定,还会影响整个卫生健康领域的形象和政府的声誉。

面对突然而至的危机事件,如何在及时有效处置事件的基础上,创造良好的信息和舆论环境,维护和塑造良好形象,已成为卫生健康领域必须面对的现实问题。伴随着微博、微信等社会化媒体的快速崛起,我国媒体格局已经发生了深刻的改变。这种改变使得传播渠道更加多元和开放,信息传递更加及时和互动,社会话语体系更加多样和复杂,传播范围也更加广泛,进一步加剧了舆论环境的复杂性,也给危机管理带来了巨大挑战。

卫生健康领域的管理者、从业者还需要增强“风险”“危机”的意识和防控应对的知识、技能;大多数机构还需要健全系统应对危机的制度机制和措施。从风险识别到危机应对、风险评估、风险沟通、危机预警、媒体沟通、议题管理、危机修辞和形象修复……都需要学习、研究、提升,需要增长知识、建树理念、掌握方法、科学实践。

危机事件应对中,需要我们真诚地沟通、理性地传播,赢得公众和社会的理解、认同,紧紧掌控住“危”,牢牢把握住“机”,化险为夷、创新发展,并成为每一个卫生健康管理者、从业者内心的理性意识、工作中自觉履行的责任和义务,成为卫生健康管理中的一门艺术、技能和长效机制! 这就是我们将本书奉献给大家的初衷。

本书是融基本理论和实践案例为一体的培训教材,凝聚了作者和同道探索的经验成果;借鉴了突发公共事件相关理论和实践经验;参考了该领域诸多个案研究成果;得到有关管理学、传播学等方面专家的真切指导。从理论和实践层面科学地介绍了风险沟通与危机管理的相关概念、原则、信息管理、实施方案、媒体合作、公众沟通、政府及部门间的沟通协作等;特别是通过理论和案例评析,较系统地介绍了卫生健康领域、卫生健康机构面临的具有行业特征的风险、危机,以及此类风险和危机管理的基本理论知识、预防控制方法、应对处理原则、程序和措施,着重解决如何在危机环境中评估和应对与沟通相关问题。论述的焦点放在预期、计划和主动解决问题的方法技能上,从而把负面的影响降至最低,同时创造竞争的机遇。本书的培训对象是卫生健康领域的管理者、宣传教育人员、从业人员,也可供医学院校学生学习时参考。希望培训对象通过本教材的学习培训,能够了解风险管理、危机管理的理论;熟悉风险预防控制、危机传播管理的基本概念、基本理论知识、基本方法;掌握卫生健康领域具有代表性的典型风险和危机的种类、概念、特点,监测预警、识别评估要点、预防控制措施、危机传播管理重点、应对处理原则、程序和基本要求。

鉴于卫生健康领域危机传播管理是一项科学性、专业性、技巧性、政策性很强的工作,涉及层面较多,该培训教材难免有疏漏之处,诚恳希望广大专家和读者给予指正。

本书的编写得到了很多专家和学者的大力支持,同时,编写工作也得到了编写人员和其所在单位的大力支持,在此一并深表感谢!

编　者

2018 年 4 月

目　录

第一章

我们面临怎样的危机

风险,自人类社会诞生以来就无处不在。危机,随着人类社会的发展和进步也呈高发势态。卫生健康领域无处不在的风险和时而发生的危机事件,已经成为该领域和行业需要认真对待的重要问题,也对卫生健康领域的相关工作提出了更高的要求。认识风险和危机,洞悉卫生健康领域危机产生的背景、原因和演化机制,是我们进行危机传播管理的前提和基础。

第一节 风 险

一、风险的概念与属性

(一) 风险

从词源学的角度,"风险"是一个外来词。从词义上考察,"风险"一词最初起源于航海活动。据考证,英文中的"risk(风险)"一词最早出现于 17 世纪中期,特指航海中船只可能遇到的各种危险。傍海而居的民族在长期的航海实践中,深深体会到"风之险"——风带来的无法预知、无法确定的危险。在他们出海捕捞和航海经商的生涯中,"风"就意味着"险",便出现了"risk(风险)"一词。

古汉语中的"危险"与"风险"一词最为接近,其"危"为会意字,"危"字形上面为人,中间是山,下面腿骨节形,意指人站在山崖上"居高而畏惧"。

在日常生活中,人们习惯将风险理解为危险。但无论是"风险"还是"危险",对于人类社会而言,不是天灾便是人祸。"风险"概念的发明体现了早期人类社会主动规避危险,勇于认识世界和改造世界的主体性。

人类对于"风险"的关注与研究伴随着整个人类文明史。20 世纪以来,全球化进程日益加快,生产力水平不断提高,社会风险也不断增加,越来越受到人们的关注。不同领域的研究者们对"风险"有不同的界定:乌尔里奇·贝克(Ulrich Beck,1986)从环境与技术的关系入手,将风险首先定义为技术对环境产生的威胁;安东尼·吉登斯(Anthony Giddens,1990)也类似地认为风险社会是现代性文明的结果;玛丽·道格拉斯(Mary Douglas,1983)为代表的人类学者、文化学者把风险定义为一个群体对危险的认知,认为风险不仅是社会的客观事实,也是"集体建构物";尼克拉斯·卢曼(Niklas Luhmann,1993)从系统论出发,认为风险是一种认知或理解的形式,是一个具有时间规定性的概念;美国保险学者小威廉姆斯(C. Arthur Williams, 1993)认为风险是事物结果发生的不确定性；国际标准化组织(ISO)发布的《风险管理：原则与指南》(2009)中，将风险定义为"不确定性对目标的影响"。

国内关于风险的定义也不尽相同：我国《辞海》中对风险的定义为"自然界和社会上所发生的自然灾害和意外事故"；宋林飞(1999)认为风险是社会所难于承受的损失或影响，并构建了"社会风险指标体系"和"社会风险早期预警系统"。

上述"风险"的定义，有助于我们深入理解这一概念。在我们看来，风险就是危险发生的可能性以及危险发生后损失的不确定性。这种可能性和不确定性，包括损失发生与否和损失的程度两个关键维度。

一般而言，人们通常将风险理解为自然灾害和意外事故。它是一个涵盖风险因素、风险事故、损失及主客观关系等多个范畴的概念，具有非常丰富的内涵，涵盖风险主体、风险的原因，风险结果及其相互关系等关键的要素。

在本书中，风险特指卫生健康领域内的风险，即风险指对人体健康和安全造成危害或潜在危害的可能性，以及危害发生后带来不利影响的可能性。比如传染病感染的风险、病人用药或手术的风险，以及医疗事故带来的机构或行业风险。

(二) 风险的基本属性

1. 自然属性　风险主要是由客观存在的自然现象及物质条件所引起，比如暴雨、台风、地震、洪水、滑坡、暴雪、海啸、病原体、环境污染、毒物、化学品等。这些风险是客观存在的，不是人的头脑中的主观想象。但这些风险可以被我们发现、认识、预防和控制，以降低概率，减少损失。

2. 社会属性　风险总是发生在一定社会条件下。社会环境不同，风险的形式也各不相同。在很大程度上，风险发生关系到与人相关的社会环境、个体特征、个人经历、生产方式、生活行为方式、精神因素、心理因素等。同时还与包括人所处的社会制度、技术条件、经济条件和生产力等都有一定的关系。如疾病、食品药品安全问题、恐怖袭击、车祸等是受社会发展的影响。促进社会发展，改变人的生存状态，规避和减少风险，才是防控这类风险的根本所在。

3. 文化属性　风险是由特定的社会文化和这种文化下的社会认知结构建构起来的。人的认知(自愿、熟悉、控制、信任)、情感(害怕、担心、恐惧、恐慌、愤怒)等受到文化习俗、生活习惯、文化水平的影响。地域不同、群体不同，因风俗、习惯、观念、价值观、信仰、文化、心理等多种因素，使得其对危险的承受具有很大差异。很多时候，人们对危险的看法，心理状态比实际的危险有更大的影响。因此，山德曼教授(Peter Sandman)给出了一个有关风险的公式，即风险=危险+愤怒。

本书中的卫生健康领域风险，既具有客观存在的自然属性，且在特定的社会环境中产生，还会受到人们的认知、情感、习俗、传统等因素的影响，因此兼具社会属性和文化属性。

二、风险的分类

(一) 按照风险性质分为纯粹风险和投机风险

纯粹风险是指那种不可能有财务盈利而只有损失的风险，比如房屋发生火灾风险、汽车发生碰撞风险和患病风险等就属于纯粹风险。

投机风险是指那些既有损失的可能性又有获取利益机会的风险，比如在证券市场或者外汇市场进行投资活动,以及医疗卫生诊治技术应用就是典型的投机风险。

(二) 按照风险形态分为静态风险和动态风险

静态风险是指由于自然力或人为错误而招致的外在环境未发生变动的风险。如地震、暴雨、雹灾等自然灾害,交通事故、火灾、职业伤害等意外事故,医疗事故等人的过失行为都属于静态风险,此类风险大多是在社会经济结构未发生变化的条件下发生。

动态风险是指由于社会环境变动而导致的风险,比如人们需求的变化,社会经济结构调整、生产方式改变、生产技术革新以及产业组织调整等所带来的风险。如政策的改变、新技术的运用、结构的调整、人们就医观念的改变等所导致的风险,都属于动态风险。

(三) 按照风险原因可分为自然风险、社会风险、经济风险和政治风险

自然风险是指源于自然的、物理的因素而给人们生产生活带来的风险。比如台风、暴雨、地震、森林火灾以及各种瘟疫等。

社会风险是指个人或者组织行为的过失、不当、故意及不作为等,给人们生产生活带来的风险。卫生健康领域内的医疗纠纷和医疗事故,重大传染病的大范围传播,群体性事件的发生,这些都是比较典型的社会风险。

经济风险是指在经济活动中由于各种因素变化引起经营者决策失误或预期偏差,导致经营失败的风险。

政治风险是指国家政权在对内治理或者对外交往过程中,因政治原因带来的风险,如种族宗教的冲突、叛乱和战争等。

(四) 按照承担风险的主体分为个人与家庭风险、团体风险和政府风险

个人与家庭风险主要是指以个人与家庭作为承担风险主体的那一类风险,比如个人的健康隐患。

团体风险主要是指以组织机构、社会团体等为主体所承担的风险,如医院的医患矛盾、医疗纠纷。

政府风险主要是指以政府为承担主体的风险,比如战争、动乱及巨灾。

在卫生健康领域内的风险,与人们健康和生命密切相关,本身具有复杂性,涉及政府相关管理部门及人员、医疗机构及相关人员、患者、患者家属等多个主体,使卫生健康领域的风险显得更加纷繁复杂且类别混乱,很难将其确定为哪一种界限分明的具体类型。如很多传染性疾病,在其发生之前既可以作为纯粹风险,又具有财产风险、人身风险、责任风险和信用风险;既可以看作静态与动态相互交织的社会风险,又是典型的个人与家庭风险、团体风险和政府风险。

三、风险的特征

(一) 客观性

构成风险的要素如原因、事故、结果等是客观存在的,不以人的意志为转移。如暴雨、台风、地震等自然灾害,交通事故、生产安全事故等意外,以及生老病死等风险,均不会因为人们的担心和恐惧而消除。我们能够做的只能是在一定的时空范围内控制某些因素及条件,以降低风险发生的概率或减少损失的程度。

(二) 损害性或潜在损害性

一般而言,风险一旦发生,都会给人们带来损害,具有损害性。这种损害性体现为可以用货币来衡量的物质损害,如经济收入减少、支出增加等。风险损害还体现为不可货币化的损害,如人身损害、恶劣的社会影响,甚至严重的社会危机,这些都难以用货币来衡量,其危害极大。当然,也不是所有的风险都一定具有现实损害性,比如像药物或手术风险,并不一定发生,只是潜在的损害性。

(三) 不确定性

风险因素多变,导致了风险的不断变化,具有极强的不确定性。风险何时、何地、以什么样的状态发生,均是由多种因素决定的,具有极强的不确定性。风险事件发生的确切时间和地点往往是无法确定的。即便是科技发达的今天,有些风险可以被预测,但仍然无法准确确定。风险发生以后,受多种复杂因素影响,其事态的发展、变化及损失程度等,同样具有不确定性。

(四) 可测定性

风险的发生发展虽然具有不确定性,但具有能被检测的可能性存在。如矿井下瓦斯含量、生产车间的温度、手术室空气悬浮菌尘量等,这些指标均是可检测的,意味着某些风险是可人为控制的。

卫生健康领域的风险,因其与公众健康和生命安全密切相关,很多健康风险不以人的意志为转移,具有极强的损害性,其发生、发展、演变无法确定,但总体上可对已发生事件进行总结和分析。因此,其客观性、损害性、不确定性和可测定性的特征表现得更加明显。

第二节 危 机

一、危机的概念

"危机",无论是在西方文化还是在东方文化中,它都是一个不等同于"风险"的概念。在西方文化中,"危机"表述为"crisis",不同于"风险"的"risk"。"crisis"源于古代希腊文中的"crimein",其字根 krisis 意为"分离"(to separate)。起初普遍用于医学领域,指游离于生死之间的状态,其义有"决定、决策"(to decide)之意,用以形容一种至关重要的、需要立即做出相应决断的状态。

在古代汉语中,"机"和"機"为两个字,"危机"实为"危機"。"機"本意为"由许多零件组成可以做功或有特殊作用的装置和设备",后引申为"事物发生的枢纽,或对事情成败有重要关系的中心环节",如生机、转机、契机、军机、机密等。"危"与"机"相联则为"危机",是"危险与机遇"相并存的一种状态,或者说是处于"恶化与转机"相互转化的分水岭。事态能否由"危险"转变为"机遇",起决定作用的并非天意而在人谋,即如何"决定、决策(to decide)"。也就是说,对于"危机(crisis)"的认识,东西方民族早期的理解是殊途同归的。

18 世纪至 19 世纪,"危机"一词被引入政治领域,指国家政治领域所面临的紧急状态。如以查尔斯·赫尔曼(Charles F. Hermann,1972)为代表的美国政治学家就指出,危机是一种情景,在这种情景和形势之下,国家治理主体的地位和目标受到威胁,一旦发生往往出乎意料,后果严重。

随后,危机一词被越来越多地运用到经济管理领域。福斯特(Forster,1980)从企业经营角度指出危机具有急需快速决策、严重缺乏训练有素的员工、物资资料紧缺、处理时间有限等 4 个显著特征。

很多学者都对企业的经营管理危机进行研究,并将危机定义进行了界定。巴顿

(Barton,1993)认为,危机是一个使企业产生潜在负面影响的不确定性事件,其后果可能对企业组织和员工,以及产品、资产、声誉等造成严重损失。班克思(Banks,1996)认为,危机是对一个企业及其产品或声誉产生潜在不利影响的事件。里宾杰(Lerbinger,1997)也指出,危机就是对企业未来获利、成长乃至生存产生潜在威胁的事件。

还有学者从社会管理领域这个更加宽泛的视角对危机进行研究和界定。罗森塔尔和皮恩伯格(Rosenthal and Pijnenburg,1991)提出,危机是一个对社会系统内的基本价值和行为规则产生威胁的事件,必须及时作出关键性决策。斯格(Seeger,1998)认为,危机是具有特殊性和不可预测性的非常规事件或系列事件,这些事件具有高度的不确定性和威胁性。唐纳德·A·菲什曼(Donald A. Fishman,1999)同样指出,危机事件不可预测,组织价值受到严重威胁,组织需及时对外回应,在危机的传播管理中,其情境相当复杂,涉及多方面关系的变动。

在国内,学者们在综合国外研究成果的基础上对危机进行了深入探讨。刘刚(2004)认为,危机就是一种事件,这种事件具有突发性,并威胁组织目标的实现,要求组织必须在极短时间内做出决策,进行紧急回应。

与刘刚不同,薛澜(2003)等学者则认为,危机是一种决策情境,是相对于政府的常规性决策环境的一种非常态的社会情境。在这种情景下,组织所认定的基本价值和行为准则架构面临威胁,对以政府为主的决策者带来高度紧张和压力,决策者必须在有限时间内进行决策,并制定应对措施予以实施。

与更多的国外学者将危机视为事件不同,国内包括薛澜、胡百精等在内的很多学者都更愿意将危机解释为一种情景和状态。这种状态是危险与机遇并存的状态。

关于危机是事件还是状态的争论。胡百精则将危机定义为一种状态。并认为"状态说"既反映危机本质,加深对危机的认识;还能明确危机管理方向,拓展危机管理范畴;最重要的是,有利于组织树立危机意识、建立应对机制,形成战略性的危机发展观。这为我们将危机定义为一种情景和状态提供了支撑。因为,将危机视为事件的界定更多地停留在了危机的诱因层面,很多危机往往是由事件引发,其结果可能远远超过作为诱因的事件本身的影响,而发展成为一种很难控制的危急状态。可见,危机是一种包括事件内涵的状态和情景。

鉴于上述认识,我们同样可以从危机主体、危机诱因、危机结果3个方面理解危机。

危机主体包括受到危害的当事人,还包括进行危机应对的行为主体,既可以是作为个体的公众,也可以是组织(主要是政府)。不管是公众还是政府,在危机的应对中都发挥着极其重要的作用,直接关系到危机应对工作的成败。

危机的诱因,同风险发生的原因一样,主要从外因与内因,人为原因与非人为原因两个维度考察,在后面章节会做进一步的阐述。

危机一旦发生,必然产生后果,往往是不好的后果。进行危机应对的主要目的就是为了实现坏结果最小化,这也是进行危机管理的最终目的。

二、危机的分类

(一)危机的基本类型

目前,随着危机管理实践的不断深入和学术界的不断探索,危机的类型因标准的不同而种类繁多。

从危机发生的领域看,分为自然危机和社会危机,经济危机、政治危机与文化危机,利益危机与信仰危机。

从危机内涵和属性看,分为人为危机与非人为危机,单一危机与复合危机,内部危机与外部危机,重大危机与一般性危机,偶然性危机和结构性危机,战略危机与管理危机。

因为危机本身的复杂性,加之分类标准的模糊,这些危机类型显得纷繁复杂且混乱不清,很难将现实中的危机确定为哪一种界限分明的具体类型。就如2003年的"非典"危机,既是自然危机,又是社会危机;既是非人为危机,又成为人为危机;既是内部危机,又是外部危机,且从开始的单一危机演变为复合危机;既是偶然性危机,又暴露出了结构性危机,成为重大危机和管理危机。

在本书中,采用从危机内涵和属性划分的两个标准:一是人为与非人为的标准,重视危机发生、传播、管理过程中人的因素;二是内部与外部标准,强调组织内外部因素对危机的影响。

这两个标准将危机划分为两组相互对立的类型:人为危机与非人为危机,内部危机与外部危机。基于此,两组危机相互作用又形成了4种危机类型:即外部人为危机、内部人为危机、外部非人为危机及内部非人为危机。

外部人为危机,即组织外部人为原因引发的危机,如限制性法规出台、造谣中伤等。

内部人为危机,即组织内部人为原因引发的危机,如管理失误、操作不当等带来的危机。

外部非人为危机,即组织外部非人为原因引发的危机,如洪水带来的伤亡、地震引发城市骚乱等。

内部非人为危机即组织内部非人为原因引发的危机,如医疗设备失灵、电脑系统崩溃引发的危机。

(二)卫生健康领域危机的分类

当前背景下,各类突发事件频繁发生,成为我们不得不面对和重视的突发性危机。《中华人民共和国突发事件应对法》将突发事件分为自然灾害、事故灾难、公共卫生事件和社会安全事件四类,与此对应,危机亦可分为自然灾害危机、事故灾难危机、公共卫生危机和社会安全危机。而公共卫生危机往往关乎公众健康及生命安全,从这个角度讲,卫生健康领域的危机则是属于公共卫生危机范畴内的危机。

结合卫生健康领域危机的实际状况和在危机基本类型中所强调的人为与非人为、外部与内部标准,可以将卫生健康领域的危机分为3种基本类型:事件危机、舆情危机与机构危机。

事件危机主要指突发公共卫生事件。这些事件往往影响极大,后果严重,如群体性不明原因疾病、重大传染病疫情、重大的食物安全事件、职业中毒及其他严重危害公众健康的事件。虽然这类事件本身危害严重,但是卫生健康机构若能及时采取相应的措施,进行及时救治、流行病学调查、传染源隔离、医疗救护、现场处置、监督检查、监测检验、卫生防护等,将可以使危机不再蔓延扩大。也就是说,对这类危机而言,只要能及时应对和处理好事件本身,便可以控制或顺利化解危机。

机构危机主要是指那些直接影响到卫生健康相关部门、机构的信誉,严重损害卫生健康部门形象和公信力的危机,甚至危及医院等机构的生存和发展。比如因为卫生健康相关组织或工作人员操作错误或工作失误致病、致残、致死的事件,若处理不当极易演化成机构危机。还比如说卫生健康领域内长期被诟病的医患关系,也很可能成为机构危机的导火索。

舆情危机是指在卫生健康领域内由舆情状况导致的,已经引发或可能引发公众过激反应的事件,以及相关谣言和虚假信息的大肆传播。这些事件可能本身并不是太严重,如医疗救治中个体的非正常死亡。这类事件爆发时影响不大,但因为关乎公众的健康和生命,在信息传播过程中容易被舆情关注,加之谣言和虚假信息的误导,尤其是在网络传播的推动下,极易演化成具有极大影响力的危机。对于这类危机,不但要及时采取相应措施处理原发事件本身,还要以专业人员及时、密切地关注跟踪舆情尤其是网络舆情,并采取必要的措施对舆情予以及时地回应、引导甚至控制,遏制谣言和虚假信息的传播,坚持事件应对和舆情处置同步协调开展,才有可能化解危机。

上述 3 类危机的划分,更多地是从诱发原因和危机结果两个维度考虑的结果,它们之间并没有严格的界线。随着危机状态的发展和演变,同一个危机可能兼具多种类型的特征,或者说是在危机不同的阶段,具有不同的类型。就比如 2003 年的"非典"危机,在刚刚发现疫情的 2002 年年底和 2003 年年初,是属于传染病疫情的事件危机,之后随着媒体相关报道的增加及相关部门在应对工作中的种种不力,"非典"危机开始从单纯的事件危机演化成了舆情危机和机构危机。

需要指出的是,不管是什么类型的危机,卫生健康领域内的绝大多数危机均直接关乎人们的健康和生命安全,具有巨大影响力和破坏力,都需要政府部门介入应对和处理,以减少危机造成的破坏力,消减其负面影响。

三、危机的特征

(一) 危机的基本特征

1. 意外性　任何一个极其微小的风险因素或风险事件,都可能成为引发危机的重要因素。危机爆发的地点、时间、规模、形态和后果等,往往出乎人的意料。危机爆发前往往会有征兆,但可能因为没有引起足够重视或人为疏忽,而导致意料之外的危机爆发。

2. 聚焦性　随着信息技术的发展和互联网的普及,危机信息的传播速度大大加快。各种新媒介技术的广泛运用,使得危机传播渠道更加多样、传播效率更高、传播范围更广,危机信息极易成为公众关注的焦点,也成为媒体追逐的热点。公众和媒体在关注危机本身的同时,还关注相关部门、机构的危机应对行为。而媒体的报道直接影响着公众的观点和态度。基于此,危机备受关注的聚焦性在某种程度上可能进一步激化危机。

3. 破坏性　不论危机性质和规模如何,总会不同程度地造成破坏,给公众和社会带来不利影响,还可能导致公众恐慌。尤其是在当前新的媒介环境下,危机事件很可能在互联网络空间传播发酵,扩大影响范围,加剧现实危机,从而使其破坏性增强。在危机的应对和处置过程中,因时间紧要求高,一旦失误,就会产生无可估量的损失。

4. 紧迫性　危机一旦爆发,其破坏性迅速释放,若不能及时应对处置,危机会急剧蔓延恶化,给公众和社会带来极大损失。在事件处置应对中,相关机构和部门如果给公众留下反应迟缓、处置不力、无视公众利益的印象,必然引发公众的批评、谴责,甚至引发更大的危机。因此在危机应对中,必然要求快速反应、当机立断地进行决策。

(二) 卫生健康领域危机的特征

1. 突发性　与其他的公共危机一样,突发性是卫生健康领域危机的首要特征,主要是指危机发生的偶然性,往往是没有征兆或者征兆不明显的情况下突然出现,不易被人觉察。比如因灾出现的重大伤亡、传染病等疫情的突然暴发、群体性不明原因疾病的流行、重大的医疗事故或医疗意外,医疗并发症、突发的医疗纠纷、重大的食物和职业中毒以及其他卫生健康领域的危机状况等,这些状况的发生非常突然,始料不及,出乎人的意料。

2. **多样化和复杂性** 我国地域辽阔、人口众多,且自然及社会因素繁多,危机所涉及的主体因素和环境因素及其相互关系错综复杂,加之事件的产生原因、涉及利益关系等具有复杂性,这使得我国的卫生健康领域危机呈现出多样化和复杂性的特征。各种卫生健康领域危机数不胜数,如由自然灾害导致的重大伤亡救治,细菌、病毒等导致的传染性疾病,医疗机构在提供服务过程中的医疗事故、医疗意外、医疗并发症及医疗纠纷,严重的食物中毒,急性职业中毒,生物、化学灾害带来的健康危机等。这些危机的形成是多个因素作用结果,受到人为因素、社会心理因素等多种因素共同影响,危机所涉及的因素和主体多且相互关联,一旦一个事件或状况发生,就可能会以更快的速度演化传播,会再次加剧这类危机的多样化和复杂性。

3. **不确定性和严重危害性** 卫生健康领域危机的不确定性主要是指危机发生的时空边界和发展演化趋势的不确定,包括影响无法量化,事件演变及后果不确定。不管是传染性疾病的暴发、群体性不明原因疾病的流行,还是重大的医疗事故或纠纷,我们都很难预料推测其发生的时空范围和发展演化趋势。即便是专业人员也很难对危机的发生区域、影响范围、演化趋势等做出精准的判断。因此,这类危机具有极其严重的危害性。一方面,会直接危害到人们的身体健康和生命安全,还可能在很长时间内给人们造成心理阴影引发恐慌;另一方面,一些卫生健康领域的危机事件若与敏感性社会问题关联,一旦发生就很难逆转,还可能引发大规模的冲突造成社会混乱,直接影响社会稳定和经济发展。

4. **高频化与国际互动性** 随着中国社会经济的发展和全球化进程的加快,国内卫生健康领域危机越来越明显地呈现出了高频化和国际互动性特征。人类活动的频繁和对生态保护的忽视使得我们面临越来越多的危机,如病原体变异带来的多种新发传染病,不明原因疾病的增加,人兽共患疾病的频繁发生,医疗技术革新造成的医疗事故,社会转型过程中的医患冲突,卫生健康机构面临的信用危机等,越来越多的危机在卫生健康领域内不断发生。同时,随着全球化进程中人员、物资的大量流通和国际交往的频繁,传染病疫情、群体性不明原因疾病、重大的食物和职业中毒以及其他卫生健康领域的危机状况也呈现出了远程传播和跨越国界的特征,使危机传播具有国际交互性。除此之外,随着国际合作的加强和国际救援的完善,重大危机的应对也越来越具有国际交互性特征。

第三节 从风险到危机

一、卫生健康领域危机产生的背景

(一)社会背景:全球化、工业化、城市化与社会转型

随着全球化进程的加快,世界各国之间的经济、文化、社会交往空前频繁,世界成为一个相互联系的共同体。各国之间的相互关联度和依存度大大提升,一个地区或国家内的公共卫生事件极易跨国、跨地区传播,波及整个世界,加剧危机的复杂性和危害性。正如F·荷尔德林所说的"总是使一个国家变成地狱的东西,恰恰是人们试图将其变成天堂",如果试图将全球化变成天堂,它也可能变成人间的地狱。

工业化促进了社会化大生产的发展,带来了技术和社会组织、管理的持续创新。各种高新技术大大拓展了人类活动的空间和能力,这种拓展可能打破生物圈原有的平衡,多种致

病、致灾因子频繁出现。同时,高新技术、新产品在提高效率、带来便捷的同时,也蕴含负面影响,如某些医疗技术或药物的运用不当将危及人类健康。

城市化带来的城市人口的膨胀,也促进了人类生活方式的改变,在一定程度上加剧了城市的脆弱性。城市成为一个由多个部门和环节构成的大系统,城市与城市之间也因此形成网络。卫生健康行业和机构在这个系统中不可或缺,一旦出现危机,将引发恐慌,严重影响整个城市系统的正常运行。这种城市的脆弱性在卫生健康领域危机中表现得非常突出和明显。

当前,中国社会在经济快速发展的同时,各种矛盾相互交织,冲突时有发生。卫生健康领域的改革和转型也在社会转型的浪潮中逐步推进,相关的法制、制度及机制建设也在不断完善,涉及所有人的权益和利益,备受关注。

可见,在全球化、工业化、城市化与社会转型的背景下,自然环境的恶化使得公众的健康需求日趋增多,社会的不确定性和复杂程度进一步增强,事故灾难频发的势头一时难以根本遏制,社会安全事件发生的可能性客观存在,卫生健康领域各类新型的危机因子不断出现,危害公众身体健康甚至危及公众生命安全,增加了卫生健康领域危机发生的可能性。

(二) 行业背景:卫生健康领域的现状

近年来,我国的卫生健康事业取得了显著成绩。卫生健康机构强化医疗卫生工作,推进医药卫生体制改革,优化配置医疗卫生和计划生育资源,坚持计划生育的基本国策,提高出生人口素质和人民健康水平。

与此同时,目前的卫生健康行业还面临两个重要的问题。

一是供给与需求矛盾仍然突出,区域发展不平衡。工业化、城镇化、人口老龄化、疾病谱变化、生态环境及生活方式的变化等,给维护和促进健康带来一系列新的挑战,健康服务供给总体不足与需求不断增长之间的矛盾依然突出,健康领域发展与经济社会发展的协调性有待增强。同时,卫生健康行业作为服务和管理领域中一个重要而且特殊的行业,属于准公共产品部门,在产业结构调整的浪潮中面临诸多现实瓶颈。不平衡亦是发展的一大障碍。这种不平衡主要体现在卫生健康行业在不同地区的差距和城乡差距。中西部地区和基层的卫生健康行业在资金、技术、人才、设备、资源及管理等方面存在不足,影响了这些地方卫生健康行业的发展。

二是危机应对能力有待提升,新媒介技术带来新的风险。"非典"之后,国家加强了卫生应急体系建设,不断完善了卫生应急法制、预案、机制,提升了应急保障、监测预警、应急处置及科普宣传等方面的工作能力。然而,卫生应急工作又涉及公众切身利益,涉及社会管理等多个方面,稍有差池就会影响社会稳定,关乎党和政府的形象。此外,就卫生健康机构而言,在应对危机事件、舆情事件等方面的能力水平参差不齐,一些机构的应对能力尚且不足。

随着移动通讯产品和技术、远程及网络交流平台等基础设施的日益完善,实现移动卫生健康服务功能所需要的硬件设施和技术业已具备,加之大数据、云计算、物联网等多领域技术与互联网的跨界融合,为卫生健康行业迎来了新的发展机遇。在人口结构与健康需求变化、政策扶持、资本驱动以及技术变革四大因素共振下,互联网将加速把卫生健康行业推向一个前所未有的发展空间。据相关机构预计,卫生健康行业未来 3 年将保持 50% 的复合增长,到 2017 年预计整体规模将超过 350 亿元,远期 10 倍空间可期。然而,这一行业面临巨大机遇的同时,也可能蕴含危机,我们仍然不能忽视互联网这种新媒介技术可能给行业所带来的风险因子。

（三）公众背景：公民意识的强化和公众诉求的升级

经过三十多年的改革开放,我国的政治、经济建设取得了巨大成就,为公民意识的提升和强化创造了条件。经济体制的转变逐渐强化了作为市场主体的不同社会成员共同的基本身份即公民的角色,成为我国公民意识赖以生长发育的摇篮。同时,伴随着收入水平的提高,公众的健康管理意识逐渐增强,对于健康及相关权利的需求增加,公民意识进一步增强。加之政治体制的改革不断深入,国家形成了强调公民个体自由的制度环境,公民意识不断强化。随着公民意识的强化,人们越来越多地开始思考自己在国家和社会中的地位、权利和义务,更多地参与到公共事务中,并致力于维护公民个体在公共事务中的权利和义务。这就意味着,当公民的合法权益遭受侵犯时,他们可能会毫不犹豫地奋起自卫。尤其是在关系到公众切身利益及权利关系的事件中,越来越多的公众参与到其中并发挥着重要作用。

作为与公众健康和生命密切相关的卫生健康领域,公众对医疗服务需求标准不断提高,维护自身合法权益的意识也进一步增强,这在一定程度上加剧了该领域危机出现的可能性。尤其是在互联网发达的今天,各种公民维权意识和观点在相互碰撞和激荡的互动中寻求群体共识,更容易产生强大的颠覆性,引发并加剧现实危机。

随着公民意识的增强,公众在自己权益遭受损害后的诉求也在不断升级。尤其是在卫生健康领域的一些疾病防控、医疗纠纷等事件中,诉求会更加明显。

首先是利益诉求。在卫生健康领域内,一个看似不起眼的小事件都可能引发大的纠纷甚至危机。正是这些不起眼的小事件,若没有引起相关部门的重视,公众可能会感觉利益受损,进一步表达自己的诉求。

其次是情感诉求。对于关乎公众身体健康和生命安全的卫生健康领域,公众会高度聚焦,尤其是在一些诸如医疗事故、医疗纠纷中,往往会给予受害者关注和人道主义关怀,甚至会进行呼吁、动员,或者对某些行为和机构进行抗议。这些情感表达产生出巨大的影响力,相关部门若未有效把控,可能引发更大的危机。

最后是价值诉求。在卫生健康领域,一旦有传染性疾病、医疗事故等突发状况或事件,公众往往会基于自己的法律知识、生活常识、社会经验和道德观念等,对事件进行关注和分析,如发生的原因、应对和处置等。当事件发生的深层次原因与公众的常识判断相左,或者相关政府部门的应对和处置违背一些基本价值和道德时,就会引发公众对事件及其相关行为主体的价值裁判,从而引发质疑、追问甚至抗议、抵制,从而引发危机。

不管是公民意识的强化,还是公众诉求的升级,都在很大程度上对卫生健康领域提出了更加严峻的挑战,相关机构或部门若无视这些因素,很可能致使那些常规、可控的事件恶化升级,成为更加严重的危机。

（四）媒体背景：新媒介的发展和网络传播的崛起

随着新媒介时代的到来,信息技术的不断变革,大大促进了以互联网为代表的新媒介技术的发展,新媒介传播的互动性和超文本性延展了信息时空分布,使得互联网有了更加广泛的受众群体。以中国的互联网为例,1994年,我国正式加入国际互联网公约,短短20年间,互联网发展速度惊人。1997年10月,我国联网的计算机不到30万台、网民只有62万;截至2016年12月,中国网民规模达7.31亿,互联网普及率为53.2%,较2015年底提升了2.9个百分点。如此的增长速度是史无前例的。正如美国学者曼纽尔·卡斯特所说,"互联网展现了有史以来最快速的沟通媒介穿透率:在美国,收音机广播花了30年才涵盖了6000万人;电视在15年内达到了这个传播水准,全球信息网发展以后,互联网只花了3年就达到了。"网络已经迅速发展成为一种新兴的大众传播媒体。

与传统媒介相比,网络传播新技术具有与传统单向度的"内容的流动与控制"模式完全不一样的特征。网络传播技术使传播内容的控制权由传统的生产者向接收者转移,接收者不仅能对传播内容进行个性化的处理,还能成为传播者对相关内容进行传播,出现了"人人参与内容创造的结果是内容泛滥,甚至不能再称其为'内容'"的局面。这种个性化的传播方式使内容的流动与控制主动权由专业的媒介组织转向了分散的个人、团体或者机构,使信息的传播不再受制于传统意义上的传播者和时空的限制,变得更加自由、多样和开放。事实上,这些特性在某种程度上可能导致网络社会的离散和混乱。也就是说,互联网在成为人们开放式的交往与活动平台的同时,也伴随着其带来的种种现实风险。

因"把关人"的消减和泛化,网络公众可能由于自身素质和责任感已无力承担起筛选、过滤代表公众利益信息的责任,在网络媒介不断挤压传统媒介生存空间的境况下,网络传播的自由性就会使其社会责任不断缺失。在卫生健康领域危机的网络传播过程中亦是如此,缺乏自律和科学规范的传播自由可能加剧其网络舆情中的虚假信息、不良信息、有害信息的肆意传播,引发网络暴力,甚至衍生出现实暴力,进一步扰乱社会稳定和安全。加之卫生健康危机极易牵动公众和社会的神经,从而产生涟漪效应,导致现实危机在网络中被叠加放大,可能产生出远远超过事件本身的危害后果。

二、卫生健康领域危机产生的主要原因

（一）自然原因

自然原因主要是指那些导致卫生健康领域发生危机的自然因素或非人为因素。比如像洪涝灾害、地震、地质灾害、海洋灾害、生物灾害等这类自然灾害,它们的发生不但会直接造成卫生健康机构的人员伤亡及财产损失,还需要卫生健康机构和部门及时应对,开展伤亡救治工作。卫生健康机构及部门不但要处置自己在自然灾害危机遭受到的损害,还要负责开展紧急的医疗救援,任务重、责任大,很容易让自己陷入双重危机之中。还有一些因自然环境恶化和生态退化带来的疾病和疫情暴发导致的卫生健康领域危机,也属于自然原因的范畴。

（二）人为原因

人为原因主要是指那些导致卫生健康领域发生危机的人为因素。也就是说,危机爆发的原因主要是人的不当或错误行为导致,甚至还有主观故意的可能性存在。比如在卫生健康系统内部发生的暴恐事件、刑事案件,人为因素导致的事故灾难,以及因相关人员操作失误或服务态度原因引起的医疗纠纷等。这些事件多是人为因素导致,极易引发公众对相关人员及其机构、行业的诟病和强烈不满,相关机构和部门必须引起足够重视,加强安全保障,提高相关人员的职业素养,以防患于未然。

（三）技术原因

技术原因主要是指那些导致卫生健康领域发生危机的技术因素。如卫生健康行业的技术发展程度、医院整体的医疗技术水平、医生个体的诊疗技术、诊疗技术的效能及医生个体运用诊疗技术的成熟度,以及医疗人员在提供医疗服务过程中出现的设备失灵、电脑系统崩溃等,这些都是技术因素的重要内容。一般而言,医药行业的技术发展程度和医院整体的医疗技术水平越高,技术因素导致的卫生健康危机可能性越小。同样,医生个体的诊疗技术越好,诊疗技术的效能就可能越高,医生个体运用诊疗技术的成熟度也就越高,发生技术原因

导致的卫生健康危机的可能性也就越小。

（四）管理原因

管理原因主要是指那些导致卫生健康领域发生危机的管理因素。比如卫生健康行业的管理体制、机制带来的医患矛盾激化，医院管理不善、应对不力带来的医疗纠纷，管理缺位导致的事故灾难或社会安全事件等。这些事件的发生和激化均源于该领域内部的管理，极易造成公众对卫生健康行业和政府部门的质疑，甚至引发对社会的不满，从而引发更大的社会危机，尤其值得相关管理部门足够重视。

三、卫生健康领域危机演化机制

（一）危机发生的突兀性和发展的"非线性"

英国学者埃里克·克里斯托弗·齐曼提出的"突变理论"指出，突变就是由于系统对光滑变化的外部条件的突如其来的反应而产生的突发的变化。实际上，突变现象普遍存在于自然界、社会、人类思维过程的运动变化过程之中，它也揭示了自然界和人类社会发展中的不确定性和突发性。在卫生健康领域，这种突变现象经常发生。如传染性疾病的暴发，往往并不是发生在环境恶化之时，而是发生在环境治理过后、控制因素尚未有新的变动之时，由环境因素而引起意料之外的突然爆发。传染病疫情的突然暴发和流行往往非常突然，始料不及，远远出乎人们的意料。

有专家认为"突变"即是"非线性"，并指出："非线性科学不仅在认识论上有重大的哲学意义，在求解时有重大科学意义，而且在研究生态平衡、医疗诊断、经济发展、科学决策等许多问题时，都有重要应用价值。"可见，突变理论揭示出危机演化往往呈现"非线性"的跃变态势，而且当事态处于临界点时，即使外部控制因素停止变动，危机也可能因内部因素自身引起。如面对相同的疾病，不同的人因抵御能力差异，其疾病发生的时间、状态等很难进行准确的预测，发展具有极强的"非线性"特征。当年"非典"的发生亦是如此，让人始料未及，其发展过程及其影响也远远超出我们的意料，具有非常明显的突兀性和"非线性"特征。

（二）危机原因上"对初值的敏感依赖性"

20 世纪 60 年代，美国气象学家洛伦兹提出了"混沌系统"，即是指敏感地依赖于初始条件的内在变化的系统。并指出，"混沌"是确定性系统中出现的貌似无规则的有序运动，系统的非线性使进入吸引子内部的轨线不断互相排斥，反复分离和折叠，使系统的局部不稳定。这种局部不稳定即是对初始条件的敏感依赖性，只要系统初始值出现小的偏差，便会引起轨道按指数分离，这就是所谓的"蝴蝶效应"。

"蝴蝶效应"的形象描述是："一只南美洲亚马逊河流域热带雨林中的蝴蝶，偶尔扇动几下翅膀，可以在两周以后引起美国德克萨斯州的一场龙卷风。"中国古代有"失之毫厘，差之千里"的说法，与"蝴蝶效应"异曲同工。"蝴蝶效应"形象地揭示出危机的生成、演化往往对初始条件具有敏感依赖性。换言之，初始条件的极小偏差可能会引发巨大风险。

卫生健康机构就如一部复杂的机器，只有每一个部件、每一个环节都不出差错才能保证其正常有序运转，任何部件和环节出现故障都可能直接影响整个机构的运行。卫生健康机构中任何一个看似不起眼的事件和问题，若没有引起足够的重视都有可能引发大的冲突。比如原本患者病情很轻的疾病在实施很简单的医疗处理后，由于患者特殊的体质，却发生了复杂的后果，甚至引发巨大的公共危机。湖南孕妇羊水栓塞就是例证，原本是正常的产妇分娩，由于并发了羊水栓塞，导致孕妇全身多器官功能衰竭而死亡，医院医生与患者家属之间的沟通不够充分,导致患者家属的不满和质疑,以至于最终演变成一场备受关注的医疗纠纷和群体性事件。

(三)危机程度上的迅猛性

中国科学院研究员牛文元运用社会物理学原理创立了"社会燃烧理论"。他指出:"自然界中的燃烧现象,既有物理过程,也有化学过程。燃烧所必须具备的 3 个基本条件,即燃烧材料、助燃剂和点火温度,缺乏其中之一,燃烧都不可能发生。社会物理学应用该项原理,将社会的无序、失稳及动乱,与燃烧现象进行了合理的类比:①引起社会无序的基本动因,即随时随地发生的'人与自然'关系的不协调和'人与人'关系的不和谐,可以视为提供社会不稳定的'燃烧物质';②一些媒体的误导、过分的夸大、无中生有的挑动、谣言的传播、小道消息的流行、敌对势力的恶意攻击、非理性的推断、片面利益的刻意追逐、社会心理的随意放大等,相当于社会动乱中的燃烧'助燃剂';③具有一定规模和影响的突发性事件,通常可以作为社会动乱中的导火线或称'点火温度'。由以上 3 个基本条件的合理类比,可以将社会稳定状况纳入到一个严格的理论体系和统计体系之中,由此研制出'社会稳定预警系统'。'社会燃烧理论'的基本原理指出,当'人与自然'之间的关系达到充分平衡、'人与人'之间的关系达到完全和谐时,整个社会处于'理论意义'上绝对稳定的极限状态。只要发生任何背离上述两大关系的平衡与和谐,都会给社会稳定状态以不同程度的'负贡献'(即形成社会动乱的'燃烧物质'),当此类'负贡献的量与质'积累到一定程度,并在错误的舆论导向煽动下(即相当于增加社会动乱的'助燃剂'),将会形成一定的人口数量密度和地理空间规模,此时,在某一'突发导火线'(即出现了社会动乱的'点火温度')的激励下,即可发生'社会失衡(不稳)、社会失序(动乱)或社会失控(暴乱)直至社会崩溃'。"

卫生健康领域关乎公众健康和生命安全,本身作为一个复杂系统,与系统外部的其他系统又密切关联,本领域一旦发生危机,可能迅速波及整个社会系统,通过错综复杂的关联性叠加,致使卫生健康领域危机变本加厉,以更加凶猛的势头发展,难以控制。2003 年的"非典"危机,仅短短四五个月的时间,国内就经历了从第一个病例出现到板蓝根脱销再到全国范围内的人人自危的全过程。2011 年日本福岛地震核泄漏后,国内出现抢盐风波。

(四)危机生成演化的多样性、复杂性

约翰·霍兰在 20 世纪 90 年代提出了复杂适应系统理论。在霍兰看来,系统中的个体能与其他主体及环境进行相互作用。在相互作用的过程中不断地学习和积累,并根据学到的经验来改变自身的结构和行为方式,从而达到适应环境变化的目的。而系统的复杂性正是由于这种适应性导致的,即"适应性造就复杂性"。他提出了诸如"适应性主体""交互性""竞争与合作""多中心与复杂化""创新与突现""抑制与退化"等一系列创新的概念,并在这些核心概念的基础上做出了有价值的理论判断,从而构建了"复杂适应系统理论"的体系。

在霍兰的"复杂适应系统理论"体系中,系统中的个体是具有能动性、智能性和自适应性的适应性主体。"任何特定的适应性主体所处环境的主要部分,都由其他适应性主体组成,所以任何主体在适应上所做的努力,就是要去适应别的适应性主体。"适应性主体要根据"环境"和接收到的信息来调整自身的状态和行为,从而影响着系统的运行和演化方向,这一过程使整个系统的演变和进化出现多样、复杂的状态。

更为重要的是,霍兰指出,在复杂系统中,适应性主体的信息具有局限性,主体难以知晓其他所有主体的状态和行为,每个主体只可能从较小的个体集合中获得信息,并就局部有限的信息进行处理做出决策。从而使得主体的行为变得"相对低等",需要在个体之间的相互

竞争、协作的过程中向更高层次、更加复杂、更加协调的有序系统发展。这就决定了系统在主体与其他主体之间相互作用的过程中产生了更加明显的复杂性,其个体的主动性和主动程度又决定了整个系统的复杂程度。

约翰·霍兰的复杂适应系统理论为我们认识危机的生成、演化规律具有重要的理论价值,使我们在总体上对变幻莫测的各种危机有了更加清醒的认识与判断。当前,全球范围内的传染性疾病及疫情的频发,正是卫生健康领域内主要的危机之一。科学应对这类危机的前提是认识其危机演化特征,探寻演化机制。复杂适应系统理论使我们认识到,不确定性、多样性和复杂性是危机生成、演化的重要特征。卫生健康领域作为开放的系统,存在向更高层次、更加复杂路径演化的可能,如何进行预警、监测和应对是摆在我们面前的一个巨大难题。2006 年广安幼童误服农药中毒引发的群体性事件就是一个例证。原本简单的幼童抢救无效死亡,却引发数千名不明真相的群众聚集和打砸抢行为,造成重大经济损失及恶劣社会影响。可见,分析探寻事件危机演化机制显得更为重要和迫切,尤其是在网络传播新技术的作用下,卫生健康领域危机的发展演化变得更加复杂多变,其网络舆情风险可能引发更大的现实危机。

(五)危机认识上可能性与必然性相关联、危机与隐患相关联

美国工程师爱德华·墨菲提出的"墨菲定理"认为,面对任何一件事情,若客观存在一种错误做法,或存在着发生某种事故的可能性,不管发生的概率多小,当我们重复做时,事故总会发生。也就意味着,只要有发生事故的可能性,不管多小,事故迟早会发生。

例如,在手术前后,需要对手术器械和敷料等进行认真清点,发生遗漏的可能性大大降低,但不能完全杜绝这种差错的发生。"墨菲定理"表明,危机生成演化中的"可能"转化为"必然",与人为因素有着密切关系。长期的安全管理实践,证明了"墨菲定律"的正确性。

德国人帕布斯·海恩根据自己在航空界关于飞行安全的实践,认为每一起严重事故的背后,有 29 次轻微事故和 300 起未遂先兆及 1000 起事故隐患,即 1∶29∶300∶1000。这就是"海恩法则",也可以归纳为"事故背后有征兆,征兆背后有隐患"。"海恩法则"强调两点:一是事故的发生是量的积累的结果,二是再好的技术,再完美的规章,在实际操作层面,也无法取代自身的素质和责任心。可见,当一件事故发生后,我们在处理事故本身的同时,还要及时地对同类问题的"事故征兆"和"事故苗头"进行排查处理,以此防止类似问题的重复发生,及时解决再次发生事故的隐患,把问题解决在萌芽状态。

"海恩法则"向人们昭示:危机的生成、演化并非"无中生有",而是"事出有因",正是因为大量的风险隐患进行量的积累,才最终酿成灾难。"海恩法则"不仅适用于航空管理,对于卫生健康领域危机的生成、演化也具有普遍性。医疗风险无处不在,因此引发危机的可能性也无处不在,卫生健康领域相关人员如医生、管理者在进行医疗救治和服务管理的过程中,应当高度重视风险隐患、事故苗头与危机征兆,并及时采取有效措施,使问题解决于萌芽状态。

(六)危机治理中的协同性

德国著名物理学家赫尔曼·哈肯在 20 世纪 70 年代创立了"协同学",研究系统如何通过内部协同作用,自发产生时间、空间和功能上的有序结构。试图揭示合作效应引起的系统的自组织作用。协同理论认为,在整个环境中,千差万别属性不同的各个系统之间既相互影响而又相互合作。

从公共危机管理角度看,人类社会是一个包括自然界在内的开放和复杂的系统,自然界及生态系统包含着物质、能量和信息的交换和相互影响,社会自身更是有着多个交错复杂的

组织系统。在社会系统内,存在交往、合作、竞争、支配以及大量不确定的非线性活动。公共危机可能是由自然系统的因素导致,也可能是人为作用的结果。一旦公共危机发生,社会系统就从常态变为非常态,从有序变为无序,就需要进行公共危机的管理和修复,使社会系统从失序到有序。

事实上,无论是社会系统的恶化还是社会系统的修复,都是多个子系统及多种力量相互作用和协同的结果。不同的系统和不同力量之间的相互影响和协同作用直接决定着社会系统的状态及发展方向。在卫生健康危机中,事件的生成演化受到诸多因素的影响,如果能从众多因素中找到起决定作用的序参量,就能把握整个事件及舆情危机演化的方向和管理的重点。

对于卫生健康领域危机的治理而言,作为相关部门、机构的管理和人员的职业素养是起决定作用的序参量,对危机的修复具有决定性影响。但卫生健康领域危机的治理不同于一般的危机治理,其公众关注度高,不确定性明显,要求相关部门和机构在发挥主导力量的同时,还需要在一定范围内有效控制系统外部参量和加强内部协同,要充分发挥相关机构、社会组织、公众等相关力量,将这些力量进行整合并有效协调,使不同部门、机构、组织和公众在共同协作的基础上最大限度地产生协同效应。就如突发公共卫生事件应对中的联防联控机制、区域协同机制和社会动员机制,很好地实践了协同治理。

参考文献

1. International Organization for Standardization (ISO) (2009). ISO/FDIS31000 Risk management-Principle and guidelines.

2. 宋林飞.社会风险指标体系与社会波动机制.社会学研究,1995,6(1):90-95.

3. 宋林飞.中国社会风险预警系统的设计与运行.东南大学学报:哲学社会科学版,1999(1):69-76.

4. Herrmann R K, Fischerkeller M P. Beyond the enemy image and spiral model:cognitive-strategic research after the cold war. International Organization,1995,49(3):415-450.

5. 胡百精.危机传播管理.北京:中国传媒大学出版社,2005.

6. 提莫斯·库姆.危机传播与沟通.林文益,郑安凤译.台北:风云论坛出版社,2003.

7. 刘刚.危机管理.北京:中国经济出版社,2004.

8. 薛澜,张强,钟开斌.危机管理—转型期中国面临的挑战.北京:清华大学出版社,2003.

9. 卓立筑.危机管理——新形势下公共危机预防与处理对策.北京:中共中央党校出版社,2011.4.

10. 杨金瑞.卫生领域突发舆情事件处置中风险沟通的工作启示.中国健康教育,2011,27(10):781-783.

11. 中央财经大学中国发展和改革研究院案例与调查评价中心.应对突发事件:案例、点评、启示.国家行政学院出版社,2013.

12. 武术杰,王宏军.全球化的两个维度:风险社会与开放社会.湖北社会科学,2003(12):93-95.

13. 喻发胜.文化安全:基于社会核心价值观嬗变与传播的视角.武汉:华中师范大学出版社,2010.

14. 洪毅.中国应急管理报告(2015).北京:国家行政学院出版社,2015.

15. 中国产业研究院.2016—2020年互联网＋医疗市场深度分析及"十三五"发展战略研究报告.中研普华集团,2016.

16. 中国互联网络信息中心.第39次《中国互联网络发展状况统计报告》.[2017-01-22].http://www.cnnic.net.cn/hlwfzyj/hlwxzbg/hlwtjbg/201701/t20170122_66437.htm,.

17. 卡斯特利斯,铸九,志弘.网络社会的崛起:The rise of the network society.社会科学文献出版社,2006.

18. 彭彪.传播新技术的社会风险及其治理.武汉大学,2009.

19. 何力.新媒介就是用户"造反".财经时报,2006-12-04:A07.

20. 燕道成.群体性事件中的网络舆情研究.北京:新华出版社.2013.2.

21. 田宝国,谷可,姜璐.从线性到非线性——科学发展的历程.系统辩证学学报,2001,9(3):62-67.

22. 霍兰JH.隐秩序:适应性造就复杂性.上海科技教育出版社,2000.

23. 王原.浅谈安全管理与现场安全控制.科技情报开发与经济,2011,21(5):220-221.

24. 牛文元.社会物理学与中国社会稳定预警系统.中国科学院院刊,2001,16(1):15-20.

25. 单飞跃,高景芳.群体性事件成因的社会物理学解释——社会燃烧理论的引入.上海财经大学学报:哲学社会科学版,2010,12(6):26-33.

26. 刘彬.群体性突发事件的机理研究.吉林公安高等专科学校学报,2009 (3):9-13.

27. 张雯婕.基于社会燃烧理论的群体性事件演化机理研究.上海师范大学,2015.

第二章

危机管理面临的挑战

本章承接前文对"危机"及相关内容的详细梳理,介绍了危机管理的概念、特征、内容和阶段模型,并以具体的卫生健康工作为例,说明当下危机管理工作的问题和挑战。希望本章能够做到理论和实践的双向关照,读者能够从中理解危机管理对于组织战略管理的重要意义,并借此制定各自的危机管理工作路径。

第一节　危　机　管　理

一、危机管理的概念

现代危机管理理论出现在第一次世界大战之后,当时主要资本主义大国出现恶性通货膨胀和严重的经济萧条,危机管理作为企业防卫风险的管理手段应运而生。此时,危机管理仅仅作为单纯的对策和防灾计划出现在研究者视野当中,研究对象和研究视阈还相对狭窄。

20世纪60年代,美国学者开始对企业危机管理进行系统性研究。随后,危机管理研究逐渐吸纳传播学、心理学、社会学等学科研究成果,呈现出多样化、跨领域的整合趋势。20世纪90年代以后,危机管理研究又逐渐向经济、政治、社会、自然灾害等社会的各个领域扩展。由于学者们的不断努力,最终将危机管理发展为一门学科,并形成了企业危机管理和公共危机管理两个既独立发展又相互融合的学科分支。前者代表人物如巴顿、福斯特、格林等,后者的代表人物是罗森塔尔、罗伯特·吉尔、科塞等。大量研究著作的出版,使危机管理成为学科和专业的同时,也成为了一种社会职业。

关于危机管理的概念,不同的学者从其研究领域的不同角度进行了界定。

斯蒂文·芬克强调了危机管理的计划性,认为危机管理是组织在危机的前途转折点上,有计划地减少风险与不确定性,使自身能够更好地掌握其前途的一门艺术。

格林提出,一旦危机发生,事态就已经发展到不可控制的程度,时间因素非常关键,减小损失将是主要任务。因此,在格林看来,危机管理的任务是尽可能控制事态,把损失控制在一定的范围内,若事态失控则要争取重新得以控制。

巴顿认为危机是一个会引起潜在负面影响的具有不确定性的大事件。他认识到危机的危害不会仅仅停留在影响产品和资产上面,对人员和组织的名声影响也是极其严重的。由此而认为,沟通管理和形象管理是危机管理中必要的组成部分。

米托夫和皮尔逊则非常重视危机管理中信息的重要性,认为收集、分析和传播信息是危机管理者的直接任务。危机发生初期,管理者应同步采取一系列关键的行动,如甄别事实、深度分析、控制损失、加强沟通等。

菲利普·亨斯洛认为危机管理就是对发生危害的紧急情境的处理能力。

在国内,各个领域的研究者们也开始从管理学、传播学、社会学等角度界定危机管理。2003年"非典"事件后,我国危机管理研究和实践相继升温。很多学者对中国的危机管理的现状、体制与发展战略等内容进行了深入研究,相关研究领域日益扩展,涉及公共管理、传播学、社会学等多个学科和多个行业领域,其研究成果对中国的危机管理实践具有重要的指导意义,业界危机管理实践能力也有所提升。

在本书中,主要侧重于以政府及卫生健康机构为主体的危机管理内容。综合上述概念辨析,可以这样定义危机管理:危机管理是政府或其他社会组织通过检测、预警、预控、预防、应急处理、评估、恢复等措施,防止可能发生的危机,处理已经发生的危机,达到减轻损失,甚至将危险转化为机会的行为观念和具体实践,其目的是保护公民的人身安全,维护社会稳定和国家安全。

二、危机管理的内容

正如考勒威(Calloway)指出的"危机几乎每天都出现在我们周遭,危机不再只是偶发的状况,而是一种'普遍的意外'(normal accident of business)"。这使危机管理成为一种常态,让政府部门面临严峻的挑战。但事实上,危机既然是危险和机遇并存的状态,那么,危机管理实际上也是减少危险、发现机遇的过程。也就是说,每一次危机既包含了导致失败的根源,又孕育着成功的种子,因此发现、培育,以便收获这个潜在成功机会就是危机管理的精髓。

(一)识别和评估

危机的识别是危机管理工作的开端,也是基础。在危机识别阶段,危机管理者需要通过收集资料、分析情况,对危机的种类、可能卷入的利益相关方、危机可能引发的诱因等内容进行分析和判断,这对于后续危机预警工作至关重要。危机评估是一项细致而艰巨的系统工作,危机管理者需要在动态发展的危机中,运用工具(如危机晴雨表评估法)和理论依据对危机可能影响的程度、范围和发生的概率作出判断。

(二)预警和预防

危机前的预警是危机管理的首要阶段,也是危机管理的第一道防线。预警系统的建立,可以帮助组织快速做出反应、提前做好应急准备,选择一个最佳应对方案。在建立预警系统时,要求危机管理者选择合适的指标体系,根据指标的变化来判断是否出现了危机征兆。在确定危机可能发生以后,就进入了危机的预防阶段。危机预防的主要内容是:在获取预警信息之后,评估危机当下所处的政治、经济、社会环境,并找出导致危机的关键因子,并上报预警信息、作出相应判断、启动相关预案、采取相应措施,以防止危机发生或者减轻危机发生后的损害。

(三)应对和处置

应对和处置是危机管理工作最重要的内容,启动应对和处置意味着危机已经进入不可预防的阶段,并且已经造成了一定的危害和损失。这时,需要危机管理者开展有效的救援,控制事态的蔓延;组建危机管理团队,借助内部团队、专家和志愿者的力量,明确该次危机应对的目标、原则和行动策略;协调相关资源,展开危机应对工作;发布一定的消息,尊重公众的知情权,稳定失控局面;开展系列的调查,持续地发布调查结果;做出相关决策,并迅速作出反应,达到中止危机、隔离危机、消除危机、利用危机的目的。

(四)恢复和评价

危机的恢复和评价是最容易被忽视的一个环节,其主体是危机管理者利用各种措施和资源进行恢复和重建的过程,其中包括:社会、经济、生态环境、组织秩序等内容的恢复,如恢复组织的正常运转、恢复组织声誉、重建组织公信力、评价危机应对效果、将此次危机管理的经验和教训以制度化的方式进行保存等;也包括对受到影响的组织以及个体的恢复,如清算和补偿危机损失、发布调查结果和整改措施等。

三、危机管理的特征

在考察危机和危机管理的定义、特征与类型的基础上,我们可以从如下 4 个方面理解作为组织生存和发展基本能力的危机管理。

(一)危机管理的时效性

当今,媒介高度发达,危机的蔓延极为迅速,危机管理的时效性往往对危机的处理效果有决定性的意义。危机发生后,机构常常面临着"时间有限""马上做出决断""信息不完备""资源不足"等问题,同时还面临着"对人员和资源造成威胁""失控""造成可见和不可见影响"等困境。

这就要求危机管理的主要目的——及时控制失控局面,在组织面临威胁和现实损害的情境下,恢复管理秩序和发展状态。

(二)危机管理的专业性

危机时刻潜伏在我们身边,随着组织的发展,组织终将面对内部环境和外部环境的复杂性和自身能力的有限性。这就解释了危机发生具有其必然性。但是,危机在何时何地、以何种形式、以何种诱因被引发、造成什么态势都具有其偶然性。尽管危机是可以预防的,但是,有限的危机预案和危机管理措施难以囊括所有可能发生的危机,随着时间的推移,危机诱因种类愈加繁多、危机传播渠道愈加难以管理,危机管理工作也要面对更多的不确定因素。

因此,有效的危机预防和危机预警成为很多组织追求的目标。这就理所应当地要求组织既要将危机管理纳入整体的发展战略之中,使之制度化、日常化,也要学习和积累丰富危机应对经验,成熟地掌握危机管理技能。专业团队缺位、内部协调机制不畅以及公众对政府部门危机管理的刻板成见成为制约组织机构危机管理的主要困境。危机管理的专业性强,信息和经验的持续累积对应对未来危机非常重要,固定的危机管理专业团队才能使危机在出现时,及时得到控制。

(三)危机管理的阶段性

无论危机管理的主体是政府、企业、非政府组织等机构,还是公众人物,甚至于普通个人,其目的都是追求最大限度地降低损害、最大范围地控制风险,防止事态蔓延。组织机构以及危机管理者不仅要管理已经发生的危机,在平时,也应该居安思危、未雨绸缪,正视可能出现的各种危机,设立应对办法及相关制度,增强监测预警能力。在危机发生时,通过监测事态、应急处置、恢复重建、事后评估等阶段管理的行为,来避免或减少危机对组织的损害,进而恢复组织秩序、重建声誉。

（四）危机管理的综合性

危机管理是组织及具体的危机管理者必须具有的一种应急能力,也是一项全过程管理的、系统的工程。近年来,危机事件的危害性、紧迫性和公共性逐渐升级,对组织和危机管理者的能力提出了更高的要求——在最短时间内整合、配置组织内外的各种资源,使组织转危为安,重建与各利益相关方的信任关系并再造良性互动。

四、危机管理的意义

卫生健康领域事件容易造成公众健康和生命安全、财产的巨大损失,也会给社会经济的发展带来重大影响,甚至更为严重的会引发民众情绪的恐慌,从而影响社会的稳定和阻碍可持续发展。卫生健康领域的危机事件容易受到社会的广泛关注、影响范围广,事件处置不好极易引发更为严重的次生事件。因此,危机管理的必要性凸显出来,只有进行有效的危机管理,才能提高危机应对能力,保证人民群众健康和生命安全,促进国家稳定和社会整体发展。

需要指出的是,危机管理不应该是单纯地处理突发事件,而应该是树立危机意识、建立应对机制,在认识到危机的常态化和公共化的前提下,形成战略性的危机发展观。从这个角度上讲,危机管理的意义和作用不仅是消除或降低危机所带来的威胁和损失,还是确保组织战略实现、维护组织形象的重要内容。

第二节　危机管理的阶段模型

前述学者们围绕危机的管理阶段、危机的发展特征、危机的决策过程等内容开展了系列研究,使人们更加注意到危机管理的重要性,也为全社会开展危机管理实践提供了理论基础和实践指南,比较常见的模型有如下几种:

一、奥古斯丁的 6 阶段模式

诺曼·R·奥古斯丁(Norman·R·Augustine)将危机管理划分为 6 个不同的阶段(图2-1),并针对不同阶段提出了具体的管理建议:

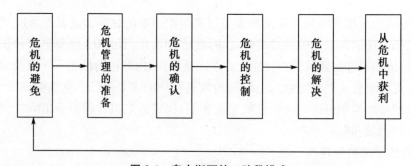

图 2-1　奥古斯丁的 6 阶段模式

1. **危机的避免**　这一阶段的实质就是危机的预防。在这一阶段,管理者必须开展风险监测、风险评估,尽力减少风险。对于无法避免的风险,必须建立恰当的保障机制并且遵循风险与相对应的原则。

2. **危机管理的准备**　组织需要为第一阶段的失效做好准备(往往因为第 1 阶段的工

作量大,很容易忽略为将来可能爆发的危机做些准备工作),包括建立危机处理中心、制定应急计划、事先选定危机处理小组成员、提供完备和充足的通信设施、建立重要的关系等。

3.危机的确认　这非常具有挑战性,尽快地识别危机是有效控制和解决危机的前提。组织通过收集各种有效的信息,确认危机已经发生。在寻找危机发生的信息时,需要尽可能倾听各种不同公众的看法,也可以寻求外部专家的帮助。

4.危机的控制　需要根据不同情况确定控制工作的优先次序,尽快将危机所造成的损失控制在最小的程度之内。此时,在有章法可循的基础上果断进行决策是最重要的。

5.危机的解决　根据危机发生的原因实施针对性强的危机解决对策。危机不等人,这一阶段的速度至关重要。

6.从危机中获利　危机管理的最后一个阶段就是总结经验教训。如果在危机管理的前5个阶段做得较好,第6个阶段就可以提供一个至少能弥补部分损失和纠正错误的机会。

二、罗伯特·希斯的4R模式

罗伯特·希斯在传统的预防(Prevention)、准备(Preparation)、反应(Response)和恢复(Recovery)的"PPRR"模型和美国联邦安全委员会修正后的缓和(Mitigation)、预防(Preparation)、反应(Response)和恢复(Recovery)模型基础上,将危机管理的过程概括为4R模式(图2-2),即缩减(Reduction)、预备(Readiness)、反应(Response)和恢复(Recovery)4个阶段,

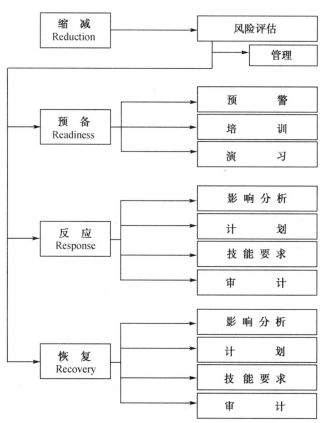

图2-2　罗伯特·希斯的4R模式

用以标明危机管理者在进行危机管理时应该着重把握的 4 个重心结构。相应地,这 4 个阶段也对应着危机管理者所需的 4 种能力:危机缩减力、危机预备力、危机反应力、危机恢复力。

1. 缩减阶段 缩减的理念贯穿危机管理的各个环节,甚至可以指导"危机预警""沟通技巧""发布策略"和"形象管理"等诸多工作。该阶段的主要任务是预防危机的发生和减少危机发生后的冲击程度。对有效的危机管理而言,风险评估是前提,缩减是核心,因为在缩减阶段危机最容易控制、需要投入的资源也最小。

2. 预备阶段 预备和预警的含义为:危机始发时能更快地反应;保护人身安全和财产安全;激活积极反应系统。这就提出要求:在危机发生之前,就必须做好响应计划,开展技能培训和模拟演习,保证计划深入人心并落到实处,不把第一次危机处理留在聚光灯下。一旦危机发生,这样才能尽快进入应急状态。

3. 反应阶段 该阶段中,危机反应管理所涵盖的范围极为广泛,面向的群体也更加多样,各群体的诉求也更加多元,对媒体管理、决策制定、与利益相关者进行沟通等技巧的要求也相应提高。一般来说反应阶段也可以分为 4 个子步骤:确认危机,隔离危机,处理危机,总结危机。目的是防止事态的进一步恶化,进而策略性地解决危机。

4. 恢复阶段 通常在经历过危机之后,危机中的人和物都会受到不同程度的冲击和影响。危机情境一旦得以控制,应着手致力于恢复工作,以及就危机处理过程中反映出来的问题对危机管理工作进行改进,对危机管理计划进行反馈和修订。

三、米特罗夫和皮尔森的 5 阶段模式

美国的米特罗夫和皮尔森提出了一个 5 阶段的危机管理模式(图 2-3):

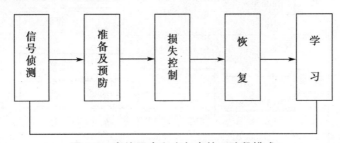

图 2-3 米特罗夫和皮尔森的 5 阶段模式

信号侦测阶段(识别危机发生的警示信号并采取预防措施)、准备及预防阶段(搜索危机诱因、做好准备并尽力减少潜在损害)、损失控制阶段(危机发生阶段,努力使危机不影响企业的其他部分或外部环境)、恢复阶段(尽快从危机的伤害中恢复过来,实现正常运转)、学习阶段(从危机处理的整个过程中,汲取避免危机再次发生的经验教训,并整理使之成为今后的运作基础)。

四、"事实-价值"模型

以上几种模型多以企业为研究对象,关注于作为"战略"的危机管理,研究的范畴主要包括应对策略的制定、专门组织的建立、技术方案的施行,以及相应制度安排、权利配置和资源管理等内容,旨在恢复常态秩序、降低危机损害。

而另外一边,"危机传播流派"则主要关注为影响大众关于组织的形象与认知所做的努力,目的在于沟通与形象维护,更多地依靠"对话而非管理""协调而非控制"的方式来化解

危机。

国内学者胡百精以危机传播管理的视角为出发点,借用现代道德哲学和政治哲学中"事实与价值二分法"的理论来解释和解决危机问题,他认为,危机是事实损害与价值异化的聚合体,事实判断与价值判断是正确认识危机的基本手段,危机传播管理的实践路径存在事实与价值两个基本导向,并由此提出危机传播管理的"事实-价值"模型(图2-4)。

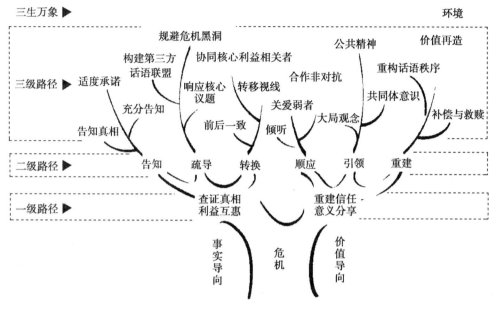

图 2-4 危机传播管理的"事实-价值"模型

理解"事实-价值"模型需要注意以下几点:①以事实与价值"二分法"为解释和解决问题的基本框架时要注意组织在危机中存在的两个基本原则:有利于维系事实契约——利益互惠,有利于守护价值信条——意义分享。②"事实-价值"模型远不止三级路径,可以把适应具体危机情境的方法填入其中,成为具体的危机情境方法谱系。③"事实-价值"模型既是学术表达,也是实践路径,是对学术和实践进行双重关照的产物。

第三节 危机管理的原则与策略

一、危机管理原则

卫生健康领域工作面广,面对的危机事件种类繁多,可能发生的自然灾害事故和人为事故往往会带来严重后果。除了突发公共卫生事件、突发事件预防控制和紧急医学救援等危机管理事件,财务管理、食药安全、药物政策、计划生育等工作领域还可能发生形象、财务、声誉等危机事件。另外,医院等卫生健康机构,处于连接政府、公众、媒体、患者等群体和组织的核心地带,群众对医疗卫生服务期望和需求的不断提高,对危机管理者的应对能力要求也大大提高。

虽然可能面对的危机种类繁多,但是危机应对中存在着一些基本的、普遍的、规律的原则。

（一）公共利益至上原则

公共利益至上原则，也可以理解为以人为本的原则。危机的发生必然会给组织形象带来损害，甚至会危及机构的生存。危机过程中，最重要的对象是公众。在处理危机时，将公众的利益置于首位，有利于最大限度地控制危害态势、减少危机影响、获得公众理解。举例来说，符合公共利益至上原则的行为有：及时开展救援、及时公开信息、及时自查自检、采取召回等措施控制（可能发生的）态势等。

对于危机管理者来说，此时更重要的是组织的长远发展而非短期利益，断不能有隐瞒、欺骗、误导的行为，否则后果将更为严重，甚至还会引发普遍的行业形象危机、政府公信力危机等衍生和次生危机。

（二）预防为先原则

一旦陷入危机，留给危机管理的响应时间极其有限，需要马上做出决策。"预则立，不预则废"，在危机到来时，"预防"的重要性更加凸显。

理解"预防为先"时，我们需要认识两个前提：①危机管理是指从质控（消除危机诱因）、发现苗头性事件（危机预警）为起点的全流程管理，并不只是"管理"已经发生的危机。②再完备的预防措施也不能完全防止危机事件的发生。仅因能够使危机管理者"先人一步""早知片刻""尽量避免陷入被动局面"，"预防危机"就可以被组织视为不可或缺的日常工作。

就"预防为先"原则本身来讲，一是"预防"强调了"在危机中"的基本运行状态，而不是视危机管理为"救火""应急"等临场状态。二是"预防危机"包含了"最大限度的减少危机""将已产生的危机影响降低到最小程度"两方面含义。三是"预防危机"不仅是平日的日常管理中不可或缺的一环，也是危机管理的前端。因此，"预防危机"往往与"舆情监测""危机预警"等危机管理工作衔接，这也对相应的危机动员、响应机制、决策机制提出了要求。

（三）快速有序原则

"快速"表明了危机决策与以往的"程序性"决策不同，在时间短、信息少、资源短缺的情况下，尽快做出回应是当务之急。"有序"要求了组织在"预防预警"的提示下，秉持着"公共利益至上"的理念，在千头万绪的工作中，有层次地、有规划的调配资源、协调内部、做出决断，进而恢复秩序、挽救形象、重塑公信力。对危机管理者而言，此时切忌左顾右盼、举棋不定。

危机的突发性特点要求危机处理必须迅速且有效，"短时间"和"高质量"、"快速"和"有序"本就是难以兼顾的状态。于是，当危机到来时，组织必须以最快的速度启动危机处理机构、组织相关专业人员、启动危机管理预案、调配媒体和专家等资源。因此，"快速有序"原则不仅是对危机状态下应急工作的要求，也是对组织在危机管理工作"制度化"方面提出的要求。

（四）真诚主动原则

当危机发生时，组织即刻被推到媒体的聚光灯下，此时，组织应当主动配合媒体的采访，把握发布消息的主动权。同时，危机管理者在与公众和媒体接触的过程中，要有诚意、能够换位思考、及时表示同情和安慰，并且勇于承担责任。因为只有真诚的态度才能把对抗的"他们"变为身负共同希望、分享共同目标的"我们"。

二、危机管理策略

（一）识别和评估阶段：危机排除策略和危机缓解策略

危机排除策略是在危机识别阶段采取的策略，有些危机诱因处于可预见、可防控的范围内。处理得当的话，可以尽量消除潜在危机的伤害。该策略的具体应用有：组织的注意安全生产、制定零缺陷管理方案、及时自查等。缓解策略是在危机诱因不能被完全排除的情况下，危机管理者应该实施的策略，其目的是将危机的影响控制在最小范围内，将长期风险控制到最低。该策略的具体应用有：建立信息报送制度等。

（二）预警和预防阶段：危机隔离策略和危机转移策略

由于危机的发生往往具有"涟漪效应"，如果预警不得当、预防不奏效，危机影响范围将不断扩大。为避免更大范围的损失，组织在预警阶段可以采取隔离和转移策略。隔离和转移策略是指在正确判断危机态势的情况下，对危机当事主体的隔离和转移，以及对危机主体责任的切割和转移。

（三）应对和处置阶段：危机中止策略

如果危机已经蔓延到预警阶段可以终止之时，责任切割等策略不再适用，此时组织应该实施危机中止策略，主动承担相应损失，防止危机进一步扩散。该策略的具体应用有：召回产品（药品），主动发布情况，快讲事实、重讲态度、多讲措施、慎讲结论等做法。

（四）恢复和评价阶段：危机消除策略和危机利用策略

危机消除策略旨在尽可能地消除危机造成的各种影响，此处的影响不仅是指经济上的损失，还指的是声誉危机、公信力危机等情况。该策略的具体应用有：事后持续公布信息、制定相关政策、推动行业发展、通过科普等手段提高公众认知等做法。消除策略的目的是"转危为安"，利用策略的目的是"化危为机"，究其根本，实施该策略的前提是前一阶段"危机处理得当"，底线是危机管理者"诚实负责"的态度。

第四节　危机管理的问题与挑战

一、政府危机管理的发展历程

国内的"应急管理"概念最先出现于 1989 年 5 月 27 日出版的《人民日报》。新中国成立后，随着经济社会的快速发展，区别于自然灾害的公共事件越来越频发。"我国政府针对生产事故、公共卫生事件及其他危害公共安全与社会秩序的事件逐渐形成了一些管理体制和应急工作办法，但同样没有形成一套专门应对突发事件且区别于政府常态管理体系的危机管理体系，应对工作表现出明显的经验性和临时性特点，呈现出典型的'撞击-反应'模式"。2003 年"非典"事件后，相对于之前"经验性""临时性"的危机管理工作，我国危机管理体系走上了"制度化""专门化"的建设道路。里程碑有 3 个：

（一）"非常态管理"进入政府话语

2003 年 7 月 28 日，抗击"非典"取得胜利表彰大会召开，党中央、国务院明确提出政府要高度重视非常态管理。这是我国政府首次将非常态管理提上议事日程，是我国应急体系建设的第一个里程碑。此后，突发事件的应急处理工作不断向前推进：包括重大课题的研究工作、专门成立"建立突发公共事件应急预案工作小组"、推动应急预案编制和应急体制、机制、法制建设等工作。自此，我国危机管理体系建设全面提速，危机管理体系日益完善。

(二)启动应急预案体系建设

危机事件的应急处理离不开政府部门事先制定的应急预案。我国的应急预案体系分为国家总体应急预案、专项应急预案、部门应急预案、地方应急预案、企事业单位应急预案和重大活动应急预案。2004年5月，国务院办公厅印发《省(区、市)人民政府突发公共事件总体应急预案框架指南》。2005年1月，国务院常务会议原则通过《国家突发公共事件总体应急预案》和25件专项预案、80件部门预案。2006年底，全国各省(区、市)、97.9%的市(地)和92.8%的县(市)均制定了总体预案。中央企业预案制定率达100%，高危行业绝大部分规模以上企业都已制定应急预案。我国突发公共事件的应急预案体系框架基本建成。

(三)《中华人民共和国突发事件应对法》出台

"应急状态下有法可依，既能增强政府应对突发事件的能力，又能增强社会公众的危机意识以及自我保护、自救与互救的能力"。虽然我国陆续制定《突发公共卫生事件应急条例》等一系列政府危机管理方面的法律法规，但始终缺少一部"龙头法"。直至2007年8月30日，第十届全国人民代表大会常务委员会第二十九次会议通过了《中华人民共和国突发事件应对法》，该法于11月1日起施行，标志着我国危机管理法律体系基本建成。

二、卫生健康机构危机管理的现状

卫生健康机构在日常运行中涉及的群体和组织主要有：地方政府及其卫生、药品监督、民政、社保等部门，政法机关、新闻媒体、纠纷调解机构、医保机构等，其中，患者是医院外部关系中最重要、最首要、最主要的部分。

相应的，卫生健康机构面对危机类别主要有医患纠纷危机、经营危机、声誉危机、公共政策危机、突发事件危机等。医患纠纷危机包括医疗技术、服务质量、服务价格等因素引起的危机；经营危机包括医院管理策略不当引发的人事危机、财务危机等；声誉危机包括新闻媒体对医院报道的负面信息和失实信息；公共政策危机主要发生在因宏观政策调控调整，而需要做出公众沟通的情况下，如应对不当，极易发生次生危机；突发事件危机，一般包括突发公共卫生危机，自然灾害危机，如洪灾、旱灾、地震等。

我国卫生健康机构危机管理起步较晚，基本没有形成系统的管理模式。据调查了解，虽然国内85%的医疗机构管理者都明白危机无处不在，但是大多数医疗机构都不同程度上存在着危机意识淡薄、危机反应迟缓、危机组织保障体系混乱、危机处理滞后等方面的问题，对危机管理的认识和了解也相对不足，而且没有建立相应的应急预案和预警机制。在实际运行中，大多数医疗机构采用"条块为主"的垂直管理模式，这种模式限制了危机管理流程的建立和有效运转。比如，多数医务部门负责医疗纠纷，党委办公室负责行风、纪检类投诉，其他的投诉和纠纷由医院办公室或门诊办公室负责。然而，危机事件不会指向单一部门。由于整体上没有统一的危机管理机制，部门之间缺乏必要的危机管理意识，这种分部门、分职责的管理模式，表面上看起来各司其职，实际上不但不能形成危机的全流程管理，而且容易由于得不到及时化解，引发矛盾的激化和升级。

在诸多潜在危机和风险当中，医患纠纷是卫生健康机构最常面临的一种，在巨大压力下,当事机构往往会陷入一种极限状态。尽管《医院事故处理条例》《关于依法惩处涉医违法犯罪维护正常医疗秩序的意见》等制度相继出台,院内调解、人民调解、司法调解制度和医疗风险分担机制(简称"三调解一保险")等预防处置长效机制逐渐健全,《刑法修正案九》审议通过,将"聚众扰乱医疗秩序行为"纳入刑法打击范围,为打击涉医犯罪和"医闹"行为提供了有力的法律保障,但是在"大事化小、小事化了"的心态驱使下,卫生健康机构仍常以"人道主义救助"等方式自行解决。这种解决方式,虽然防止了声誉危机的蔓延,但是却为此后的危机管理留下了更大的隐患。

如果嵌入到整个社会发展语境中,卫生健康机构的危机管理近年更面临"形象标签化"和"民生问题社会化"两大困局。一方面,卫生健康机构的形象危机呈高频次、大规模和集中化态势。非官方话语中,逐利、拥挤、冰冷等负面认知固化为医疗机构和医护人员的"形象标签",一家卫生健康机构陷入危机,所有卫生健康机构都无法"置身事外"。另一方面,卫生健康机构作为直接接触公众的场所,医护人员作为直接接触患者的群体,公众和媒体把对医药卫生体制改革发展和各级政府的期待、对转型期社会矛盾的不满转嫁到医院身上,社会问题、制度问题经常互相交错,公众讨论趋于情绪化、非理性,回应起来难度极大。

三、卫生健康机构危机管理存在的问题

经过十几年的研究、发展和努力,政府危机管理的法律法规日益完善、反应机制基本建成、政府人员媒介素养培训提上日程,但是,危机管理工作仍存在"信息渠道不畅、应急反应不快、应急准备不足"等问题,主要体现在:

(一)危机管理意识不强

危机管理意识体现了危机管理者对危机的认识和理解。"在危机中"已经成为人类生活和组织运转的基本调性,平时视危机为"洪水猛兽"避而不谈,必将导致危机预警等工作的缺位;长期视而不见的后果必然是面对危机时的惊慌失措。

(二)危机缩减能力有限

危机缩减是危机管理的核心内容,包括环境(预备工作)、结构(可操作)、系统(修正和强化)和人员(能力建设)等内容。现今卫生健康机构面临着预警机制不健全、参与应对部门权责不明晰、专业人才和知识储备不足等问题,面临潜在危机时应对措施不明确,囿于就事论事,不能把危机的前期控制过程纳入卫生健康机构的日常管理中,常常是陷入被动应付或难以应对的局面。

(三)危机预备能力欠缺

大多数卫生健康机构未建立实际、有效的预警通道,危机管理难免陷入被动。危机预警是对可能发生的危机进行动态监测,是整个危机管理的关键环节,也是卫生健康机构危机管理的重点工作之一。目前,卫生健康机构的危机预警工作主要通过提高医护人员的风险和自我防范意识等途径实现。但是,完整、有效的危机预警环节理应包括预警机制(对潜在危机的预测、跟踪和分析)和处置预案(能够迅速调动人力、物力资源)等组成部分。具体来看,卫生健康机构应结合自身地域、专业、人员组成等特点,预测和评估潜在的危机,制定综合性危机预警机制,并建立与危机管理预案相连的响应机制,以便在危机到来时,采取适宜措施,防止危机扩大。

（四）危机反应能力不足

危机反应管理关注的是危机来临后,组织应该做出什么样的反应解决危机。具体来看,危机反应管理也包含了危机传播管理的要义——制定危机传播的内容和决策管理,维护媒体关系和利益相关者关系等内容。然而,目前卫生健康机构尚未完全设置宣传职能科室,在已经设置宣传科室的机构中,职能多关注内部宣传、少维护媒体关系,多宣传医务科研、少与患者沟通联系。

（五）危机恢复意识淡薄

恢复管理是不可缺失的重要环节。危机结束并不代表危机管理工作的终止,如果危机管理者不及时化解危机带来的情绪和误会、伤痛和阴影,那么在下一次危机发生时,板结的偏见和刻板印象便会席卷而来。很多组织对危机恢复管理避而不谈,认为危机一旦过去,便万事大吉。殊不知危机恢复管理是承接以“遏制事态发展”为中心的危机管理,开启“解决危机的根本问题”之路的关键一环。尽管在信息爆炸的环境下,我们的注意力会被更快地转移、信息也被更快地遗忘,但是这不代表着危机可以靠另外一个危机来“拯救”。因为,如果危机没有得到及时解决,形象没有得到有效的恢复,往往会留下负面的“疤痕印象”。就如,如果相关部门在百度“血友病吧被卖”事件中只表示关注,没有公布具体调查结果和整改措施,此间累积的舆情会在“魏则西事件”关于竞价排名的不当盈利机制和监管机制的问责上叠加爆发。

（六）回应媒体不够及时、不够主动

移动互联网等现代通讯手段加速了信息的传递,加快了危机的扩散,压缩政府危机应对的时间,以致政府处置危机事件稍有不当,极可能引发一连串的危机。米特罗夫和佩尔森认为危机发生的最初几小时(或危机持续时间很长时的最初几天),管理者应同步采取甄别事实,深度分析,控制损失,加强沟通一系列关键的行动。危机情境下,强调主动、及时回应看似老套和多余,但在实际工作中,拒绝发声、延迟发声的做法不在少数。危机突发,媒体、公众都处于“信息空窗期”,任何权威的关键信息都能极大降低事件的不确定性,减少媒体误读和建构事实的最好做法就是让自己成为媒体的“第一信源”。

四、卫生健康机构危机管理面临的挑战

近年来,危机管理工作所处的传播渠道、受众心理、社会文化、媒介生态都发生了巨大变化。政府和卫生健康机构面临的危机情境也更加复杂多变:历史危机容易出现叠加效应,一次平常的危机事件经过多场域的发酵也会呈现出汹汹之势,产生较大的声誉损耗;危机关键事实不确定性增强,容易引起公众的持续质疑;媒体报道经常跑到真相之前,影响舆论。这些变化使危机管理工作难上加难。

（一）舆情事件快发、频发,危机响应时间有限

近年来,随着技术更迭,媒体发布消息的速度大幅提升,极度削减了危机管理的预警和反应时间。几年前,危机管理者们熟悉的处置突发事件的黄金时间是 48 小时,彼时,危机管理者们还可以在 48 小时之内调查事实、处置舆情事件,然后将阶段性的情况向社会和媒体公布。现在留给危机管理者的时间可能是 24 小时,12 小时,甚至是 4 小时。没有足够的时间进行危机评估和危机预警,危机应对工作即被推到前台,在信息更加匮乏、资源更加短缺的情况下,及时回应的任务更加艰巨。

（二）新媒体对政府话语权的挑战

新媒体的崛起赋予了每个个体生产内容和观点的可能，移动互联网的高速发展极大地压缩了信息传递时空距离。导致了政府发现危机的方式从"自下而上"的预警逐渐变为"由点及面"的舆情爆发。这不仅要求政府部门因时、因事而异地更新危机管理方案，也要求政府部门对"无处不在"的危机进行日常议题管理。这些变化打破了专业信源和权威信源对信息生产的垄断格局，重塑了政府与公众之间的权利和关系结构，促使了话语权的再分配。这些变化也给政府危机管理工作带来了更大的难题：危机愈呈多发、突发之势，危机预警工作难上加难；互联网场域观点多元、噪声较多，发布信息并不等于传递的内容被公众认可，危机应对效果有限；"围观"行为加速、扩大、深化了公众对政府危机管理各个环节的讨论和检视，使任何避而不谈、切割责任、谈措施谈成效的传统危机管理做法不再适用。因为"网上"与"网下"的密切关联，网上的舆情危机往往事出有因，网民借助网络平台表达的是现实世界的诉求和情绪。这就要求卫生健康行政部门及其组织机构，在平时有节奏、有策划地管理相应议题，才能在危机到来时有与公众对话的可能和内容基础。

（三）公共讨论去理性化

目前，我国舆论空间日益遭受着各种非理性话语的侵蚀，群体性的、乌合之众式的舆论暴力时常出现。在"产妇羊水栓塞""丢肾门"等事件中，往往未及政府部门调查取证、澄清真相，媒体和公众已经开始表达意见、宣泄情绪、表达自己的价值判断，待到真相查明，舆情才大规模反转的情况并不罕见。卫生健康机构作为承载"个人命运"与"社会现实"碰撞的载体出现，危机叙事经常被融入城乡矛盾、贫富差距、生老病死等社会话语，一旦危机处置不力，会给卫生健康机构造成极大的经济和名誉损失。

参 考 文 献

1. Steven Fink, Crisis Management: Planning for the Invisible, New York: American Management Association, 1986.
2. 罗伯特·希斯.危机管理,王成、宁炳辉、金瑛译,北京:中信出版社,2001.
3. Philip Henslowe. Public Relations: A Practical Guide to the Basics. London: the institute of Public Relations, 1999.
4. 鲍勇剑、陈百助.危机管理——当最坏的情况发生时.上海:复旦大学出版社,2003.
5. 苏伟伦.危机管理——现代企业失误管理手册.北京:中国纺织出版社,2000.
6. 吴江.公共危机管理能力.北京:国家行政学院出版社,2005.
7. 肖鹏英.危机管理.广州:华南理工大学出版社,2008.
8. 胡百精.危机传播管理.北京:中国人民大学出版社,2014.
9. Ian I. Mitroff. Crisis Management and Environment Natural Conflict. Californian Management Review, 1994 (36):101-102.
10. 万军.面向 21 世纪的政府应急管理.北京:党建读物出版社,2004.
11. 陈群祥.对我国危机管理体系建设的回顾与思考.长春工业大学学报,2008(5):70-73.
12. 莫于川.中华人民共和国突发事件应对法释义.北京:中国法制出版社,2007,256.
13. 2006 年我国突发公共事件应对情况(摘要).新华网[2007-7-18].http://news.xinhuanet.com/ polities/2007-07/18/content-6395029.html.
14. 张春丽.构建和谐的医院公共关系.医院管理论坛.2009,26(3):12-14.
15. 赵伟.公立医院危机管理的现状与系统设计.山东大学.2007.

16. 胡国清.我国突发公共卫生事件应对能力评价体系研究.中南大学,2006,1:18.

17. 何内华.医院危机管理的现状和对策.中国医院,2008,12(1):41-43.

18. 蔡咏萍.我国地方政府危机信息公开制度研究.天津大学硕士论文.2010.

19. 朱程鹏.我国乳制品品牌信任度重塑的思考——蒙牛危机处理评价及建议.经济视角:下,2013(2):43-44.

20. 王延兵.政府应对公共危机的策略与方法.学术论坛.2009-08-10.

第三章

有效传播

本章分 3 个层面就如何有效传播依次展开论述。第一个层面是传播的变迁,分析了口语传播、文字传播、印刷传播和电子传播等不同传播时代的媒介形态和传播特征。第二个层面是传播的类型,分析了大众传播、组织传播、群体传播和人际传播的定义和特点,并对媒介的功能、媒介的类别(包括报刊、广播、电视和互联网)和媒介制度进行了阐述。第三个层面是传播的规律,主要介绍了传统媒体和新媒体的传播特征。

第一节　传播的变迁

信息传播作为人类社会的一种普遍现象,自人类诞生之日起就已存在。人类传播是自然界和人类社会长期发展的必然产物。人类传播是在动物传播的基础上发展而来的,但与动物传播又有着本质的区别。语言的产生标志着人类传播的开端。自语言产生以后,人类传播经历了一个十分漫长的发展过程。认识人类传播的发展过程,其实也是认识人类发展的过程。而传播是通过一定的媒介来进行的,任何传播离开了媒介也就不能称之为传播,同理,任何媒介是服务于传播的。因此,人类传播的发展历史其实也是传播媒介的演进历史。根据媒介的产生和发展历程,人类的传播活动可以划分为 4 个阶段:口语传播时代、文字传播时代、印刷传播时代和电子传播时代。

一、口语传播时代

口语传播时代是人类传播活动的第一个发展阶段。这个阶段大致从人类摆脱"与狼共舞"的野蛮状态组成原始的社会开始,一直到文字的出现。也就是从人类开口说话到用手写字这样一个漫长时期。当人类从动物中分离出来时,社会生产水平极其低下,人类只有依靠声音传播来协调人类的行动,抵御洪水猛兽等的侵袭。在语言产生之前,传播方式十分原始,主要依靠手势、体态等体语传播。随着人类劳动的进行,大脑逐渐发达,发音器官逐渐完善,思维能力也随着发展,一直到后来出现了语言。语言的产生是人类传播史上第一个重要的里程碑。关于语言产生的时间,学界没有也不可能给出一个明确的答案。但可以肯定的是,语言的出现与社会的形成是同步的。人类有了语言后,不再仅仅依靠嚎叫和体态语言来传播信息,而是可以通过单词、数字和其他代号来交流信息。语言的运用也加快了人们信息交流的传输和接受速度。

口语是最初始的传播媒介,也是最重要和最基本的传播手段。即便时至今日,其他媒也都是以口语为基础的。虽然语言或口语的重要性无与伦比,但口语传播也有其自身的局限性。口语是靠人体的发声功能来传递信息,因此在空间上受到了限制,只能在近距离内传递和交流信息。另外由于口语转瞬即逝,只能依靠记忆来保存和积累信息,在时间上也受到很大的限制。随着人类文明的发展,仅仅依靠口语媒介已不再能适应人类传播活动的需要了,于是文字传播应运而生。

二、文字传播时代

文字可以说是人类传播发展史上的第二座里程碑,人类的传播活动也因为文字的出现而迎来了文字传播时代。这个阶段从文字发明开始一直到印刷的兴起结束。文字是在结绳符号和原始图画的基础上发展而来的。最早的文字产生于奴隶社会初期,当时中国、埃及、印度和两河流域分别出现了早期的象形文字。

文字的应用标志着人类传播原始时代的结束,文明时代的到来。同时它克服了口语传播的转瞬即逝性,能够把信息长久地保存下来;也克服了空间的限制,能够把信息传递到遥远的地方。最早的文字传播指的是手写传播。文字使得人类传播活动进入了一个更高的文明发展阶段,使人类文化的传承有了确切的资料和可记录保存的文献。文字也是人类掌握的第一套体态语之外的符号系统,它加速了人类利用体外化媒介系统的进程。但由于文字的习得是一个人为的过程,因此由于各种人为因素的影响形成了独特的传播层。占统治地位的王公大臣等垄断着文字媒介,因而也就控制着话语权,进而维护着他们的统治地位。随着人类社会的发展和传播媒介尤其是印刷媒介的发展,这种话语垄断的局面逐渐被打破,人类由此进入了印刷传播时代。

三、印刷传播时代

印刷传播时代是人类传播活动的第三个发展阶段。这个阶段从印刷媒介的兴起一直延续到 20 世纪初广播的出现。印刷术的发明是印刷传播的前提条件。印刷术的发明和应用是人类传播史上的第三座重要的里程碑。印刷媒介需要的两个硬件,一为纸张,二为印刷。纸张和印刷术的发明是印刷传播时代的基础,这也是中华民族为世界文明做出的两大贡献。公元 105 年,中国东汉时期的蔡伦在前人的基础上,制造出了结实耐磨的植物纤维纸。公元六七世纪隋唐时期中国已经出现了雕版印刷。北宋时期的毕昇于 1045 年左右发明了胶泥活字印刷术。后来中国陆续出现了木活字和锡、铜、铅活字。中国的造纸术和印刷术广泛传到亚洲和西方各国,为推动人类传播活动的发展做出了重大的贡献。德国工匠古登堡在中国活字印刷和油墨技术的基础上创造的金属活字排版印刷术标志着印刷时代进入了一个新的阶段。同时他制成的印刷机代替了纯手工操作,提高了印刷的质量和效率,也使文字信息的批量生产和大量复制成为可能。由此,打破了奴隶主和封建主等上层垄断文化知识的局面。印刷机的出现也带来了近代报刊诞生,推动了新闻业的兴起。20 世纪 80 年代后,新的电子技术推动了一场新的印刷传播革命,电子排版、网络传输等新的出版技术不断应用于印刷媒介,人类迎来了全新的数字印刷传播时代。

四、电子传播时代

电子传播时代是人类传播活动的第四个发展阶段。广义上的电子媒介是指一切依靠电流传播信息的媒介,既包括私人性的媒介如电话、电报、手机等,又包括公共性的媒介如广播、电视、网络等。狭义的电子媒介则指公共性的媒介。至于网络、手机、博客、微博、微信等既是私人性的，又是公共性的，已经难以明确区分了。电子传播时代是在口语媒介、文字媒介和印刷媒介的基础上发展而来的。电子传播的重要贡献之一是实现了信息的远距离快速传输。尤其是卫星通信技术、卫星广播电视、移动互联网、数字技术的飞速发展，实现了大面积、远距离、实时的跨国传播和全球传播。而在媒介高度融合的今天，数字技术已不仅仅局限于通信和媒介领域，它已全面渗透到人类社会和生活当中，并改造着人类信息传播系统。人类进入了通常所称的新媒体时代。在新媒体时代，传播渠道得到极大地丰富，传播内容海量性地增加，传播主体也发生了彻底变化，传播者和信息接受者的身份可以轻松自如地更换。传播不再受时间空间的限制，传播成本也大大地降低了甚至基本为零。目前，以数字化、网络化和集成化为特征的新媒体还在如火如荼地发展着，把握好新媒体的特征和传播规律，加强新媒体时代的新闻舆论管理，尤其是网络空间的管理，是管理工作者面临的新的课题和挑战。在中央网络安全和信息化领导小组第一次会议上，习近平指出，做好网上舆论工作是一项长期任务，要创新改进网上宣传，运用网络传播规律，弘扬主旋律，激发正能量，大力培育和践行社会主义核心价值观，把握好网上舆论引导的时、度、效，使网络空间清朗起来。

第二节　传播的类型

人类传播是一个综合的系统。这个系统是由各种不同类型的传播活动所构成，而每种类型的传播又是社会传播这个总系统内的一个子系统。人类的实践是多种多样的，因此传播也可以分为很多种类。

一、传播类型

根据以往研究，人类的传播主要可分为大众传播、组织传播、群体传播和人际传播。以下简要介绍他们的定义和特点：

（一）大众传播

1. 大众传播的定义　所谓大众传播，就是专业化的媒介组织运用先进的传播技术和产业化手段，以社会上一般大众为对象而进行的大规模的信息生产和传播活动（郭庆光，2011）。大众传播包含了3个最基本的要素：规模庞大的传播机构、大批复制的传播内容和数量巨大的传播对象。

2. 大众传播的特点　大众传播具有如下一些特点：

(1)传播者的组织性。大众传播的传播者是从事信息生产和传播的专业化媒介组织（郭庆光，2011）。他们通常是一个庞杂的机构，内部分工明确、精细，这类组织包括报社、出版社、广播台、电视台和互联网门户网站等。

(2)传播形式的多样性。借助书籍、报纸、杂志、广播、电视、电影、网站等多种媒介，大众传播可以通过文字、符号、图片和声音等多种形式呈现出来。

(3)传播内容的丰富性。作为人类最重要的一种传播形式，大众传播所建构的有普遍影响力的信息系统，已经渗透到社会的各个领域。传播的内容涉及政治、经济、文化、社会、生态等方方面面。

(4)传播内容的选择性。虽然大众传播的内容丰富多彩，但其内容是经过多重选择和筛选后的信息，是媒介组织把关行为的结果。因此，大众媒介信息所反映的只是客观事实的一部分。

（5）传播技术的先进性。大众传播是伴随着印刷技术和电子传播技术的进步而发展的。网络媒介的出现更是显著提高了信息传播的速度，增强了信息的可读性。卫星通信、网络技术、数字媒体、大数据技术等的应用进一步提高了大众传播的规模、速度和效率。

（6）传播对象的广泛性。大众传播的对象是一般大众，即传播领域的"受众"。大众传播形式的多样性、内容的丰富性、技术的先进性等特质决定了其传播对象的广泛性。任何人不分性别、年龄、社会地位、职业、阶层，只要他接受大众传播的信息，就是受众中的一员。

大众传播既有积极的社会功能，又有消极的社会功能。在危机传播管理的过程中，要最大限度地发挥其积极功能，防止消极功能可能对社会造成的危害。

（二）组织传播

1. 组织传播的定义　现代社会是高度组织化的社会，也是组织传播高度发达的社会。所谓组织传播指的是以组织为主体所从事的信息活动，是组织成员之间、组织内部机构之间以及组织与外界的信息交流和传播。所以组织传播包括组织内传播和组织外传播。其中组织内传播的形式可以分为横向传播和纵向传播。横向传播是组织内同级部门或成员之间的交流活动。纵向传播又可分为下行传播和上行传播，两者构成了组织内传播的两个基本渠道。

2. 组织传播的特点　组织传播的特点主要包括以下几个方面：

（1）传播主体的独特性。组织传播是以组织的名义进行的，因此不管是传者还是受者，都不是纯粹的自由个体，而是代表组织的意志的。组织有着明确的目标、制度、纪律、分工和管理体系，组织传播的主体也被赋予了组织所具有的特征。

（2）传播行为的强制性。组织有明确的责任分工和管理层级，其任务的下达和目标的完成都需要通过大量的指令性和教导性的信息来进行。无论是组织明文的规章制度还是内部不成文的规定，对组织进行传播的行为具有强制力和约束力。

（3）传播对象的确定性。大多数组织的成员是固定的，也有固定的进入和退出机制。组织传递的信息通常有固定的对象，而且有明确的身份限制和清晰的定位。

（4）传播渠道的多样性。随着传媒技术的发展，传播渠道也越来越多样。组织传播可以是口头交流，也可借助电话、电视、网络等媒介手段，还可以通过书面文件进行。现代化的组织信息传播具有形态多样、迅速便捷、自由交互等特点。组织可以选择其中一种或多种传播渠道来实现组织的诉求。

需要注意的是，理解组织传播必须首先理解组织，这样才能更好地把握组织传播的特性和功能。

（三）群体传播

1. 群体传播的定义　群体的含义非常广泛。日本社会学家岩原勉认为群体是"具有特定的共同目标和共同归属感、存在着互动关系的复数个人的集合体"。而群体传播就是"将共同目标和协作意愿加以连接和实现的过程"。群体传播可能发生在一个群体内，也可能发生在两个以上群体之间。与组织传播不同，群体传播的基本特性是群体的"非组织化"。

2. 群体传播的特点

（1）传播的自发性。非组织化的群体的产生大多是偶发和自发性的，产生的群体可能会形成长期的关系，但很多时候群体关系是短暂的。而且这种关系比较松散，其成员自主性强,其传播行为不太受时间和地点的限制,具有不确定性。

(2)传播的平等性。群体传播是群体进行的非制度化的和缺乏管理主体的传播行为。因此群体传播成员不容易受规定的约束,不受制于别人的管理,在传播的过程中不受阶层的限制。

(3)传播的交互性。群体传播的行为是在群体成员之间进行的,群体成员不但可以发出讯息,还可以接受讯息,在一定程度上可以直接进行双向交流,是一种双向性的直接传播。

(4)传播的引导性。由于群体传播的主体不被约束,且具有自发、平等和匿名等特点,因此群体传播非常活跃。也由于传播主体没有中心、不受制于别人的管理,因此,群体中的"舆论领袖"对人们的认知和行为改变具有引导作用。

(5)传播信源的不确定性。群体传播的自发性和偶发性等特征使得其传播信源具有不确定性。而这也容易引发非常态的群体行为——集合行为。随着风险社会的到来,集合行为发生的概率也在不断增加。

(四) 人际传播

1. 人际传播的定义　李彬在《传播学引论》中将人际传播定义为人们相互之间面对面的亲身传播,所以又称面对面传播、人对人传播。人际传播的实质在于人们经由符号而结成的一种关系。人际传播是人类最基本的传播形式,也是人与人社会关系的直接体现。

2. 人际传播的特点

(1)双向性强,反馈及时。在人际传播过程中,传播者和受传者不断变换角色,并积极反应,在信息传送过程中理解、分析对方的动机和需要,并相应地修改、补充传播内容和方法。

(2)接受信息渠道多样化。人际传播可以是面对面的,也可以是借助有形的物质媒介来进行。在面对面的交流中,不但可以运用语言,还可以使用眼神、表情、动作等多种渠道和手段来传达信息。

(3)信息意义更加丰富。在人际传播中的面对面传播中,人们会配合使用多种渠道和手段,加上受到某种社会环境的制约,这样会形成特殊的传播情境,产生新的意义。

(4)非制度化的传播。这里的非制度化并不是说人际传播不受任何制度的约束和影响。相反,人际传播双方会受到如父子关系、夫妻关系、长幼关系等社会关系的影响。这里的非制度化主要是指传播关系是建立在自发性、自主性和非强制性的基础之上。

(5)互动频度高。人际传播互动性强,是由于传受双方是相对明确和固定的,也是由于传播内容的具有私密性质。参与双方有强烈的心理卷入,从而在情绪、态度和行为等方面有比较高的互动频率。

在危机传播管理过程中,要充分了解每种传播类型的定义和特点,明晰他们在危机传播中的角色,尤其要注意的是每种传播类型在突发事件中所起的作用,把握好传播规律,做到因势利导,顺势而为。

二、媒介分析

现代化的大众媒介因其广大的传播范围、迅捷的传播速度和深远的舆论影响而成为传播顺利展开的重要工具。然而在实际的传播中,传播者又常常为难以有效控制媒介信息而苦恼。新闻工作者的报道总是或多或少地与传播者交代的情况不符,其无孔不入的职业精神也使得信息控制常常变得徒劳。因此,在传播中如何与各种媒介打交道,使它们成为有效传播的伙伴而不是障碍,同时根据不同情况采取不同的媒介策略都成为传播工作的重心。

而所有这些策略的制定都离不开对媒介行业基本规律的了解,也离不开媒介公关的一些具体环节。下文就将主要从三个方面介绍传播的媒介策略。

(一) 媒介功能

早在 20 世纪 40 年代,传播学的研究者就从社会的结构与功能的构架出发,将大众媒介纳入社会系统和社会进程中,总结了大众传播的 4 种主要功能,分别是环境监测功能、社会协调功能、文化传递功能和娱乐功能。下面将分别结合这几种功能来分析传播的不同应对策略。

1. 环境监测功能(也被称为"雷达功能") 是大众媒介通过客观、准确地反映现实社会的真实情景,了解足以影响社会进程的机遇或威胁,作为人们决策或付之行动的依据。环境监测的功能是大众媒介最主要、最基本的功能,其他功能的发挥都依赖于环境监测功能能否实现。因此,面对突如其来的风险,首要的任务是保证大众媒介中信息的准确性,即保证环境监测功能的发挥。因此,传播者需要注意以下几点:①与大众媒介保持频繁的沟通,建立起有效的新闻发布机制。面对重大风险事件时应该 24 小时不间断向媒介发布最新、最准确的风险信息;②与新闻工作者建立充分的信任关系。想要树立传播者在公众中的权威形象,首先要树立其在新闻工作者心目中的权威地位;③指派专人监控媒介报道,一旦出现不实报道立即出面更正。

2. 社会协调功能 是大众媒介通过对信息的选择、解释和评论,把社会各个部分联系起来,整合为一个有机整体,形成舆论的功能。这里面需要强调的是大众媒介在发挥这种功能时所进行的选择、解释和评论工作都是有一定标准的。这种标准与媒介生存的制度环境、文化背景以及媒介本身的盈利模式都是息息相关的。在传播中处理与媒介的关系,关键的前提是搞清楚这些媒介的背景信息,这样才能够理解媒介的行为,从而制定相应的策略。比如充分市场化的媒介为了追求轰动效应吸引受众,通常关注一些耸人听闻的消息或者与风险问题关系不大的细枝末节,有时他们甚至抛开风险问题而关注传播者本身或者公众无端的激烈情绪。在与这样的媒介打交道时,不要苛求他们负责任地传达你的消息,而重在通过这种媒介塑造政府和传播者良好的形象,从而巩固公众的信任。

3. 文化传递功能 是大众媒介将文化知识代代相传,并且在社会中承担普及教育的功能。通过大众媒介的信息,人们能够潜移默化地学习到一些知识和行为习惯。现代社会中,人们对于某种事物的认知和态度很大程度上受到大众媒介的影响。对于传播来说,大众媒介的文化传递功能在短时间内起作用的可能性不大。我们可以将这种功能主要用在风险事件的预防、长期的科技、健康知识普及以及风险的后续传播方面。比如,在风险出现之前,拍摄普及相关科学知识的纪录片,出版并且免费发放相关的手册和书籍等,都可以使风险真正来临时传播的难度大大降低。

4. 娱乐功能 是大众媒介给人们在工作之余提供休闲、放松的功能。一些报纸的副刊,电视里的娱乐节目、音乐节目和影视剧是这一功能的体现。随着现代生活节奏加快、压力增大以及文化产业的飞速发展,娱乐功能在媒介功能中的重要性越发凸显出来。甚至有人认为娱乐是大众媒介多种功能中最显露的一种。还有一种观点认为娱乐功能不过是文化传递功能中的一个特殊种类,这种观点对于传播来说是比较重要的。对于风险应对者来说,利用娱乐的功能与利用文化传递的功能一样是一个长期和潜移默化的过程,而另一方面借鉴娱乐节目的制作手段,使得科技信息以令人更加喜闻乐见的方式传播出去将使得传播效果大大提升。

（二）媒介类别

传播中的大众媒介和大众媒介的新闻从业者常常被传播者看作是一个整体，人们往往将负责采访、策划、组稿工作的人称作"记者"和"编辑"，而实际上忽略了他们是哪一种媒介的记者和编辑。媒介的不同类别意味着不同的传播特点和传播方式，甚至一种极端的看法认为"媒介即是信息"，即媒介的形态决定了它所传递的信息以什么方式被接受。一方面在主动选择媒介进行传播时，我们需要根据事件发生的情况和受众认知情况来选择恰当的媒介；另一方面，在面对记者的采访和质询时，也要清楚他需要什么样的信息，或者你告诉他的信息将以什么方式传播。在这里，我们将传播所使用的几种主要媒介的特点进行总结，并结合传播工作的需要来分析应对策略。

1. 报刊媒介　报刊媒介由于需要一个印刷、发行的周期，所以在实效性上逊色于广播、电视、互联网等媒介，而且也没有声像并茂的现场感。但是现代报刊巨大的信息容量和文化水平较高的受众使得深度报道成为可能，并成为报刊媒介的明显优势。在传播中我们也常常利用报刊发布公告或者刊登公益广告。但是要注意的是：①报刊的读者中更多的是受过良好文化教育、经济能力相对较好的城市知识阶层，它的传播范围和舆论影响力，特别是普及科学知识的能力严重受限于文化程度的高低。②要善于开发报刊深度报道的功能，通过专题的深度报道建立传播者与公众的信任关系。利用报刊的报道做好风险前的知识普及和风险后的后续传播。

2. 广播媒介　作为依靠电波传递信息的大众媒介，广播迅速及时的优点不必多言，这一优点最适合用在传播中新消息不断出现并且需要迅速向公众通报的情况下。实践证明，在重大危机事件时，很多潜在受众会转向广播这种最迅捷的媒介。凭借声音符号传播的特点又使得广播可以伴随收听，这个优点使得电视机在全国范围内普及的情况下，声音广播仍然能够在大城市的移动人群中找到自己的生存空间。因而，广播收音机虽然价格便宜，接收方便，但是目前的主要受众还是集中在城市，对于重大的风险事件来说，其覆盖范围还是非常有限。在传播中，广播的另一个特点也必须引起注意，那就是信息的转瞬即逝。广播提供的信息不像报纸那样可以任由受众反复阅读，也不像电视那样有令人印象深刻的图像，加上广播听众通常是伴随收听，因此，在利用广播媒介进行传播时，务必将重要的信息反复强调，以免听众忽视或者过耳即忘。

3. 电视媒介　电视目前是我们社会中普及率最高的大众媒介，单从这一点来看，对于传播工作就具有重要的意义。再加上电视图文并茂、声像兼备、强烈的现场感等优势，使得它的舆论功能超乎以往任何媒介。但是，传播符号的丰富化也让人们产生更多的形式化和通俗化的期待，而且，从受众接受信息的状态来看，电视势必将其舒适省力，不费脑筋的优势最大化。因此，在主要的大众媒介中，电视更倾向于将风险事件戏剧化，将人们的视线转移到无关紧要的细枝末节上来。传播中，在与电视媒介打交道时要充分利用它善于通俗化、善于煽情的特点塑造良好的风险应对团队形象，增加公众信任。同时对电视记者的采访范围和媒介议程保持高度警惕，采用新闻发布会等各种方式将议程设置的主导权掌握在自己手中。

4. 互联网媒介　到2016年底中国的网民人数已经达到7.31亿人。对于任何一个传播机构来说，这都是一个让人无法忽视的数字。但比人数总量更加重要的是互联网网民与其他媒介受众不同的信息传受方式。互联网在技术上的双向互动、信息的多形式共享使得网民能够充分参与到整个传播过程当中，而不再是被动接收信息的靶子。在传播中如果能够利用好互联网媒介这种强反馈的特点可以使一些网上的讨论和谈话以更快捷方便的方式代替面对面交流。另外,越来越多的人开始通过门户网站了解新闻信息,因此与新闻门户网站建立合作关系可以使风险发展的最新情况被迅速地通报给公众。

(三) 媒介制度

媒介制度是一个社会中组成大众媒介的各种力量相互博弈后的均衡结果。在现实中主要表现在媒介归谁所有、为谁服务,谁来制定媒介运行的规则,媒介采用何种方式盈利等基本问题上。这些问题看起来与传播的技术工作距离相当遥远,似乎不会产生直接作用。但是在实际的传播活动中媒介的制度因素深刻地影响着媒介传播的信息内容和新闻工作者的行为方式,因而也将深刻地影响传播的效果。在传播中,认识媒介所处的制度环境可以让传播者更容易理解媒介采访和报道的方式,更懂得如何与不同制度类型的媒介从容地打交道,也更容易借助媒介外部的制约力量来掌握更大的信息主动权和议程设置能力。

一般来说,当今世界上主要存在 3 种类型的媒介制度:

其一是私有化的媒介制度,以美国的商业媒介为代表。私有化的媒介以在市场上获取广告收益为主要的盈利模式。它们的报道基本上是市场导向,即通过吸引受众注意,然后将这种注意力卖给广告主而获利。在传播中,私有化的媒介采访和报道的取材标准是能否获得最多的关注,而不是是否如实报道了最重要的信息和是否很好地服务于公众。

其二是国有化的媒介制度,以苏联的国有媒介为代表。国有化媒介不通过市场赚钱,他们的主要收入来源于政府拨款。媒介机构实行国家事业机关的管理方式,对于信息传播有着严格的事前审查制度。与私有化媒介不同,当今世界上纯粹的国有媒介制度已经非常少见。

其三是公共服务的媒介制度。以英国广播公司为代表。公共服务的媒介机构由市民社会的力量构建,依靠公民集资维持运行,理论上既不受政党政治影响也不存在市场化的弊病。因此常常被看作是理想的媒介制度。对于传播来说,公共服务机构当然也是最具透明性,最得体和有利于协调一致抵御风险的媒介制度。

然而在现实中,绝对意义上的私有、国有或公共服务的媒介却少之又少。垄断的私有化媒介可能与政党间存在各种交易,使得直接的市场动机变得模糊;国有媒介因为在开发创造性这一媒介行业最重要的特性上遇到效率低下的困难也常常引入市场竞争的因素;公共服务的媒介在政治、经济的双重压力下通常运行地步履维艰。

中国的所有大众媒介都实行国有加市场的二元安排。一方面媒介所有权归国家,由政党和政府指派代理人负责运行。各级党委的宣传部门有责任、有权力监督媒介的日常业务,并通过相关政府机构制定媒介运行的各种法规政策,对大众媒介实行统一的管理。从这点来看,如果负责传播的机构同样是党委领导下的政府部门,就有可能与主管媒介的上级宣传部门达成一致,合作调整媒介的风险报道议程。当然前提是将公众利益而不是部门利益放在整个工作的中心环节。另一方面,中国的媒介虽然所有权归国家,但是却拥有有限范围内的相对独立的经营权,需要依靠收视率和广告维持运营。因此它们也带有市场化媒介的一些特点,比如在风险报道中,在约束范围内追逐轰动效应,特别是当风险事件危害较小,报道的政治风险较弱时容易出现议程失控的状况。因此,美国等西方国家的传播案例和理论可以部分地为中国传播应急机构借鉴。

第三节 传播的规律

一、传统媒体

(一) 传统媒体的传播

传统媒体是一个相对概念,是相对于近些年兴起的网络媒体而言较早出现的媒体,主要包括报纸、广播、杂志、电视等传统意义上的媒体。我国新闻事业坚持马克思主义新闻观,它所强调的是媒体的性质是党、政府和人民的喉舌。长期以来我国的传统(主流)媒体在执行舆论监督、协调社会关系、传承优秀文化、提供娱乐、反映政府和老百姓声音等方面发挥了巨大的作用。

(二) 传统媒体的特征

要了解危机是如何通过传统媒体传播的,首先要了解传统媒体的特征。传统媒体与新媒体相比具有很强的权威性和严谨性。

传统媒体是典型的单媒体。传统媒体的传播方式是单向、线性和不可选择的。报纸以文字传达信息、广播由声音表达内容、电视以声音图像结合的方式传播节目。这些表现形式都是各自独立的。受众只有在他们之间选择哪种传播方式。

传统媒体是"一对多"的传播。在这种传播形式下,传者享有对资源的控制权,传者可以自由观看和了解受众,而受众很难看到传者的活动。传者与受者之间有一定的距离,两者之间的直接对话是非常少的。

传统媒体的传者拥有传播特权。传统媒体的传者是把关人,他们对传播信息的内容、流向和受众的反应起着重要的作用。各种信息汇集到他们手中,经过层层把关和加工,制作成符合他们标准的产品后再传输给广大的受众。

传统媒体的受众是被动地接受信息。由于受传者对传播信息的控制和传播方式的限制的影响,传统媒体的受众总是被动地接受信息。他们不能同大众媒体进行平等的交流,难以获得新闻信息的第一手材料,也不享有信息发布权。

由于这些特征,传统媒体在引导舆论,控制风险等方面还是具有优势的。近年来的网络媒体虽然传播速度快、互动性强而迅速成为受众的"宠儿",不过由于信息源复杂、信息量大和缺乏必要的把关,人们在网络上获取信息后,会转向传统媒体寻求事实真相和政府立场。传统媒体与政府紧密联系,又拥有一大批专业的新闻传播人才,其发布的信息通常更加权威、谨慎,也拥有更大的公信力。

但是随着新媒体的迅速发展,传统媒体受到了严重的挑战,其主体地位逐渐在消失。在危机传播中,传统媒体遇到了一些难题。

1. 传播主体地位丧失 新媒体的快速发展,打破了传统媒体一统天下的局面。在新媒体时代,一对多的、垄断式的传播模式得到改变。同时,"把关人"理论在新媒体时代有时是不适用的。所有人都可以通过互联网获取信息,可以将身边的大小事用图片、视频、文字等形式记录下来,通过微博、微信等媒介与别人分享。

2. 行政管控阻碍新闻传播的路径 坚持党性原则,是媒体必须遵守的一项基本原则。这是有关国家意识形态安全和政治安全的大事。但如果通知、行政指令过多就会影响危机的报道、阻碍危机救援。

3. 管理不当造成公信力下降 由于政府很多部门都跟新闻媒体有交集,因此会出现管理分工和职责不明确的情况。有时还会出现"管理乱象",这样会造成政府部门和媒体公信力下降,也给新闻媒体的危机传播带来了困难。

4. 舆论监督功能下降 新媒体时代,传统媒体不再一家独大,人人都是传播者的环境极大地削弱了传统媒体的监督功能。当危机发生时,普通民众都可以发布相关信息,密切关注事件发展动态,对舆论起到监督甚至引导的作用。

二、新媒体

(一)新媒体传播

新媒体也是一个相对概念,是继报刊、广播、电视等传统媒体后出现的新的媒介形态。对于什么是新媒体,学界众说纷纭,尚无定论。其中匡文波认为,"'新媒体'是一种通俗的说法,其严谨的表述应该是'数字化互动式新媒体'。从技术上看,新媒体是数字化的;从传播特征看,新媒体具有高度的互动性。"彭兰认为,在现阶段,"新媒体"主要指基于数字技术、网络技术及其他现代信息技术或通信技术的具有高度互动性的媒介形态,包括网络媒体、手机媒体和这两者融合形成的移动互联网,以及其他数字媒体形式。

(二)新媒体的特征

相较于传统媒体,新媒体具有一些传统媒体无法比拟的优势。新媒体具有即时性、开放性、交互性、共享性、融合性和信息的海量性等特征。其中本质特征是"技术上的数字化、传播上的互动性"。新媒体打破了信息传递的时空限制,改变了公共危机的信息传播模式,对政府的危机公关能力带来了新的挑战,提出了新的要求。尤其是近年来,新媒体对各种突发公共危机事件的报道在公众中引起了广泛关注,对政府的危机传播管理工作也产生了极大的影响。新媒体在公共危机事件中的传播特征主要表现在以下几个方面:

1. 新媒体加快了危机的传播速度 传统媒体新闻报道需经一个比较严格的内容生产程序,包括选取和采编信息、编辑加工、审阅发稿等步骤,时效性差,介入危机也相对滞后。新媒体却不受时间、版面等因素的制约,可以在极短的时间内发布信息,实现危机信息的即时传播。互联网、4G等技术也使得大量数字化信息的传输和复制成为可能。加上新媒体的传播是一种"去中心化"的传播,信息处于一种自由散播的状态,所以在公共危机事件中,新媒体信息传播如核裂变一样迅速扩散,在很短的时间内形成大面积覆盖,扩大了危机的影响地域和范围,同时管理也更加困难。

2. 新媒体的传受界限日益模糊 在传统媒体时代,传播者和受众的界限分明,新媒体时代传播者和受众的身份随时都在发生着转换。新媒体打破了传统媒体的"你传我受"的线性传播模式,传受双方在危机信息传播过程中高度互动,不断变换角色。同时,数字技术打破了各种传播介质之间的界限,推动了角色转换的进程。

3. 新媒体传播的主体与渠道多元化 随着新媒体技术的发展,我们进入了一个多元化的社会舆论生态环境,同时进入了一个人人都可"发言"的社会。危机传播的舆论主体不再局限于传统媒体时代控制媒体资源的精英阶层手中,而是逐渐向"草根"阶层转移,且影响力越来越大。公共危机事件发生后,广大网民可以自发地通过博客、微博、微信等多种渠道发布相关信息,影响危机事件的发展过程。

4. 新媒体传播的开放性 从时间上来看,新媒体可以全天候地处于信息发布状态,对于突发事件或动态发展事件的报道,可以做到即时发布、全过程跟踪、不间断报道。而传统媒体从信息生产到信息发布需要经过一个严格的生产工序,还会受到出版周期、发布时段等因素的限制。

5. 新媒体传播内容碎片化 传统媒体时代,一条信息在发出之前需经过记者、编辑、主编的层层把关,具有高度的权威性和严谨性。如今,人人都可以成为信源,危机传播内容的广度与深度因人的身份、地位、所受教育程度、发布目的不同而呈现出极大的差异性。这在一定程度上导致了信息的碎片化。碎片化传播可以引起强烈的意识形态冲突。危机信息一经发生,可以引起大量的网民围观,你一言我一语发表各自的意见和看法。这也加速了大量的虚假信息和垃圾信息的病毒式传播,也为谣言和网络暴力的产生提供了温床。

6. 新媒体传播的复合性 以网络和手机为代表的新媒体集人际传播、大众传播等多种传播形态于一体,是一种复合型媒介。同时,网络媒体和手机媒体可以整合多种媒体信息,综合运用多种媒体手段,从而实现其传播功能的多重性。

当然,网络和手机还在继续发展的过程中,而且随着数字技术和移动互联网的不断发展,新的媒介形态还会呈现不同的传播特征。

新媒体给危机传播管理带来了新的挑战。其中网络群体极化和蝴蝶效应加剧便是典型的问题。群体极化是社会心理学领域中的一个概念。美国当代哲学家凯斯·桑斯坦指出"团体成员一开始即有某些偏向,在商议后,人们朝着偏向的方向继续移动,最后形成极端的观点。在网络和新的传播技术的领域里,志同道合的团体会彼此进行传播讨论,到最后他们的想法和原先一样,只是形式上变得更极端了。"随着互联网的深入发展,传播的边界消失了,网络舆论日益成为政府在新时期必须面对和处理好的问题。如不加以正面引导,容易导致网络群体极化和蝴蝶效应的加剧,扰乱社会秩序,危害社会安全。

新媒体时代,人们获取信息的渠道多了,速度快了,但同时危机传播给政府的危机公关带来的难度也大了,挑战也多了。综观而论,传统媒体与新媒体在危机信息传播方面各有千秋,但一个不争的事实是传统媒体与新媒体融合发展愈演愈烈,且新媒体发挥着越来越大的作用。目前,微博、微信等新媒体手段已经成为网络舆论最活跃的平台,如何运用这些平台开展舆论工作,有效掌握舆情特征和传播规律,对政府而言是一个全新的课题。作为危机管理的主体,政府应整合传播渠道,充分发挥传统媒体和新媒体的优势,规避其劣势,提高传播效果,减少危机带来的损失。

第四节 传播原则与策略

一、传播的原则

传播需要遵循其自身的发展规律,放到中国,还需要结合中国的具体实践,唯有如此,才能收到理想的传播效果。从 2013 年的"8·19"讲话到 2014 年的"8·18"讲话再到 2016 年的"2·19"讲话,习近平为中国的新闻传播(舆论)工作指明了方向。主要包括如下几个原则:

坚持党性和人民性的统一。习近平指出,党性和人民性从来都是一致的、统一的。坚持党性,核心就是坚持正确政治方向,站稳政治立场,坚定宣传党的理论和路线方针政策,坚定宣传中央重大工作部署,坚定宣传中央关于形势的重大分析判断,坚决同党中央保持高度一致,坚决维护中央权威。坚持人民性,就是要把实现好、维护好、发展好最广大人民根本利益作为出发点和落脚点,坚持以民为本、以人为本。要把党的理论和路线方针政策变成人民群众的自觉行动,及时把人民群众创造的经验和面临的实际情况反映出来,丰富人民精神世界,增强人民精神力量。从本质上说,坚持党性就是坚持人民性,坚持人民性就是坚持党性。

坚持舆论引导的"时、度、效"。习近平在党的新闻和宣传工作的多次讲话中,都谈到了新闻和宣传的"时、度、效"问题。他指出,"关键是要提高质量和水平,把握好时、度、效,增强吸引力和感染力,让群众爱听爱看、产生共鸣。""要大力培育和践行社会主义核心价值观,把握好网上舆论引导的时、度、效,使网络空间清朗起来。""时"对于新闻报道来说就是指时效。在互联网时代,信息传播要先声夺人,抢占舆论制高点。"度"是要把握传播的分寸。既要有大局意识,也要熟悉相关法律法规,同时还要了解受众的需求。"效"就是指有效传播。把握好时、度、效,需要提升新闻和宣传工作者思想政治素质、大局意识、判断能力、业务水平这四方面的水平。

坚持弘扬主旋律、传播正能量原则。习近平在"8·19"讲话中指出:"坚持团结稳定鼓劲、正面宣传为主,是宣传思想工作必须遵循的重要方针。我们正在进行具有许多新的历史特点的伟大斗争,面临的挑战和困难前所未有,必须坚持巩固壮大主流思想舆论,弘扬主旋律,传播正能量,激发全社会团结奋进的强大力量。"在新媒体时代,我们面临着前所未有的复杂局面,媒介形态多样化,互联网的开放性和信息海量化,受众选择渠道的多样化和异质性等一系列议题是舆论管理工作者所绕不开的。越是面临复杂的舆论环境,越是要做好正面宣传,传播正能量,增强吸引力和感染力。"在事关大是大非和政治原则问题上,必须增强主动性、掌握主动权、打好主动仗,帮助干部群众划清是非界限、澄清模糊认识。""新闻舆论工作各个方面、各个环节都要坚持正确舆论导向。"

遵循新兴媒体发展规律原则。习近平强调"做好网上舆论工作是一项长期任务,要创新改进网上宣传,运用网络传播规律,弘扬主旋律,激发正能量,大力培育和践行社会主义核心价值观。"在"8·18"讲话中,他指出"推动传统媒体和新兴媒体融合发展,要遵循新闻传播规律和新兴媒体发展规律,强化互联网思维,坚持传统媒体和新兴媒体优势互补、一体发展。"新兴媒体发展规律是一个全新的研究课题,而伴随着媒介技术的发展,未来还会不断出现新的传播媒介。舆论管理工作者要转变思维,提高与媒体打交道的能力,探究媒体的发展规律,尤其是网络传播的规律。

二、传播的策略

新媒体时代,以传统媒体的思维来看待新媒体势必会有偏废。因此,传播策略也要做出相应调整,应对危机传播方面的问题,尤其应该如此。

1. 建立现代传播体系 习近平在"8·18"讲话中指出,"着力打造一批形态多样、手段先进、具有竞争力的新型主流媒体,建成几家拥有强大实力和传播力、公信力、影响力的新型媒体集团,形成立体多样、融合发展的现代传播体系。"这为我国的新闻传播业提出了长远的发展目标。这一传播体系的主要特征是传统媒体与新媒体的融合。新兴媒体与传统媒体不是"取代"关系,而是在原有媒体基础上的叠加。要坚持优势互补,有效整合各种媒介资源,形成一体化的组织结构和传播体系。

2. 创新融合 传统媒体与新媒体的融合发展已是不争的事实,而且有愈演愈烈之势。习近平在"8·18"讲话中指出,要"坚持先进技术为支撑、内容建设为根本,推动传统媒体和新兴媒体在内容、渠道、平台、经营、管理等方面的深度融合。"同时,舆论宣传工作要重点抓好理念创新、手段创新、基层工作创新。现在的社会条件和媒介技术与以前已大不一样了，舆论宣传比以往任何时候都需要创新，才能破解新的媒体和新的舆情所带来的新问题。正所谓"明者因时而变，知者随事而制。"

3. 树立危机公关意识　"居安思危，思则有备，有备无患。"危机公关意识是政府有效开展公共关系和危机管理的思想基础。政府作为公共危机的管理者，必须要树立很强的危机公关意识，重视互联网等新媒体在危机事件中的作用。只有时刻保持居安思危的状态，才能正视工作中的不足，不断创新，在危机真正来临时能够做到"有理、有利、有节"，把危机带来的损失降到最低。

4. 建立透明的对话机制　建立高度透明的公共对话平台机制能对危机应对工作起到有效的促进作用。在危机来临时，要保持包括报纸、电视、政务、微博、微信和客户端等传播渠道的畅通，及时发布危机处理和进展情况。开设公众咨询电话，满足受危机影响群体及各类关注危机事件情况的人的咨询需求。这既保障了公众知晓权，又体现了充分的人文关怀，对政府的公信力和良好形象的树立也是大有裨益的。

5. 加强舆论引导工作　危机发生时，对舆论的引导具有举足轻重的作用。目前，政府需要综合运用传统媒体和网络等新媒体来传播信息，要择机举行新闻发布会，先入为主，抢占舆论制高点。发布权威信息，消除负面和小道消息，杜绝谣言的传播。在面对不同媒体的时候，可以采取"分而治之"的方式，让主流媒体、中央媒体、大媒体、本地媒体优先介入，让媒体为政府说话，引导公众舆论。

6. 加强相关立法工作　新媒体时代危机事件不断增多，破坏性也逐渐增大。我国应当加强立法工作，逐步完善相关法规。一方面要加强新媒体的立法工作，确保我国在新媒体监管方面有法可依，引导新媒体市场有序健康发展。另一方面要加强公共危机管理的法制化进程。目前，我国已颁布了《中华人民共和国突发事件应对法》和《中华人民共和国政府信息公开条例》等法律，对突发事件中的信息发布、满足公众知情权等做了详细规定。但随着新情况、新问题的不断出现，需要进一步完善危机应对法律法规体系，加强对政府危机公关实践的指导。

参考文献

1. 郭庆光.传播学教程.第2版.北京:中国人民大学出版社,2011.

2. 李彬.传播学引论.第3版.北京:高等教育出版社,2013.

3. 匡文波.新媒体理论与技术.北京:中国人民大学出版社,2014.

4. 彭兰.新媒体导论.北京:高等教育出版社,2016.

5. [美]凯斯·桑斯坦著,黄维明译.网络共和国:网络社会中的民主问题.上海:上海人民出版社,2003.

6. 胸怀大局把握大势着眼大事努力把宣传思想工作做得更好.人民日报,2013-8-21.

7. 习近平:把我国从网络大国建设成为网络强国.新华网,2014-2-27.

8. 陈力丹:《习近平的宣传观和新闻观》,新闻记者,2014.10.

9. 习近平总书记在党的新闻舆论工作座谈会上的重要讲话引起强烈反响.新华社,2016-2-20.

10. 王霞.浅析新时代组织传播的特点和功能.科教导刊(中旬刊).2012-09-15.

11. 李波.社会记忆下的少数民族传统文化传承载体探析——以黔东南苗族为例.贵州大学学报(社会科学版)》.2013-05-25.

12. 刘慧.创新话语体系——马克思主义大众化传播新维度.理论导刊.2014-12-10.

13. 连波涛.对广播如何使用网络语言的探讨.新西部(理论版).2012-02-29.

14. 周辉.网络新媒体视域下的高校校园文化建设研究.湖北经济学院学报(人文社会科学版).2014-11-15.

15. 彭健.手机媒体大众传播功能探析.华中科技大学硕士论文.2005-05-01.

16. 黄妍.手机媒体传播模式及市场营销分析.重庆大学硕士论文.2009-04-01.

17. 刘宁.新媒体对基层党组织建构的传播功能研究.山东师范大学硕士论文.2016-06-01.

18. 陈昱.党报文化新闻的社会功能.中国地市报人.2011-11-10.

19. 王超.新闻媒介社会协调功能初探.华章 2013-06-01.

20. 鲍锋.依法治网,推进网络空间法治化.今日海南.2014-11-15.

21. 葛堂华.网络传播与大众传播的关系辨析.佳木斯大学社会科学学报.2008-02-15.

22. 尚婕.从媒介技术的演变规律论社交媒体之"罪".西南大学硕士论文.2013-05-05.

23. 吕丹.手机媒体的个体化传播研究.哈尔滨师范大学硕士论文.2011-06-01.

第四章

开展危机传播管理

本章分 3 个层面围绕如何开展危机传播管理展开论述。第一个层面介绍了危机传播管理的概念及其在危机潜伏期、爆发期、持续期和恢复期中的意义和作用。第二个层面论述了危机传播管理中的利益相关者，包括危机传播中的政府、媒体和公众。第三个层面是阐述危机传播管理的原则（包括速度、公开、权威、责任和以人为本等原则）和策略（包括舆情管理策略、传播管理的信息策略、媒介策略和公众策略）。本章最后还介绍了危机传播技巧，对操作层面提供了很好的借鉴。

第一节　危机传播管理

一、危机传播管理的概念

在西方国家的教科书中，危机管理通常被称为危机传播管理，这是因为加强信息的披露与公众的传播，争取公众的谅解与支持是危机管理的基本对策。可见，危机管理的重点在于传播，从这个角度看，危机管理与危机传播管理在实质上具有一致性，危机传播管理也是对危机管理内涵的深化。

1986 年，美国知名危机管理专家史蒂文·芬克（Steven Fink）在其出版的《危机管理：对付突发事件的计划》一书，首次提出危机的生命周期理论。他认为，危机因子从出现到处理结束的过程中，有不同的生命特征，因此分为危机潜伏期、危机爆发期、危机持续期、危机恢复期四个阶段。危机传播管理的过程实际上就是对危机信息在不同传播阶段进行处理并采取应对措施的过程。

危机潜伏期亦称危机酝酿期，是危机的孕育时期。在这个阶段，事件还未发生，危机还未显现，但可能会有预兆和端倪，更多的时候是难以察觉的。在这个阶段，除了自然灾害，如果能够察觉并时间充足或条件许可的话，有些事件是可以预防或降低损失的，人为干预的空间较大，可侧重于危机的预防。因为在实践中，很多事件的爆发是一瞬间，但实际上危机的酝酿是一个长期的过程，其隐患可能是在很长时期内积累、孕育的，只要发现及时，及早干预，是可以避免的。以 2008 年贵州"瓮安事件"为例，看似一个普通的溺水身亡事件，却引发了群体暴力事件。这正是当地民众对众多社会问题积怨已久的一次爆发，也是社会治安长期恶化的结果，若能及时引起相关部门的重视，有可能避免。

危机爆发期是危机突然发生的短暂时间段。在这个阶段，危机在极短的时间内突然爆发,并大范围的波及,造成重大的人员伤亡和财产损失。这一阶段虽时间短暂,但是最主要的破坏都在此时间段发生,是冲击最严重、公众最难熬的时期,是整个危机过程中的关键时期,因此也成为危机传播极其重要的阶段。面临突然爆发的危机事件,事发地公众遭受了巨大的冲击,各种焦虑、恐惧、对抗情绪油然而生,心理适应上需立刻从常态转到非常态,这个阶段的危机传播管理重在提供大量的信息来源消除各种不确定性,重新建立安全感。

危机持续期是危机发生后持续时间较长的一个适应、管理期。在这一阶段,危机信息不断扩散,公众知晓率呈爆炸式增长。这个时期,危机处于发展期,根本原因可能还不明确,各种信息被反复传播。信息的内容纷繁复杂,有准确的、不准确的、目击的、猜测的等,信息的传播渠道多样,有现场的一手信息,也有从相关人员、组织或媒体那里获取的二手信息。如此多样的信息内容和多样的传播渠道极大地满足了公众的好奇心,人们逐渐接受危机已经发生的事实,各种极端情绪逐渐平复,从感性转向理性。更多的人开始思考危机发生的原因和应对解决方法。此阶段危机管理的主要任务是相关部门机构和人员投入危机处置,进行有效的处置和管理,弥补危机带来的损失和破坏。

危机恢复期是事件的解决恢复阶段。随着事态不断的发展,危机的影响逐渐减至最小,事件原因的调查、事情的处理都有了比较明确的结论,公众的生产、生活秩序趋于正常,心理状况逐渐平复。公众、媒介对事件的关注也逐渐减弱甚至消失。但是,不能放松对危机传播的管理,因为在很多的案例中,有些衍生灾害可能会在这个看似已经平静的阶段出现。同时,在这个阶段还需要对事件发生原因、事件处置等方面有进一步的总结、反思和评估,这样才算是一个比较圆满的恢复。

从传播学角度看,危机传播的过程实际上是混乱符号和不确定意义的扩散过程,是信息传播主体与客体失序互动的过程,是信息系统运转故障乃至失灵的过程。因此,危机传播管理的关键在于,相关主体在危机传播的过程中以控制信息流、引导影响流、消减噪声流为主线,最大可能地减少危机在传播过程中存在的潜在风险,对相关对象及时预警,并确定危机传播的战略与战术,应对危机传播过程中的各类风险。

二、舆论在危机传播管理中的意义与作用

处于社会转型期的中国,突发事件时有出现。而以网络为代表的各种新媒体极大地加快了危机事件的传播。互联网所具备的多媒体融合、开放度高、信息量大、互动性强、传播成本低等特点,彻底改变了传统媒体的格局,也对新媒体时代的危机传播管理提出了新的挑战。危机传播自然成为危机管理中最重要的一个环节。传统的危机管理侧重于对事件本身的处理、危机现场的控制、对不利信息传播的压制等"灭火式"管理,解决危机事件与解决舆论问题是相对独立的。这种做法现在已经不适用了。在新媒体时代,做好危机传播管理的重点应是放在如何发挥好舆论在危机传播中的作用和意义上。

(一)危机潜伏期

在危机潜伏期,社会系统或组织积累的矛盾还没有爆发,尚处于量变阶段。这个阶段因为没有明显的标志性事件发生,危机往往不容易被察觉。舆论在此阶段可以起到很好的监测和预警作用。如果没有危机事件的发生,舆论的预警作用并不能凸显出来,但一旦有危机事件的出现,这种预警作用就会被放大。另外,舆论预警可以给政府和公众以警醒,防患于未然,提高应对危机的心理素质和执行能力。

（二）危机爆发期

危机事件发生后，舆论可以引导人们的意志，进而影响他们的行为，使他们能够按照危机管理者制定的路线从事相关的社会活动的传播。稳定民心是危机爆发后非常重要的一项工作。危机事件发生后，公众急需了解与危机事件相关的信息，如果缺乏权威的声音，可能会造成流言的扩散，甚至还会造成大规模的社会恐慌。危机爆发后，如果政府能够及时进行舆论引导，第一时间让民众了解事件的进展情况，就可以稳定民心，避免谣传误传引起的恐慌，为危机救援营造良好的舆论环境。

（三）危机持续期

在危机持续期，舆论能够在满足公众信息需求的基础上稳定公众情绪，凝聚社会力量，引导公众保持社会正常运转、共同战胜危机。舆论在这个阶段可以起到很好的缓释的效果。由于危机还在持续，公众尤其是受影响的公众的心理是复杂多变的，积极的舆论引导可以帮助他们缓解心理和情感上的创伤，使他们尽快从灾难的恐惧中解脱出来，对整个社会而言也能起到"稳定器"的作用。

（四）危机恢复期

危机的最后一个阶段是危机的恢复。在此阶段，危机已经基本得到化解，社会生活趋于正常。舆论在此阶段能够发挥促进社会进步的"推动器"作用。一方面可以启发人们思考，引导人们理性分析、总结和反思，强化人们的危机防御意识，提高应对危机事件的心理承受能力。另一方面有助于推动危机管理部门的危机防范和危机救援工作，并对日常的管理工作进行检视。这有利于社会制度的完善和创新，促进社会向更好的方向发展。

第二节　危机传播管理中的利益相关者

一、危机传播中的政府

政府作为社会的主导者，在危机传播管理中发挥着主体作用，其重要性不言而喻。政府在危机管理的过程中并不是通过单一的行为方式来发挥作用的，而是同时扮演着多种角色。具体来说，政府在危机传播管理中同时扮演着危机环境的监测者和改善者、危机决策的制定者和实施者、危机信息的服务者，以及社会力量的发动者四重角色。在危机的 4 个阶段，政府起着不同的作用。在危机潜伏期，政府主要是起着观察者和协调者的作用。在这个阶段，政府要及时获取危机爆发前的预警信息，并迅速传达给相关部门，以便做好防范工作。同时也要积极协调政府内部和外部的关系，做到各尽其职，把危机扼杀在萌芽状态，或是减少危机带来的损失。在危机爆发期，政府起着信息的发布者和决策者的作用。危机爆发后，政府需要及时对外公开危机信息，比如通过新闻发言人向外发布权威信息。同时要对危机形势和信息进行研判，做出相对应的传播决策。在危机持续期，政府起着动员者和引导者的作用。危机还在持续时，政府需要动员社会力量参与到危机传播管理中来。还需要做好与媒体、公众及其他机构的信息传播工作。更重要的是要做好舆论引导工作。舆论引导有助于危机事件的解决，有助于实现社会稳定，也有助于预防次生危机的发生。在危机恢复期，政府起着反思者和评估者的作用。在危机恢复阶段，社会生活归于正常，政府的工作重心应是反思危机传播管理工作的不足，对自身的各项工作和传播效果进行评估，总结经验教训。

二、危机传播中的公众

危机传播管理中的公众又可以分为政府组织内部公众、社会公众和外国公众。

1. 内部公众　内部公众是指政府组织内部机构及其成员。他们既是危机传播的主体，又是危机传播的管理对象。因为有了这个双重身份，加强对此类公众的管理显得尤为重要。首先要培养政府机构内部成员的危机公关意识。只有认识到危机传播的重要性，并自觉在工作中得以实践，政府工作人员才可以树立良好的形象。其次，要在组织内部形成危机公关文化。在组织内部达成一种文化共识，帮助改善政府的精神面貌和形象。另外，要为政府组织内部公众提供资金支持和制度保障，包括有计划地开展危机传播方面的培训，建立适当的激励制度和考核体系。可遵循"领导示范、全员参与"的方针，在组织内部形成良好的互动，为危机传播管理提供强有力的组织保障。

2. 社会公众　这里的社会大众是除政府机构人员和受到危机影响的群体之外的人民大众。此类公众具有人数多、分布广、流动性大、易受舆论影响、不具有严格的组织性等特点。危机发生后，他们会恐慌、焦虑、好奇，会主动去关注"到底发生了什么？""危机离我有多远？""危机的救援进展怎么样"等问题。在新媒体时代，部分社会公众还会根据自己的认知和利益诉求对危机事件展开议论和评价，甚至会形成意见领袖，引导舆论的发展。政府需要了解社会公众的基本需求和心理、行动表现，及时就危机事件发展情况与他们传播、交流，积极引导公众舆论。有时还可以让渡一定的利益，以防止谣言、群体事件等次生危机的发生。

3. 外国公众　此部分公众虽不如上面两类那么重要，但是随着我国经济社会的快速发展、国际地位的不断提高以及与世界各国的交流越来越频繁，外国公众也成为了不可忽视的群体。外国公众具有多语言、多地域、多样文化背景、多种宗教信仰等特点，因此，在对此类公众进行管理的时候应采取不同的方式。首先，要分清敌友。不排除有一些"心怀不轨"的外国公众，当中国发生危机时，一些西方媒体会"迅速行动"，散播不符合事实的消息，甚至会抓住中国的负面信息不放，故意夸大一些负面问题，抹黑中国的形象。其次，要及时通过媒体发布英文报道。尤其是发生重大危机事件时，一定要抢在国外媒体和公众报道的前面，分别用中英文发布权威信息，积极引导舆论，维护国家主权。另外，要以遵循礼仪、平等交往等方式坦诚与外国公众交流。

三、危机传播中的媒体

可以说，加强与媒体的关系是危机传播管理的基础，加强对媒体的引导与管理是危机传播管理取得成功的必要条件。这里的媒体包括传统媒体和新媒体。尤其在今天，新媒体具有巨大的传播力和影响力。而且媒体的功能呈现多元化的特征，现代媒体具有危机报道、危机预警、危机干预、舆论引导、监督政府、贴近民众、提高凝聚力、警醒和反思等功能。危机来临时，政府要采取一系列措施来发展跟媒体的关系，包括：第一，要以开放、包容的心态去跟媒体接触。第二，要及时传播、坦诚交流。避免躲、压、辩等消极应对方式。第三，要主动了解认识媒体，包括其特征、运作方式、受众群体等。也要主动提供机会和平台，让媒体最大化地了解政府。这样可以避免媒体对政府的误读，还可以让媒体为政府"代言"。第四，建立完善的新闻发布制度与传播渠道。要尽量使政府在危机管理中的行为公开化、透明化，保证媒体和公众及时获取权威信息。第五，加强危机事件中的议题管理。在危机出现时，政府组织要有意识地对媒介的议程进行引导和把控。

第三节　危机传播管理的原则与策略

进入高风险社会和新媒体时代,危机事件不断增多。加强对公共危机事件的研究,掌握有效的传播原则和策略,促进政府建立和完善公共危机应对机制,对转型时期的中国发展和构建和谐社会都具有重要的现实意义。

一、危机传播管理的原则

(一) 速度原则

危机的显著特征是紧迫性和破坏性。当危机来临时,政府要在第一时间将关于危机事件所掌握的情况发布给公众。快速公布相关信息就是要抢占舆论制高点,防止谣言的发生。当危机发生时,公众迫切希望了解到事件的具体情况。如果错失发布先机,危机就会进入爆发期,政府势必会处于被动地位,再想引导舆论,可能会付出昂贵的代价。有研究表明,突发事件舆情处理要遵循"黄金4小时"原则。2016年7月30日,国务院发文要求对涉及特别重大、重大突发事件的政务舆情,最迟应在24小时内举行新闻发布会,对其他政务舆情应在48小时内予以回应。在新媒体时代,这点尤其重要,而且要尽量赶在事件上网之前妥善处理。

(二) 公开原则

信息公开原则就是指政府将所掌握的与危机事件有关的信息依法公开,而不要隐瞒和漏报信息。同时要回应质疑,主动引导舆论发展。在突发事件中,政府信息公开具有举足轻重的作用,因为这是最权威的消息,也是保障公众知情权的关键手段。如果政府不想将掌握的部分信息告知公众或者避重就轻地发布,一旦公众从其他渠道获得一些模棱两可的信息,就会出现以讹传讹的病毒式传播的情况,到那时再站出来澄清就为时已晚了。

(三) 权威原则

政府相关部门是危机公关的主导者,而危机公关活动的核心在于传播。危机发生后,通过媒体发布权威消息,告知并安抚民众是重要的公关手段。在传播媒介高度发达的今天,公众获得消息的渠道日趋多元化。但缺乏把关人的新媒体传播媒介会导致信息的失真,公众还需仰赖政府发布真实准确的信息。当然真实并不意味着什么话都说,也不意味着在时机不成熟时发布信息。要注意的是发布信息要做到统一声音,前后一致。避免各部门自说自话,互相矛盾,混乱无序的情况出现。

(四) 责任原则

作为公共服务的提供者和公共政策的制定者,政府对危机造成的人员伤亡、物质损毁和社会心理恐慌负有不可推卸的责任。危机发生后,公众和媒体有一个心理预期,即怎样处理才能获得满意的效果。因此绝对不能选择对抗、推卸责任的方式来处理危机。要建立"一把手"负责制,主要领导勇于承担责任并及时改正错误,采取有效措施把损失降到最低,在尽可能短的时间里取得公众的信任和谅解。如果危机发生后心存侥幸,不严查事实真相,不追究当事人的责任,不控制事态发展,面对公众和媒体的质问只会说"不知道""无可奉告"之类的话,就会导致危机的继续扩大,损害政府组织的形象,造成更大的损失。

(五) 以人为本原则

处在危机中的受众,心理一般比较脆弱。在危机救援中,要坚持人民利益高于一切,危机传播要充分体现以人为本,表达同情和人文关怀。遇到有人员伤亡的情况,要把抢救生命作为首要任务,充分尊重每一个生命。在危机事件报道中,要尊重受害者,尊重他们的隐私,尤其要注意避免发布一些有伤害性的文字和有血腥场景的图片,以免对受害者家属造成二次伤害。因此,在危机传播中,既要"说得好",更要"做得好"。

二、危机传播管理的策略

(一)舆情管理策略

在新媒体时代,面对纷繁复杂的舆情,做好危机传播管理工作,需要采取恰当的策略和方法,其中主要的策略是做好危机传播各个阶段的舆情管理工作,具体到操作层面,如以下所示:

1. 舆情监测阶段 在这个阶段,危机尚没有发生。政府需要敏锐地捕捉危机事件的信息,并能预测评估危机风险,迅速采取相应举措。要加强舆论监督力度,及时发现并排除负面舆情。要建立灵活有效的信息传播和协调机制。要对潜在的危机和舆情事件要素进行实时监测和预判。要强化危机意识和危机传播教育,积极引导社会舆论。

2. 舆情发布阶段 在这个阶段,危机已经发生了。政府需要迅速决策,及时发布权威信息。要及时召开新闻发布会,让海内外媒体获取危机事件信息,并告知政府的决策及所采取的行动。要善用媒体,积极主动与新媒体打交道,引导舆论理性发展。要谨防瞒报、迟报、漏报、错报,尽快抢占舆论制高点。

3. 舆情引导阶段 在这个阶段,危机还在持续。政府需要做好舆情的引导工作。要站在公众立场上说话,维护公众的利益。要密切跟踪危机事态发展,保持信息渠道畅通。要加强舆情收集,防范谣言和次生舆情事件的发生。要勇于承认错误,敢于承担责任。要充分利用传统媒体和新媒体两个渠道,继续发布权威信息。

4. 舆情回应阶段 在这个阶段,危机已经结束。政府需要及时通告惩处措施和恢复重建的进展情况,赢得公众的信任。要及时反思,总结危机传播的经验教训。要积极发布正面的消息,维护政府的形象。要做好危机效果评估,完善危机预警系统。要加强舆论监督和法制建设,促进社会健康有序发展。

(二)信息传播策略

制定任何形式的传播策略都无法忽视一些基本的信息传播问题,其中包括使用何种符号,如何组织这些符号;不同类型的信息传播活动,应该遵循什么样的步骤展开;还有传播中能够使用何种信息调查工具和媒介工具来获得和传播有用的信息。对于传播工作来讲,这些与信息有关的问题对于最后的传播效果同样起到重要作用。在这一部分中,我们将从信息传受的角度,概述传播中语言的特点、传播的合理步骤,以及传播的信息工具,从这3个方面展开来探讨传播的信息策略。

1. 传播中的语言 专家们和公众对于"风险"的界定常常会很不相同。在专家对风险的技术性界定中,"可能性""大概""大约"成为常常出现的词汇。在这里,这些词汇能够表示的是一些量化的分析,比如百万分之一、万分之一等。然而对于公众来说,他们更倾向于将风险看成是一系列具体而主观的问题,比如谁在制造风险,谁在负责处理,谁受到了伤害,他们能做什么、不能做什么。而且,对于公众来说,"风险"并不是纯粹客观的科学问题,它具有很强的社会意义,比如"公正""信用"等。

专业人士可能是一些工程师、科学家、医学健康专家或者做量化计算的风险评估师。他们拥有专业的背景知识和一些晦涩的专用术语。而公众之间的身份和关系则是邻居、社区成员、同事、同学等,他们是一群居住位置相近,社会角色庞杂而且同时自认为与某个风险问题有利害关系的复杂群体。这种身份和团体构成的差别也成为传播的背景。因此,专业人士和公众这两个群体常常使对方感到困惑,而他们在传播中所使用的语言常常成为这一传播过程中的主要障碍。专业人士通常希望公众能够了解科学分析结论中的一些细节和对风险进行评估的一系列量化结论。他们希望通过努力让公众了解风险的存在和零风险的不可能性,他们想让公众认识到新的变化会不断出现,风险的发生是一个可以进行评估和测量的动态过程,而不是对或者不对,有还是没有,应该不应该做,如何做这些绝对化的问题。所以,通常情况下,专业人士会被他们研究得来的一大堆统计资料和数据材料包围,而忘记人们对风险的感知情况如何。

然而,对于公众来说,虽然他们也能意识到风险信息的重要,以及风险对他们中的每个人意味着什么,但是,他们并不希望获得关于风险的分析和评估信息,只想得到"是"或者"不是"这样的答案。比如,喝自来水龙头里流出的水是不是安全? 他们认为他们有权利选择自己的生活方式——冒一些自愿的风险——而不向任何人解释他们的选择。而当那些不可控、非自愿的风险降临时,他们不能忍受被忽视的状况,而且也不会轻易相信临时组成的调查人员。通常情况下,公众对风险的感知与专业人士对风险的评估数据同样重要。

作为进行风险应对和传播的机构(通常是政府),一方面要对风险信息的具体情况有尽可能准确的了解,这就涉及怎样与专业人士交流,获得有用的统计资料;另一方面,更重要的是学会如何与公众打交道。这就涉及怎样将专业人士对风险状况的判断以易于接受的方式向公众转述的问题。通常情况下,传播者应该从公众的角度解释专业人士提供的资料,甚至帮助公众进行提前判断。应该防止用专业方式直接转述风险调研的结论,或者回避公众提出的主观而绝对化的问题。

2. 传播信息的步骤 前面已经指出一些学者将传播看作是一个搜集信息、组织信息、再现和精炼信息的过程。这种观点特别强调过程的重要性,因为正是在风险传播的过程中,很多机构和公众的行为出了问题。因此,在探讨传播的信息策略时,很重要的一个部分就是分析一般意义上传播中的若干工作应该遵循什么顺序,按照什么样的步骤组织起来。

凯思琳·巴莫伊(Cathleen Barmoy)和卡洛亚·曼戈尼(Carloa Mangone)认为,一个有效的传播应该包括6个步骤:

第一步,评估阶段。确定传播中那些利益相关的参与者。搞清楚首要的受众群体最关心的问题。可以绘制一张图标,将政府在内的所有牵涉到风险中的利益群体以及他们之间的关系搞清楚。其中可能包括风险应对的政府机关、地方官员、受影响的公众、媒体等等。一个复杂的风险事件通常会牵涉到众多部门、群体和个体的利益。如果在传播进行中因为主观失误忽视任何一方的利益和要求将使整个传播工作处于被动。确定了利益相关者之后,我们可以采用访谈或者问卷调查的方式了解他们对于风险的认知情况和主要关心的问题。通过处理调查得来的资料,我们将得到涉及很多个体关心的问题的工作表,这将使后面的传播工作充分照顾到各个方面的利益,也符合我们常常会听到的"倾听角落里的声音"的原则。

第二步,准备和练习阶段。包括重新确认和复查在传播中需要坚持的重要原则,对传播中各种活动的技术性环节进行操练,以及很重要的,选择合适的传播渠道。关于传播的原则前面已经有比较详细的阐释。对于传播中各种技巧的练习,可以通过一些传播学院里的基础课程得来,我们会在后面的内容中加以介绍。而选择传播渠道的原则是将各种可用资源都考虑进来,并且寻求其优势最大化。巡回演讲、投递信件、电视、报纸、广播、互联网都可以合理运用。最好不要仅仅依赖一种或几种媒介。

第三步,组织好应对风险的核心团队。经常组织会议,听取组织成员的意见,特别是那些对实际情况了解较多的一线成员。了解他们关心的问题。同时通过有组织的会议向组织成员确定风险应对的各项议题、解决策略和原则问题。内部有效的传播是行动步调一致,有效进行外部传播的前提。而在实践中传播的组织者或者采用封闭信息、个人决定的模式领导团队,使得传播效率降低,或者因为缺少内部传播使得统一行动无法完成,甚至出现内部意见不一致导致公众信任度降低的情况。

第四步,计划和协调阶段。包括与应对风险的其他团体的接触、协调,与利益相关的公众接触、了解情况。制定一个传播的计划和时间表。在这个阶段需要邀请风险事件中主要团体的领袖和重要人物参与到传播过程中,作为舆论领袖,这些人将在后面更广泛的传播活动中发挥重要作用。这一阶段内还需要进一步搜寻重要的风险信息和公众认知的信息,争取在后边的工作中得到更多的信任。

第五步,执行阶段。执行计划是一个充满细节而又十分重要的阶段。这一阶段要做的工作包括继续拓展信息,并且不断对这些信息进行测试;设计一些传播的工具;为各种对话和传播的活动做最后的安排;执行计划并确保其圆满完成。计划的执行者需要估计公众需要知道的最重要的信息,并将这些信息翻译成可以被公众理解的语言进行传播。

第六步,后续传播与评估阶段。作为一种科学的观点,风险是无时无刻不存在的,零风险只是一种理想状况。所以与风险相伴的传播工作也不可能一步到位地完成。风险应对者应该保持开放,听取各种团体和个人的意见,了解他们的情况,回答他们的问题。最后,对整个传播的工作进行评估和总结,可以让人们积累更多经验并且改变工作中的不合理之处。

还有学者从更加具体的实务角度总结出传播的 7 个必要环节:

第一,确定在一个给定的时期内传播的目标(比如,在 10 年内降低癌症的风险)。目标应该是你希望完成的任何工作的清晰、简洁和以行动为导向的陈述。

第二,确认传播的目标受众(比如,普通意义上的公众、地方决策者或是特殊利益团体等)。

第三,制作一系列文档,内容包括受众的现状、利益和关心的问题,以便选择与受众接触的最有效方式。

第四,总结和确认你需要与受众传播的信息中最重要的几点问题。受众可能会忽略一些信息的细节,但是你需要让他们记住用简洁语句表达出来的重点。面对不同受众,你需要传达不同的信息。

第五,根据前面准备好的受众文档,选择传递信息的恰当媒介(互联网、小册子、公告板、广播电视广告等)。媒介的选择对于使信息到达目标群体来说至关重要。

第六,考虑每一种媒介被如何分配和使用,并决定由谁来负责与媒介打交道来完成这种信息配置。

第七,设计一个效果复查机制,以便得到一个反馈,确认你的信息是否准确地传达给目标受众。

(三) 传播管理的媒介策略

而在传播的实务操作中还涉及一些与媒介和媒介从业者相关的技术细节,里杰斯特(Regester)等人将其总结为如下几点:

1. 准备好那些抓住主动权所需的背景信息　事件发生最初的 24 小时是最关键的。"信息真空"会因为事故相关事实的缺乏而出现。然而,我们可以通过向媒体提供有关受到影响的人员、单位的背景来弥补这一空洞。这么做有两个好处:首先,我们赢得了宝贵的时间来收集和验证信息,然后再向媒体发布;其次,它非常清楚地向媒体显示了组织合作与传播的态度。

2. **建立新闻中心** 在传播的机构本部召开新闻发布会是不可取的。传播工作需要在每一个可能存在风险的地方进行,而且,在可能的情况下,要和当地的饭店或会议礼堂达成协议,在紧急情况出现的时候能够迅速在那里成立媒体中心。需要向媒体通报新闻发布会的次数,而且要言出必行。在新闻发布会上,媒体当然会彼此传播信息,但传播机构至少每天要有一到两次机会发布自己的信息和判断,并且更正记者手中信息的不当之处。一般而言,新闻发布会的时间安排在上午十点半到下午三点半之间是比较合理的,因为这刚好满足了媒体截稿的需要。

3. **组织好新闻发布会** 新闻发布会会场需要以下设备:

(1)外线电话和手持通话装置;

(2)最少两部传真机;

(3)两个入口,一个给发布人员,一个给媒体;

(4)有关事故现场的大幅图像或其他可视材料以帮助解释事故状况;

(5)背景信息资料包;

(6)饮料(不含酒精);

(7)卫生间;

(8)恰当的安全措施,确保对人员的控制——不管是现场还是在其他地方——特别是要保证他们的人身安全。

此外还有一些成功管理新闻发布会的建议:

(1)对参与新闻发布会的管理层人员进行限制,只允许那些能够清楚地解释事故不同方面内容的人参加;绝对不要陷入"主席台上人多力量大"的陷阱,因为这只能给媒体提供更多的攻击目标。

(2)如果高级管理人员需要返回工作岗位处理手头事务的话,那么就要给新闻发布会设定一个时间长度限制,但不要短于30分钟。在既定的时间内结束会议。

(3)考虑在新闻发布会结束的时候发布新闻稿。出于战略考虑,应该把新闻稿放在媒体人员出口处,以鼓励他们使用这个出口;保证管理人员从另一个出口退场。

4. **应对电视采访** 应对电视采访的基本要素是:

(1)准备3个要点:首先讨论人的问题,然后是环境和财产,最后是经济影响;

(2)如果可能的话,提前对采访进行排练;

(3)绝不要推测事故原因,而是说:"一旦全面调查工作结束,事故原因自当水落石出";

(4)预测可能最尖锐的问题,并准备好恰当的答案;

(5)对第三方机构的工作提出表扬,比方说警方、消防队等;

(6)绝不要指责第三方要对事故负责;

(7)和采访者作眼神交流,不要对着摄像机讲话;

(8)不管对方提出什么样的问题,都要保证把以上提到的3个要点传达出去;

(9)立即对假话、影射和误导性言论提出质疑,需要的话可以打断对方。

5. **应对媒体电话** 媒体打入的电话在数量上要远远超过它们能够派往事故现场的记者数量。所以,电话是最主要的传播方式。建议传播机构指定专门的媒体电话应答办公室,配有足够的电话机和专门的电话号码,以免单位的总机被堵塞,保证一般业务的正常进行。

当最新信息到来的时候,媒体应对团队的负责人要示意团队全体成员暂时停止接听电话。团队成员只有在确信自己完全明白了这个信息的含义,并且准备好了合适的措辞之后,才能把它继续传达出去。

6. 新闻稿　新闻稿是危机中关键的传播工具。它提供了对事故情况的官方解释,同时还可以援引高级管理人员的说法来表达对这一事件的感受。在危机的全过程中,新闻稿都要保持高速出笼,而且内容要丰富、翔实。

一个很好的做法是在每一份新闻稿上端都标出序号、日期和时间,这可以让记者更方便地理清事件的发展脉络。它还可以帮助质询电话应对员确认记者最后看到的新闻稿是哪一份,从而迅速判断对方目前所掌握的信息水平。

新闻稿一般都是按照以下顺序交代信息的:

(1)事故性质;

(2)事故地点;

(3)死亡人数(数字而非名字);

(4)受伤人数(数字而非名字);

(5)受影响地区的情况;

(6)对环境的影响;

(7)针对保护消费者利益而采取的行动;

(8)政府高层对事故表示遗憾,对参与救助的各方表示感谢;

(9)对事故原因的后续调查工作;

(10)事故发生之前该地点的安全记录(如果良好的话)。

(四)传播管理的公众策略

虽然学者们不断强调传播过程中参与各方的平等地位,但是在实际操作过程中,由于信息不对称的广泛存在,往往使得政府机构和其他负责处理危机的组织在传播中处于主导地位。因此,如何有效进行传播的问题往往成为政府等权威组织如何了解公众对风险和危机的认知和态度,进而制定传播的公众策略,采用有效公关手段进行信息传播的问题。一种被广泛批评的传播方式是所谓的DAD模式(decide,announce,defend),即整个传播过程由决定、宣布、辩护三个部分组成。

1. 从心理方面需要考虑的原则　从实际的角度讲,传播的一个重要目的在于通过信息的传播使人们对于风险危机的认识更充分,从而最大限度地消除恐慌、保持稳定,使复杂的状况得到控制。因此,这些通过心理学研究方法得来的结论可以使我们建立一些关于传播管理的公众策略的基本原则:

首先,在传播中,应该尽量增强公众的主动认知。具体来说,就是要让公众觉得自己是应对风险和危机事件的主体,而不是被动接受信息的大众;要动员公众相信解决危机不仅仅可以靠政府单方面完成,通过社会协作可以更加高效地化解风险。

其次,尽量增加信息透明度的同时过滤耸人听闻的信息。上述认知行为研究的结论告诉我们,风险事件的应对者通常面临一个两难的问题:如果采用DAD模式使风险信息过度封闭,可能会导致传播各方的信任度降低和公众恐慌的增加,而如果不加过滤地传播各种与风险相关的信息也可能会因为一些容易引发恐惧和焦虑行为的信息使得事件失去控制。有效应对的方式,首先应该对风险性质进行准确评估,对各种信息分类处理。对于事关重大的任何事件都要及时通报,而对于无关紧要并且耸人听闻的信息进行有效的限制。

再次,在进行传播工作时,应尽量让级别更高、更权威的专业机构出面。用诚恳和公开的态度发言。以此增加公众对传播信息的信任和抵御风险的信心。

最后,传播的重点应该放在危机对公众中每个个体利益的影响、危机产生的具体原因、目前的状况和处理工作的进展这4个方面。同时使用非专业的通俗语言,用浅显的方式与公众传播。

以上几点是根据心理学研究中有关风险认知因素的研究得出的关于传播的几个基本原则。

2. 从技术方面需要考虑的原则　还有很多学者曾经从技术层面总结过传播时面对公众应该坚持的原则。例如长期从事传播工作和相关研究的文森特·科韦洛(Vincent T. Covello)和迈克尔·格林(Michael W Grimm)认为如果忽视以下一些问题,将会给传播工作带来灾难:

(1)将公众接纳为应对风险的正当的、合法的伙伴:公众中的成员有权力参与到影响他们安全和生活的决策中去。生活在今天的公众可以非常容易地得到各种信息,而且希望参与到应对风险的工作中。吸纳公众参与决策可以以一种同心协力的方式解决危机。

(2)仔细筹划传播策略和可能收到的成效:针对两种不同的传播对象采取不同的策略。你所面对的公众有可能是有着复杂生活背景和文化习惯的群体,也有可能是一个个性趋同、结构单一的市民群体。在传递信息之前要针对不同群体分别制定不同的传播策略。

(3)倾听特殊角落里的声音:如果你能够体现出主动听取公众中某些特殊群体的意见,你将会使自己在公众中的信任度得到提升。同时也能够得到有关自己所面对的问题的更多信息,进而得到更切合实际的解决方案。

(4)诚实、直率、公开:如果你希望人们相信你所提供的信息,那么让人们觉得你值得信任和可靠是至关重要的条件。如果你有他们需要的信息,那么告诉他们;如果你没有,就说没有。不要提供依靠猜测得出的结论;不要过分强调或低估问题的严重性。如果犯了错误应该尽早承认。如果你一旦失去了公众对你的信任和依赖,就再也找不回来了。

(5)与其他可信赖的信息源协调合作:让公众知道你们正与其他一些权威的专家和机构合作完成风险处理的工作,让公众体会到有一个团结合作的团队在应对危机,这一点非常重要。如果出现一群专家不断在各种会议上与你公开争论不休的情况,那么再也没有比这更糟糕的事情了。

(6)满足媒体的需要:由于媒体具有将你发布的信息传递给公众的功能,所以他们将成为你应对危机最重要的盟友。让媒体确切地知晓可以从谁那里得到准确的信息,并且帮助他们在截稿之前完成消息采集或者协助他们完成直播报道。在与他们打交道时,要记住他们总是在寻找一些持续发展的故事来吸引受众的注意。

(7)清楚而富有同情地表达:严肃的科技语言只属于学术杂志,寻找那些既能准确表达你的信息,又能让公众明白的词句。对公众的观点做出反应的同时,还要对他们的感情做出反应。总是告诉他们你能做什么,而不要告诉他们你不能或者不愿意做什么。

总之,在处理复杂的传播工作时,我们有必要从接受心理和信息赖以传播的制度保障等方面来认识传播中应该遵循的基本原则。危机到来时,困难而紧张的传播工作往往使人们忘记一些最基本的道理,因而总是显得手足无措或是公关失败,降低与公众之间的信任。因此,在做任何类似的传播工作之前,有必要从以上几个方面着手准备。

3. 需要考虑的其他内容　除此之外,在面对公众进行传播时还有很多细节问题需要注意,下面列举一些要点,仅供参考:

（1）不要过分做保证；

（2）对公众保证的信息要放在从句中，并加以限定词修饰；

（3）记住发布警告时可能会有误；

（4）要承认有一定的不确定性；

（5）坦白地指出困境；

（6）承认意见有差异；

（7）表示愿意去做"聪明"的推测；

（8）对可能造成的恐慌不要过分"诊断"或"计划"；

（9）不要指望"零恐慌"；

（10）不要嘲笑公众的情绪；

（11）认为人们的恐惧情绪是正当的；

（12）容忍事件早期公众的反应过度行为；

（13）表现出你自己人性的一面；

（14）告诉人们可能期待的结果；

（15）告诉人们该做些什么；

（16）让人们根据理性选择该做什么；

（17）向更多的人咨询；

（18）承认错误、不足和过失行为；

（19）对出现的错误、不足和过失行为及时道歉；

（20）清楚地说明你的解释与听众的基本常识有何不同；

（21）清楚地说明官方意见、预测或政策改变的缘由；

（22）不要说谎或遮遮掩掩：信任一旦失去，就很难再恢复；

（23）力图完全的公正和透明；

（24）对风险的比较要非常谨慎。

三、危机传播技巧

成熟的传播技巧显然有助于提升传播的质量。在大量传播实践中，人们积累了一些有益的传播技巧或经验，下面择要介绍几个方面。

（一）学会倾听

1. 倾听和说话一样重要　人人都希望被了解、人人也都需要忠实的听众自己说说心里话。如果一方总是口若悬河，而另一方总是沉默不语，两个人怎么能够正常而有效地交流呢？交流的一半就是听，善于倾听跟能说会道一样重要。

在传播中，由于涉及的话题较为特殊，能言善辩不一定能使传播顺畅有效。如果传播者伶牙俐齿、巧舌如簧，对方自然会感到相形见绌，其心理就会发生倾斜，往往导致被传播对象认为：这样的人太能讲，他讲的话中很有可能有水分。

在许多场合或情境中的传播，多听少说，做一位好听众，表现出愿意接纳对方的意见和想法的模样。这样你就会发现对方也比较愿意接纳你，并且提供你所需的信息，甚至把他的真实想法告诉你。

2. 倾听有利于知己知彼　在传播中，听对方说话，听到的当然不会都是真情实感，其中也有片面或错误的信息。只要是细心地去听，就会比较容易地走进对方的心理世界。尽管很少有人会将自己的内心世界完全暴露给别人,但也没有人能够不让自己的愿望和心理活动从言谈举止中流露出来。

传播的对象常常是受某一事件影响的普通人,如果是负面的或给其带来损失或健康威胁时,他希望别人能听听他的倾诉。发牢骚是其缓解心理压力的最佳办法之一,因此,与之进行传播时就应该先做一个合格的听众。倾听他的情感倾诉是给予情感支持的一种方式,并且这种方式能造就与他之间良好的传播心态。

3. 不正确的倾听　充耳不闻,心不在焉。别人讲别人的,自己想自己的,听人的话如同耳旁风。这种态度很容易让人看出来,以至于给人一种不尊重人的感觉,等于是不愿意与人交流。

虚以应付,敷衍了事。对别人的话,总是"嗯""嗯对对""好好"地应答,其实只是表面上应付,根本没用心听,这种情况会造成交流障碍。

内容不同,态度不同。遇到喜欢的话题或与自己观点符合的就认真对待,听到不同意或不感兴趣的内容就虚以应付。这种情况极容易让对方产生误解,很难和别人交流。

虚假专注,心不在焉。看起来是每句话都认真听了,但并未用心。这是一种被动而呆板的倾听,仍然不利于有效地交流,只是态度不错。

4. 倾听的技巧

(1)全身心投入地听:首先,身心要处于放松的状态,要全神贯注于对方。你的眼神、表情要表示出对话题有兴趣的态度,而不是冷淡和消沉。这里有两点需要特别注意:一是一定要注视对方,微微含笑,当然也不要自始至终盯着对方,一动不动。二是即使你已经感到不耐烦,一般也不要急于插话、打断或否定对方的话,应当等到对方告一段落时,再不失尊重地表明自己的看法。或说明不得不结束谈话的原因。如果不是这样真诚地用心倾听,那么等到你说话的时候,无论你说得多么出色,你也算不上是个善于交流传播的人。

其次,要感受性地听,不要评判性地听。对方所说的话有可能有不妥之处,需要提醒和指正,也有可能表现出某种不适当的态度,但作为听者应当是感受性地倾听。先站在对方的立场去倾听,然后才可适当地给以分析与评价,这样才会使对方心悦诚服。如果不很重要,最好不要指出缺点毛病。如果对方说得正确,就要以点头、微笑和简洁的肯定给予鼓励和赞同。在传播中,能给予对方以适当的赞同,会使双方都心情舒畅、兴致盎然。

再次,抓住要点,提高记忆。我们必须承认一个事实,很多人是不善于口头表达的,要么不知道如何表达,要么走向另一个极端,絮絮叨叨一大堆让听者不得要领。面对这样的说话人,更要特别投入地倾听,结合他的非语言信息,总结归纳其表达的要点,没有听明白的地方也可以让对方解释,确保准确性。要想提高记忆,就要改变不良的思维习惯,积极投入,让自己被内容吸引,抓住要点,下结论不要太快。最关键是理解所听到的内容。

(2)注意非语言暗示:倾听,不是简单而机械地接受,而是一个仔细观察和认真思考的过程,注意说话人的非语言成分,如面部表情、眼神、手势、语调以及与你保持的距离等。这些非语言信息,构筑成信息的一个重要组成部分。尽管体态也是可控制的,但体态上的控制和掩饰一般难以做到天衣无缝、轻松自然,总会通过某种细微之处表露出内心的隐秘。所以要以视助听,领悟话语的深意。

(3)听出言外之意:俗话说"听话听声儿,锣鼓听音儿。"人与人之间的对话,经常表面说的是一样,心里想的又是另一样。这就要求听者聪慧机敏,并运用前后语境,揣摩对方心理和用自己的经验去体会,传播才能进行下去。

(4)体态配合,真情鼓励:在听的过程中,倾听者如果能借助得体的体态语,主动而及时地做出反应,就能及时表达对说话人的肯定和欣赏,这对说话人来说是极大的鼓励。

如果你对他的话表示欣赏和赞成,可以不时地点头微笑,或者伸出拇指,显示你的诚恳,表示你很感兴趣;一旦对方话语中有独到的观点和生动的材料,你不妨紧紧地注视他,不断地点头赞赏。对方发现你在热情注视,就会更加乐意与你交谈,就会努力把自己最好的想法说出来,与你共同分享。如果你想继续让对方讲下去,进行更明确、更深层的交谈,那就可以把椅子移近些,缩短一点空间距离,或将身体向前倾,也可以给他倒杯茶,鼓励对方继续讲下去。当然,运用这些表情语言,一定要得体,不要夸张,否则,会让对方觉得你在矫揉造作。

(5)适时插话,调动对方的情绪:中途插话,显得不礼貌,但一言不发也不好,他不知你是否在听,或是不愿听。

理想的传播方式是边听边交流,但应该以认真地聆听为主,以适时的插话为辅。插话的频率要适度,内容要有所选择。插话的内容大致有这样几个方面:一是对对方所说的话表示赞赏和认可,如"对!""有道理!""这种观点我同意!"二是对自己没听清的话进行询问,如"你刚才说的是……""你的意思是不是……?"三是帮助续接。有时,对方说着说着,突然语言卡壳,或一下子找不到合适的词了,此时,你就可以帮他接下话尾。四是启发引导,如"后来怎么样?""能举个例子吗?""这有什么依据吗?"

插话时要特别注意3点:一是不要随便打断对方的话;二是要以商量的口气;三是句子形式要灵活。

(二) 交谈艺术

1. 了解对象

(1)考虑对方的基本情况:说话看对象的道理,是众人皆知的。首先要考虑对方的基本情况,如对方的年龄、性别、文化程度、职业和职务、身份地位、个性特征等。如果是少数民族或外国公民,还要看其宗教信仰和风俗习惯。对方的基本情况不同,对信息的接受和理解就会有所差别。

健康传播中,常见的传播对象包括:领导、同事、媒体记者、专家、普通公众等,传播前要尽量了解对方的基本情况,以便确定自己的交谈内容和交谈方式。

(2)揣摩对方的心理状态:人在不同的情况下会有不同的心态,而且有时候未必会从外部表现上明显看出,要学会察言观色,洞悉对方的心理,以便有效传播。否则,就将招致失败。

人际交流中,经常会有"说者无意,听者有心"的情况。在传播中,同样的话,不同的人听来会有不同的感受。即使同一个人,在不同的心态与情结下也会有不同的感受,有时会导致意外的后果。说话看对方的心态,主要是看对方的需要和兴趣状态、情绪状态与知识经验状态等。

例如:当突发公共卫生事件发生时,面对受事件影响的公众时,要善于安慰,他需要的不是同情,更不是与己同悲,而是实实在在的安慰,使其在心灵上得到宽慰。而当他情绪失控的时候,任何的安慰都难以使当事人接受,不如等他冷静下来恢复了理智再同他交谈为好。

2. 考虑场合　同样的话语在不同的时间、场合及对象面前,其含义大不一样。

例如,在一家医院的病房里,医务人员正在抢救一位重病患者。这时,一位前来检查工作的卫生行政人员向医生问道:"他还有没有戏?"这话如果被在场的患者家属听到了肯定十分不满:"怎么,你们拿我们的性命当儿戏啊?"这样的话极易引发风波。在抢救病人这种紧张严肃的场合,就容易产生不应有的言外之意,引起别人的误解。

在传播中,要特别注意以下 3 个方面:

(1)重要的谈话最好选择场合:领导者或管理者在安排工作任务时,要把下级叫到自己的办公室里谈话,因为办公室的环境气氛给人的心理感受无形之中有种“下级服从上级”“认真看待工作”“一定把事情办好”之类的意味,从而使领导者或管理者处于主动的地位。

如果是请有关单位协调配合,开始时就不宜把人家请到自己的办公室来谈,要么找一个较为正式的会议室或接待室,要么登门拜访。这样显得对对方更尊重,也更有诚意,使对方容易接受你的要求。

一般来说,你要说服什么人,最好是在你所熟悉、便于控制的场合;如果是在对方所熟悉和控制的场合,那就不利于把对方说服。

再如,如果面对记者,那就最好请他们到事件发生地,利用事件现场的具体景象和事例来介绍情况、分析发生的原因以及正在采取的措施等。

(2)更多的情况要适应场合:在传播中,不必或不能由自己安排场合,那就要看清这是什么场合,如正式还是非正式,内部还是涉外,大庭广众还是个别接触,气氛严肃还是轻松随意等,然后去适应。当你进入某种场合,就要注意观察和适应某种场合的特点,并且要随着气氛的变化,机敏灵活地把握和调整自己的言谈举止,以利于进行有效的交流。

据报道,葡萄牙的环境部部长只因不看场合说了句玩笑话而丢掉了乌纱帽。事情是这样的:葡萄牙的阿连特加地区,水中含铝超标,已经致使 16 人大脑受损,医治无效先后死亡,医院里还有些同样的病人处于危险状态。政府决定彻底查清原因,采取防治措施。为此环境部和卫生部的负责人、专家以及有关的医生们在米纽大学举行讨论会。会间休息时,环境部部长指着医院的几个医生对大家开玩笑说:“你们知道他们和阿连特加地区最近死去的那些人有什么关系吗?他们将那些人弄到回收工厂,从那些人的肾脏中回收铝。”

这当然是玩笑话,但在这样不幸事件的背景和场合开这样的玩笑,实在不应该。最终这位环境部长事后发表声明道歉,并引咎辞职。

适应场合,还要注意适应各种环境因素的变化。随着谈话的进行,尤其要注意听者在心理和情绪上所产生的或明显或细微的变化。比如,听者已经完全了解了你的意图或是听到一半就表现出一种不耐烦的情绪,或是谈话的环境由于第三者的闯入而发生变化等,作为传播者应敏锐察觉并适时调整自己的表达内容和方式,以便把话说得恰到好处。

(3)善于利用场合:面对面的传播交流可以利用环境,为传播架桥铺路。比如借助天气变化、景物陈设、挂图等说话,可以从具体场合的一些因素谈起,以调节气氛,引导听者产生相应的感受,使双方在融洽亲切的气氛中进行信息和情感的交流,并增强某些话语的形象性、说服力和感染力。

1984 年秋天,中英关于香港问题的谈判进入了即将达成协议的关键时刻。第 22 轮会谈的第一天,在钓鱼台国宾馆,中方代表周南迎接英方代表伊文斯到来。他借助满园秋色,以谈家常的方式对伊文斯表明了自己的态度和期望:“看吧,现在已经是秋天了,我记得大使先生是春天之前来的,那么这就经历了 3 个季节,春天-夏天-秋天,秋天是收获的时节呀!”这样说话就是巧妙地利用了环境因素,含蓄婉转,意味深长。

3. 说话技巧 在传播中,无论是与领导、专家、公众还是媒体记者等许多表达与交流活动,不仅要做到一传到位,恰当准确地表达和力求使对方领会,进行有效的传播,还要在传播的技巧上独具匠心,展现自己的传播能力。

　　(1)说话要有实际内容:对人讲话,与人传播,不仅要在语言的表达上讲求艺术性,而且要在思想内容上有新意或值得对方感兴趣的东西。

　　当然,在传播中如果要求人们每次讲话、每次与人交流,都要在思想内容上标新立异、不同凡响,都要想别人未曾想的问题,都要说出别人未曾说过的看法,这未免过于苛刻和脱离实际了。但是我们可以在某一点上、某一个方面和某个具体问题上力求内容的新意,这就需要选取新角度,开发新层次。

　　选取新角度。我们面对的任何事物和问题都有多侧面和多角度,所谓习以为常、已有定论,往往只是从常规的方面和角度去看待。如果你选取新的角度,不就可以内容出新了吗?

　　比如,对某一突发公共卫生事件,可以从多个角度进行观察,如政府的角度、医学的角度、社会的角度、媒体的角度、公众的角度、个人的角度等。在面对不同的传播对象时,就要用不同的角度加以说明或解释。假如面对的是没有多少医学常识的普通公众,过多地从专业的角度分析,可能达不到很好的传播效果,无法实现自己的传播目标。

　　开发新层次。人们看问题往往会有层次的不同。一般来说,大多数人看问题往往停留在粗浅的表面层次上,而粗浅的见解也就容易雷同。如果你能看得深一层次,内容也许就会有新意了,并且更有说服力。这并不是只有探讨重大问题才需要,也并不是只有专家学者才有能力去做的事,在日常的工作、生活中同样应平中见奇,奇中见新。

　　(2)语言要有魅力:口语表达是一种美,说话要有"色香味",传播时应有这方面的意识和追求。

　　1)避免口头禅,克服不良习惯:语言要简洁朴素,多余的口头禅和零碎词,尽管不像粗话脏话那么难听,但也使人厌烦和不快。应该尽量避免。

　　日常讲话中,总有一些人习惯使用"这个""那个""嗯""就是说""后来呢""那么""啊"之类的口头禅,影响表达效果并损害表达者的形象,还谈什么语言简洁生动、表达具有魅力呢?

　　另外,不必要的客套话也是厌烦的陈词滥调,最好不说。说话只有做到通顺、文雅、干净、利索,才能在这个基础上增添光彩和情趣。

　　2)表达要简洁朴素:通常人们想得越深刻,表达就越简洁明了。除了待客、服务和特殊的情况需要说话啰唆一些外,大多数情况下都要用词简洁朴素。常言道:真佛只说家常语。于平淡中见神奇,于质朴中含真情。

　　3)表达要形象:口语表达越具体形象越容易为人所真切感知、易于领会。

　　一是注意运用口语修辞。一个新鲜而贴切的比喻可以使抽象的概念形象化,深奥的道理浅显化,复杂的事物明朗化。比如,在与患者谈到与病魔作斗争的时候,常常激励患者要有信心和决心,就可以说:"病魔是弹簧,你弱它就强"。

　　二是巧用俗语、谚语、歇后语。比如:强调同心合力,用"一个好汉三个帮,一个篱笆三个桩"。强调集中集体智慧,用"三个臭皮匠,顶个诸葛亮"。强调真抓实干,用"不管白猫黑猫,抓到老鼠就是好猫"。这样的语言,既富有口语的特点,又能一针见血、生动形象地说明问题。

　　如果到某地与当地人士传播某方面的问题,如果说出当地的几句地方俗语,既形象生动,又能拉近双方的心理距离,传播起来气氛就会大不一样。

　　三是巧用富有时代特征的职业术语。现在社会中,由于传媒的发达和科学文化的日益普及,专业性较强的医疗卫生行业中或其他社会性强的行业中的一些约定俗成的新词和职业术语已经为人们所熟悉,如果在口语中适当使用,也会使语言简洁、生动、鲜明。如:进食与消耗相当——"保持进出口平衡";各方面工作同时做——"四个轮子一起转";工作在某一环节遇到困难——"患了肠梗阻"等。

（3）表达方式要巧妙：事物是复杂多样、互相联系、立体的，由此思维也是立体化的，具有多维性。但是，当我们用语言来表达某个事物的时候，却会受到语言工具本身的限制。因为语言本身没有立体性，只有直线性，词只能一个一个地写，话只能一句一句地说，于是给表达造成了一定的缺陷。

既然是线性语流结构，那么从什么角度说，先说什么后说什么，怎样设悬念、抖包袱，如何画龙点睛，怎样使线性语流起伏跌宕——这就有必要讲求表达方式的巧妙。人们常说"忠言逆耳"，其实那是表达问题。

在语言表达时，词序的转换就会达成不同的效果。"不要问你的国家能为你做什么，而要问你能为你的国家做什么"，这是肯尼迪在就职学说时的话，多年来成为美国公众的座右铭，影响很大。究其原因，主要是借助于巧换语序的表达方式。

制造悬念也是种巧妙的表达方式。主要吸引对方感兴趣并能够认真听下去，这时，传播者就可以把自己想要表达的内容穿插进去，使自己所谈的事情好像戏剧一样引人入胜。

委婉含蓄也是种常用的表达形式，有些话不能直接表达，需要委婉、含蓄地说出。在传播中需要与人商量急事时，说话直来直去，想说什么就说什么，这固然是必要的。但是交流中有许多复杂微妙的情况，不能任何情况下都直来直去地说话，说话要讲究分寸。在我国历来有"恕我直言"之说，而从未有"恕我婉言"之说。善于婉言是传播交流的礼仪与策略，不可不注意掌握运用。

（4）注重情理结合：我们常说"晓之以理，动之以情"。在传播时，我们常常需要摆事实、讲道理，需要去说服对方，达到传播的目的。说理不是一般的传播与交流信息，而是要以正确的道理、良好的意图和真挚的情意来转变对方的思想认识，向传播目标靠近。

主要有以下几个方面：

首先明白说理不是支配，而是平等交流。有一则题为《北风和太阳》的寓言，大意是："北风和太阳看到路上有行人，便争论谁的威力大，谁能剥去行人的衣服。北风开始猛烈地刮，行人便把衣服裹紧；北风刮得更猛，行人感到冷，又加穿了更多的衣服。北风终于刮累了，让位给太阳。太阳先温和地晒，行人脱掉了添加的衣服；太阳越晒越热，行人热得难受，就把衣服脱光跳到附近的河里洗澡去了。

我们不妨把"北风"比作压服，把"太阳"比做说服。善意、温和的好言相劝，会很快突破对方的心理防线，使其对你产生亲近感，向你裸露内心的想法，从而听信和服从你的观点和主张，转变自己的思想认识，如果是压服，其效果往往适得其反，就像压力越大，反弹越高一样。

常言道：通情达理。说服别人，先要达理。说服的方法尽管有好几种，但一切方法都是为了一个目标——通情。通情就是感情上的传播，也就是心理相容，又叫同理心。感情相通、心理相容，是人际传播成功的核心。

其次，阐述要有力、鞭辟入里。要转变对方的观念，同意你的观点，就应该提供能够使其接受的理由，使其原有的认识基础解体。只有打破对方原有的认知结果，才能重新组建新的认知。说理的艺术就要在心理相容、对症下药的基础上进行充分说服，做以论证有力，鞭辟入里。可以严申利害、情敦义促；可以分析时势，示以诚意；可快言快语，直逼要害。

我们常说，事实胜于雄辩。事实最有说服力和感染力。事实是道理的依据，也是促使整个说理生动有力的触媒。有时道理讲多了,并不见得有说服力,而摆出一两个具体的事实却有难以辩驳的说服力。

突发公共卫生事件中,许多是具有共同特征的,在应对处理的各个环节上成功的案例具有示范作用,一些可以作为我们的经验加以推广,并可作为与人传播的事实;也有一些案例可以为我们提供诸多教训,它同样可以作为事实运用到传播之中,因为是已经发生过的真人实事,并且是卫生领域的鲜活实例,因而更有说服力。

(三) 非语言传播

1. 非语言传播的作用及特点　非语言传播作为人际传播的一种基本表达手段,如果运用恰当,可能提高传播效果。它的作用主要体现在:一是辅助语言表达。人们运用言语行为来传播思想、表达情感,往往有词不达意或词难尽意的感觉,因此需要同时使用非语言行为来进行帮助,或弥补言语的局限,或对言辞的内容加以强调,使自己的意图得到更充分更完整的表达。二是表达情感。非语言行为主要起到表达感情和情绪的作用,例如,相互握手表示相互问候或其他意思的表达。三是了解对象。对于传播对象的了解在很大程度上来自对其非语言行为的观察,诸如情感、意志、态度、倾向等有关信息,都可以从非语言行为中表现出来。如果我们想给别人留下好印象,就要注意自己的非语言行为。四是调节互动。在传播交流时,非语言行为可以维持和调节沟通的进行。如点头表示肯定;抬眉表示有疑问;眼睛不注视对方,意味着谈话该结束了。

但是在实际生活中,好多人并不特别注意非语言传播的作用,因在比如身体动作、面部表情、仪表服饰、语音语调等方面不当,影响了实际的传播效果。

非语言传播的特点:

(1)无意识性:人们通常意识不到自己的非语言行为。一个人的非语言行为更多的是一种对外界刺激的直接反应,基本都是无意识的反应。比如,与自己不喜欢的人站在一起,保持的距离比与自己喜欢的人要远些;与领导谈话语音语调不同于与下属谈话的语音语调。

(2)情境性:相同的非语言符号,在不同的情境中会有不同的意义。同样是拍桌子,可能是"拍案而起",表示怒不可遏;也可能是"拍案叫绝",表示赞赏至极。

(3)可信性:人体语言大都发自内心深处,极难压抑和掩盖。因此,当语言信息与非语言信息不符或发生冲突时,人们常常不愿相信语言信息而宁愿接收非语言信息。

(4)个性化:一个人的肢体语言,同说话人的性格、气质、身份等紧密相关。每个人都有自己独特的肢体语言,它体现了个性特征,传播者可以从一个人的形体表现来解读其个性,从而有的放矢地采取相应的传播策略。

2. 体态语妙用

(1)面部表情:在传播中,面部表情应该是坦率、轻松友好的,而不应该摆出一副盛气凌人的样子,也不应显出自负自矜的面孔,那样就会从心理上把听话人拒之千里之外。此外,表情还应该是落落大方、自然得体的,而不应该是矫揉造作、生硬僵滞的。必须控制一些不利于良好传播的面部表情。比如板着面孔、面无表情等,很不利于传播。

(2)眼睛:眼睛的传播是人际传播中最重要的一项行为技巧。温和的目光可以打破僵局,使谈话双方的目光长时间相接;怒目而视,可以对无理取闹者形成无声的压力等。

在传播中,要特别注意观察体会对方的眼神,并善于利用自己的眼神表情达意,影响对方心理。

1)目光专注:表现出对对方的尊重,对所说的内容的重视。反之,在说话时随便东瞧西看,做小动作,是心不在焉。总是望着天花板或地面,表明对谈话没有兴趣;不断地看表,表示对谈话不耐烦。

当然,也不能死盯对方,对于不熟悉的人或女性更不应该如此。

"五秒钟"恰恰好,是大多数人在与人交谈、眼神交错时最适当的暂停时数。试着养成这种习惯,这样你即使遇上很大的压力,也能流露出自信的眼神。

2)看准位置:不要同时盯着人家两眼看,会让对方紧张,感到不自然。眼睛可以在对方脸上打转,最好停留在眼睛和嘴中的部位。如果你不得不和某个人谈话(譬如记者),可是却又非常不自在的时候,建议你注视那个人的前额。

3)虚实结合:目光要虚实结合,可以采用好像在看什么地方、什么听众,但实际上什么也没看。这种目光一般适用于:虚视的范围一般在听众的中部或后部,虚视可以穿插于环顾、专注之间,用调整、消除环顾所带来的飘忽感和专注可能带来的呆板感。"视而不见"的虚视还可以消除说话人的紧张心理,帮助说话人集中精神思考讲话的内容。

4)自觉调控:要使眼神变化有一定的目的,表现一定的内容,如热情诚恳的目光——亲切;平静坦诚的目光——稳重;冷淡矜持的目光——不悦;咄咄逼人的目光——威严。

(3)手势语:经常使用的手势语含义:

仰手,即掌心向上,手部抬高表示欣赏或祈求;手部放平是表示诚恳征求听众的意见,取得支持;手部降低表示无可奈何。

覆手,即掌心向下,这是表示提醒,也可以表示否认、反对等。

切手,即手掌挺直全部展开,手指并拢,像斧子一样劈下,表示果断、坚决等。

剪手,掌心向下,然后同时向左右分开,这是表示强烈的拒绝、不容置疑。

伸指,即指头向上,单伸食指表示专门指某人、某事、某种意义或引起听众注意;单伸拇指表示自豪或称赞;数指齐伸,表示数量、对比等。

包手,即五个指尖相触,指尖向上,一般强调主题和重要观点,在遇到有探讨性的问题时使用。

握拳,即五指收拢,紧握拳头,有时表示示威、报复;有时表示激动的感情、坚决的态度、必定要实现的愿望。

另外手与其他部位的结合,具有不同的含义:

手与鼻的触摸,大多是感到犹豫、无从回答或无从决定时的动作,也可以表示怀疑、不愿与人接近乃至自鸣得意等意思。

手与嘴的触摸,有戒心,表示怀疑,掩饰内心,掩藏本意。

手与下巴的触摸,对女性来说是一种代偿性动作,用来取代拥抱自己所亲近的人,或体会安慰与亲密接触的快感;用于男性,则表示对事物评估。

手与脸颊的触摸,表示犹豫、困惑或为难的动作。动作的快与慢及上下方向会有强弱不同的效果。

手与后脑勺、颈部的触摸,表示困惑、为难;(双手抱后脑勺)强调正在紧张思考。

基本上,与人交谈时,没有需要强调的地方,双手平放两侧,有需要强调的地方,手势自然来。

(4)姿态:人的坐姿应端正、舒适、自然、大方。在正式场合,不论坐在椅子上或是沙发上,最好不要坐满,上身应端正挺直,不要垂下肩膀,这样显得有精神,但不宜过分死板、僵硬。坐的时间长了如觉疲劳可靠在沙发背上,但不可把脚一伸,半躺半坐,更不可歪斜地摊在沙发上,坐时两腿要并拢或稍微分开,不可抖动;女性可以采取小腿交叉的姿势,但不可向前。入座时,动作要轻而稳,入座后手不要乱放,不要用手托着脑袋,以免显得无精打采。坐着交谈,上身的前倾度应该掌握好。自然直坐,显示一种平和自信的谈话姿态;适当前倾,显示关注认真的积极态度,同时还表示尊敬对方;完全后倾,应尽量避免,那样显得旁若无人,毫无顾忌,或是表示对谈话及交谈人的冷淡。

站着谈话的时候,要站直站稳,不能耸肩屈背,东倚西靠。良好的站立姿势应该给人一种挺、直、高的感觉。稳定优美、舒适自然的站姿会使谈话者觉得全身轻快,呼吸舒畅,连声音也显得清晰、响亮,这能够使人感到你精神饱满,坚定自信。

(四) 电话传播及小组讨论

1. 电话沟通　电话是传播中不可缺少的传播方式之一。在使用电话过程中,不能见到对方,但是从对方电话的口气、用语和方式中我们还是能在大脑里形成对方的具体印象,判断出对方的态度或倾向,继而选择恰当的传播方式和内容。

如何进行电话传播,包括如何打和如何接电话两个方面。

(1)如何打电话

1)拨打电话要讲究时机:除非有紧急事情,否则不要在对方休息的时候打电话。一般在早晨 8 点之前,晚上 10 点之后,是休息时间,再加上进餐时间,这些时间最好避免给人电话。因公事电话,还应避开休息日。如果不是特别紧急的工作,一般不要打到对方家里。除此之外,还有一点需要注意,拨打国际电话或我国新疆等西部省份,应该考虑对方所在的时区。

2)通话时间的长短主要由主叫方控制:遵行的原则是有话则长,无话则短。有些人提倡"三分钟原则",就是说,无论多么复杂的问题,最好在三分钟之内讲清楚。

在对方开始的时候,最好问一下对方:"现在说话方便吗?"如果对方正在开会或者很忙,不方便电话,最好是另约时间再给对方打过去。如果你已经预料到通话不会很快结束,事先一定要告知对方,并听一下对方的意见,是否另换时间再谈。当你因为事情紧急不得不在对方休息的时间给他打电话时,一定要向对方说:"对不起! 由于事急,我不得不在此时给你打电话……"这些都是必要的礼节,应该认真遵守。

3)注意核心内容:在打电话之前,心中一定想着要同对方说点什么,在开始按电话号码键之前,把这些问题好好想一想,等想清楚以后,把它写在纸上。事先没有计划好的通话常常会浪费时间,并且有时不能把事情说明白。

4)打电话时要自报家门,结束时要说声"再见"。

(2)如何接听电话

1)及时接听:一般来说,接听电话的时间最好是在铃响两次到三次的时候,太久了人家会不耐烦,但是太快了也不好,铃声刚一响,马上拿起话筒,对方会有点儿惊,毫无思想准备。

2)态度友好:先应自报家门,并向对方问好,并说"请问你是哪位?"这样说,对方就可以马上确定你是不是他要找的那个人。如果你不希望暴露身份,也可以把姓名改成电话号码,使对方知道自己是否打错了电话。

当主叫方没有主动挂上电话时,接听者一般不要结束通话。应该把终止通话的决定权留给主叫方。如果通话时间因其他原因不允许拖得太久,被叫方就应该解释清楚,并建议等方便时再主动给他打过去。

3)认真对待:不要以为对方看不到你,就可随意敷衍。你的漫不经心、不认真都可以通过声音传递出去。

记住:越是不能见面,就越应该认真对待。

4)愉快地结束对话:谈话最后,不要急着挂电话,更不要摔听筒,这就好像用力把门摔在对方鼻子上一样。

(3)移动电话的使用:手机已经越来越普遍,在传播中会经常使用。移动电话的拨打要注意场合,开会、讨论等情况下,最好关机或设置成振动。在公共场合,谈话声音尽可能低些。除此之外还应注意以下几个方面:①如果知道对方身边可能有固定电话,最好是先打固定电话,没有人接的时候再打手机;②长话短说,无话不说;③不要把别人的手机号码随意告诉另外的人,除非得到机主的允许。

2. 书面沟通　书面交流是传播的重要形式,也是最传统的传播方式之一,它有现代通信手段不可替代的优势,具有规范性、精确性、长效性和权威性的特点,书面传播也能弥补语言的不足,有时嘴上不好说的话,可以用文字表达出来。

现在人们过分依赖计算机,文字表达重视不够,真正需要书面传播时常常感到言不尽意。应特别注意以下几个方面:

下笔前做好充分准备。正式写作前要列个提纲,确立目标,收集信息,计划好写什么主要内容。

一气呵成,先写后改。写东西时有个去粗取精的过程,把在形成思路的过程中写下的尚不明确的部分去掉,从头绪清楚、条理分明的地方正式动笔。

善于运用日常语言。没有人愿意看不易明白的书面交流材料。

简洁明了。用最短的语言把最核心的内容表达出来。

分析读者。明确所写材料是给谁看的,想一想对方对你所写材料的主要内容是否熟悉,对方对你的观点会有什么反应,对方读了后可能做什么。以此选择什么样的信息、什么样的写作手法、什么样的语言。

3. 小组讨论

(1)对主持人的要求:小组讨论的主持人的主要职能是组织、引导和协调。主要责任是:为完成特定的传播目的,确定参加讨论的人员;帮助小组创造轻松的讨论氛围,使参加者能坦率地交流意见;运用不同的传播手段指导小组展开讨论;积极吸取讨论者的意见,尊重集体和每个人。

小组讨论主持人应具备以下基本素质:一是有把小组讨论主持好的信心。二是善于与每个小组成员建立良好的传播关系。三是善于引导人们积极参与。四是能够始终把握小组活动的主题,主导讨论的方向。五是具有处理小组讨论障碍的能力。

(2)小组讨论四要素

人数。理想的小组讨论人数一般为6~15人。少于6人,与会者会产生一种"暴露感",因而有紧张局促感。多于15人,则不利于每个成员的参与。

时间。一般每次小组讨论以1.5~2小时为宜,结束讨论的最佳时机是小组成员情绪高涨时,而不要拖到大家已经疲惫不堪时再草草收场。

地点。医院、诊所等机构设施可能使人们感到拘谨,领导办公室会让人感到不自在。最好选在公共会议室。

座位排列。大家围坐成一个圈是最佳的布置方式。它能使全体与会者都能保持对视,利于相互交谈,也意味着每一个人都具有平等的交流权利,这是实现充分小组传播的基本前提。

（3）处理讨论障碍的技巧

1）当有人始终一言不发时：在讨论中有人一言不发、漠然处之是常见现象，它反映了人的不同心态。有的是由于紧张局促，有的是因为对讨论问题缺乏共同经验或兴趣，有的是抱有自己的成见，压根没心思交流，以及其他的情况。如果出现这种情况，一是可以采用激将法，直呼其名，鼓励其讲话，如："老李，你有何高见"或"张主任，说说你的看法"。或采用分散议论法，将大组分化为几个小组，提供更多的发言机会。或是对个别人采取单独交流征求其意见。

2）当有人垄断式发言时：对那些侃侃而谈、滔滔不绝的发言人，可以采用如下方式处理这种局面：有礼貌地向他指出，我们听听他人的意见；平静地注视他人，避免与垄断发言者目光接触；向他人提问，改变对话方向；或当他暂时停顿时，果断地打断其讲话。

3）当小组出现分歧意见时：争执不下常常导致讨论的僵局。处理这种情况要审时度势，在时间允许和必要的情况下，肯定产生争议是正常现象，将继续下去；如果不同观点已基本明了，询问小组成员是否到此结束，转向对其他问题的讨论；如果争论仅局限在两人之间，则可进行干涉，如"张主任与王处长看来有些分歧，其他人对此有何看法？"或者对该问题作出小结。

4）当讨论失控，脱离主题时：作为主持人不应过早地强行干涉，以免挫伤积极性，因扫兴而冷场；也不能听之任之，适宜的对策是，冷静地观察 2～3 分钟，待人们情感迸发达到了一定高潮时，适时予以引导。如举起双手或拍手引起注意，说："这很有意思，但是××问题呢？"或"这是另外一个问题了，让我们回到××问题上来。"

（五）与媒体沟通

1. 如何培养媒体感情　大众传播媒体被广泛地看作是现代社会传播的主要渠道，事实证明，媒体报道影响着公众的观点，并且引导着公众关注的焦点。在健康传播中，正确的态度是把媒体关系看作是一种投资，善待记者，最终让媒体乐于与我们合作。主要注意以下几个方面：

开诚布公　与媒体打交道的时候最重要的是诚实，信誉是最重要的资产。在风险来临或危机发生时，如果因为某种合法的理由不能说出真话，那就最好别说，千万不能说假话。现代信息社会信息渠道多元，假话迟早会被揭穿，那将会造成另一种性质风险或危机。时刻要谨记：对记者要以诚相待。

避免得罪媒体　如果有记者突然造访，千万不要与记者发生冲突，即使对方来者不善，也要好好接待。否则记者正好借题发挥，从他的报道中可以看出你在有意隐瞒什么，这样公众可能对你的信誉产生怀疑。

如果双方沟通良好，你就不必过分担心，尤其是在危机时，在媒体圈中有个记者朋友会有意想不到的好处。关键时刻他会写出跟别人的角度不一样的报道。

使对方变得重要　当众叫出记者的名字，或称赞其所供职的媒体。如果有可能你还可以提他的新闻报道，给予肯定及赞美。当然不要忘记，采访结束时，你还可以表示想与他保持联络，必要时协助他进行采访，如提供一些有价值的线索等。

千万不能轻视小报记者　现在有很多致命的信息首先是小报记者那里报出来的。现代社会不管消息的出处是哪家媒体，只要有爆炸性，必然会为大众媒体所关注，特别是一经网络传播，便为天下所共知。

接待工作要做好　对待前来采访的记者无论年龄大小一定要一视同仁。可以安排专人陪同记者采访,以随时了解采访需求,及时满足其合理的要求,尽量避免有厚此薄彼情况的发生,即使有些需要重点特殊关照的媒体,也要做得"技巧"一些。

在记者面前要积极树立自己的良好形象 如果想让记者接受你的观点或事实,首先就要让他接受你这个人,让他信任你、喜欢你。在任何情况下面对记者时,都要做到客气(使记者感受到尊重)、自信、诚恳和幽默。

积极配合媒体的工作 不要运用过于专业的术语,给媒体的稿件要简洁而突出重点;不要与记者争论或者失去自制而激动起来;谈论的角度要适当,角度不能太多;积极主动向媒体提供信息和各种新闻素材,及时通报突发公共卫生事件,争取有利的新闻报道。

与媒体记者保持互动 要与媒体保持经常性、良好的互动,那种临时抱佛脚、有难才烧香的做法是绝对不行的。要保持连贯性的接触,如电话联系、书信往来,也可组织一些联谊活动。

2. 接受采访的技巧

面对不友好的采访:记者是保持冷静的高手,他们懂得怎样刺激非专业的受访者,让他们失去控制,发表不明智的言论或表现得很粗鲁。应对不友善的采访的最佳方式:暂停一下,放慢呼吸,不动怒地回答。

除了冷静外,作答时不能表露出愤怒,也不能为本已不太友好的采访增添火药味。所以,此时回答问题时,要避免说:

你全都搞错了。

我必须告诉你,我对这些非常不满。

你什么意思,为什么不直说呢?

大错而特错,我来告诉你为什么。

你从哪里得出这样的想法的?

关键是不要将对方直指为充满敌意的"你",好像把你和他对立起来一样。另外,遇到记者询问负面的问题时,使用阻隔和转折用词更好一些:

这样说并不完全正确,事实上……

在这个问题上,很重要的一点是……

这个观点很有创意,我们可以一起探讨一下。

你说的问题非常好。我很乐意为你解释一下怎样来解决这个问题。

这样的用词,接下了记者的提问,为自己争取到几秒钟的思考时间,然后继续传达自己的关键信息,不慌不忙地把提前准备的答案说出来。对采访人的敌意,受访者要高姿态、不计较;将注意力放在对公众的事实或信念的传达上,尽量避免任何可能煽动情绪的语言或举止。

参考文献

1. 宫承波,李珊珊,田园.重大突发事件中的网络舆论——分析与应对的比较视野.北京:中国广播电视出版社,2012.

2. 张宁.危机传播.北京:高等教育出版社,2015.

3. 周宇豪.舆论传播学教程.武汉:武汉大学出版社,2012.

4. 杨魁,刘晓程.危机传播研究新论.北京:中国社会科学出版社,2011.

5. 张韬 施春华.沟通与演讲.北京:清华大学出版社,2004.

6. 康青.管理沟通.北京:中国人民大学出版社,2006.

7. 王刚.这样沟通最有效 .北京:九州出版社,2003.

8. 习近平论新闻舆论工作——重要论述摘编.党建.2016-03-01.

9. 聚焦新时代的新闻舆论工作.http://www.cnnc.com.2016-03-02.

10. 刘光牛.把握历史使命勇于发展和创新当代中国新闻理论——深入学习习近平关于党的新闻舆论工作的新论断新观点.中国记者.2016-07-01.

11. 习近平十八大以来关于"新闻舆论工作"精彩论述摘编.http://www.txese.com.2016.

12. 习近平的新闻舆论观"新闻观""方法论"启发媒体人_新媒体动态.http://www.sxrb.com/.2016.

13. 柴逸扉.习近平的新闻舆论观.当代广西.2016-03-01.

14. 习近平的新闻舆论观.中国报业.2016-03-15.

15. 林伟荦.习近平宣传思想工作观探析.中国冶金教育,2016(5):88-93.

16. 闵勤勤.全国宣传思想工作会议召开.时事报告.2013-09-08.

17. 倪光辉.习近平在全国宣传思想工作会议上强调:胸怀大局把握大势着眼大事努力把宣传思想工作做得更好.人民日报,2013-08-21.

18. 刘光牛.当代中国新闻理论的重要创新与发展——习近平新闻舆论观阐述分析.中国出版,2016(7):6-11.

19. 习近平谈新闻舆论工作.中国法治文化.2016-06-30.

第五章

卫生健康机构的危机传播管理

本章我们主要讨论卫生健康机构的危机传播管理。希望通过本章的学习和案例讨论,对大家进一步了解卫生健康机构危机的概念、特点、种类和危机传播的原则、程序,熟悉和掌握卫生健康机构存在的主要风险、潜在危机、风险及危机的预防控制原则,掌握卫生健康机构的危机应对策略、原则和措施,做好所在卫生健康机构的危机传播管理有所帮助。

第一节 概 述

一、相关概念

(一)卫生健康机构

卫生健康机构是从事医疗卫生和计划生育服务活动的主体,是卫生健康领域内有特定功能、特定目标和具体任务的专业机构,是构成整个卫生健康领域的具有特色、不可替代的标识性的一个个独立的事业单位或者社会组织。但是,在这里所讲的卫生健康机构是一个相对抽象的概念,不是专指某一个具体的机构,而是指这一类机构,即从事各类医疗卫生和计划生育管理与服务的行政机构、专业技术机构、社会服务机构等。这是卫生健康服务整体团队的总称谓,包括各级各类卫生健康行政部门、医疗机构、疾病预防控制机构、采供血机构、妇幼保健机构、计划生育服务机构,以及其他相关的卫生或者计划生育工作的服务机构等等。

(二)卫生健康机构的危机

本书所讲卫生健康机构的危机,是指卫生健康机构面临或者可能面临的危机。这种危机是卫生健康机构在日常运行中发生的,并对机构正常运行或声誉造成破坏的意外事故或者事件。危机是卫生健康机构面临或者遇到的超出常态的,并使自身声誉、利益、运行、发展等受到严重威胁的一种紧急状态。此时,机构处于极大的社会压力和发展困境。任何危及服务对象和卫生健康工作人员身体健康和生命安全的事件,对卫生健康机构的生存、发展、稳定和正常运行构成威胁的事件,对卫生健康机构社会信誉和公众形象构成损害的事件,都属于此类危机的范畴。这种紧急状态或者说危机,对卫生健康机构既是一种严重的威胁和危险,同时也存在着很大的机遇,需要卫生健康机构在最短的时间内作出决策,采取紧急措施进行应对。

（三）卫生健康机构的危机传播管理

所谓危机传播管理是危机管理中的专业名词,专指针对危机传播的管理和应对方法。危机传播管理在静态时它是研究危机及其应对管理的一种理论方法和管理科学;在动态时它是研究危机主体、相关主体预防、控制和化解危机的管理活动。因此,卫生健康机构的危机传播管理,就是卫生健康机构面临危机事件时,采取大众传播以及其他的一些传播手段,对社会大众、利益相关方和本机构内加以有效控制的信息传播活动的总称。开展卫生健康机构的危机传播管理,就是要按照社会传播和新闻传播的规律,对危机及其处理过程进行干预和主动影响,促使危机向好的方向转化。作为一种管理方法,就是针对卫生健康机构自身的功能、特定的任务以及其运行规律,监测、分析和评估风险因素和潜在危机,按照危机管理理论和方法建立起一套科学、合理和规范的危机传播管理制度、机制、应对策略和处置预案等。

二、各类危机的区别与联系

本书其他章节讨论了突发公共卫生事件危机、舆情危机、医疗活动中的危机等,这些与本章要讨论的卫生健康机构危机是否有所不同呢?

如果仅从"危机"定义理解,所有危机都是一种非常规的需要立即采取措施应对的紧急状态,似乎没有根本上的区别。但实际上区别很大:其他章节讨论的危机是具体的、专业的、系统性的危机,通过认识特定类型的风险事件、危机事件的表象、特征和发生发展规律,并以此作为一条线研究卫生健康领域各层面、各环节、各个独立主体和全社会、全领域应对这类危机的策略、原则、方法和程序;而本章所讨论的"卫生健康机构危机",是以卫生健康机构的性质特征、社会功能、运行规律为基础,讨论卫生健康机构作为一个社会成员,一个有具体目标、具体功能和特殊运行规律的组织,在其运行过程中会潜在哪些风险,会遇到哪些危机。两者既有区别也有联系。

（一）主体和客体

如果从危机传播管理形成的法律关系或者社会关系的角度研究这个问题,政府、机构、人员等都属于主体的范畴;事件、事故、行为则属于客体的范畴。其他章节讨论的突发公共卫生事件和舆情事件的危机传播管理,其危机事件及其性质这个客体是明确或者特定的,但是主体是抽象的或者多元的,因此需要以特定事件或危机这个客体为中心,研究在危机发生发展不同环节、不同阶段的主客体关系,以及各类主体应当承担的责任和采取的危机应对策略等。

在卫生健康机构的危机传播管理中,危机的主体是特定或者明确的,这个主体就是卫生健康机构。但是,危机这个客体是抽象的或者不确定的,因此需要以卫生健康机构这个主体为中心,研究主体可能遇到或者发生哪些风险、危机,应当如何预防、控制和应对危机。

（二）专业性和非专业性

在其他章节中讨论的突发公共卫生事件危机、医疗活动中的危机是卫生健康领域中,由于卫生健康领域的性质、功能、任务的特殊性所可能遇到的专业性极强的危机事件,在其他领域或者活动中几乎不存在共性。

本章讨论的卫生健康机构危机,虽然也含有一定的专业性特点,但是很多是具有社会共同性的,在其他领域、组织、企业或者社会活动中会找到相同或者类似的危机事件,只是在不同的机构、组织具有一定不同的行业特点。例如:安全生产危机、财务危机、人事危机等,并不是卫生健康机构所固有的危机,在任何一个社会成员中都有可能发生,只是表现形式有所不同。

(三) 危机来源和成因

其他章节讨论的危机,如突发公共卫生事件危机、舆情危机等,其来源多是外生性的,多由于自然因素、社会因素等造成,即使医疗活动中的危机也不能完全确定为内因性的危机。

本章讨论的卫生健康机构的危机,主要是内因性的危机事件,是在卫生健康机构运行和管理中发生的危机,虽然这些危机也多是突发的、偶然的意外事件或者事故,但是往往与卫生健康机构日常的运行管理、风险预防控制等方面存在的缺陷有密切关系。

(四) 危机责任主体

其他章节讨论的危机,如突发公共卫生事件危机、舆情危机等,多具有很强的社会性,往往是发生在整个领域内的危机,或者虽然发生在某一个机构,但是会波及或者辐射为全领域的危机。因此卫生健康领域或者当地政府、卫生健康主管部门成为压力和困境承受者,危机传播管理主要责任主体可能是政府或者卫生健康的管理部门,卫生健康机构主要根据其社会功能承担某一个环节或者阶段上的具体责任。

本章讨论的卫生健康机构危机,主要是发生在具体机构中的危机,发生危机的卫生健康机构是危机中心、危机主体,是卫生健康机构面临的压力和困境,不一定会波及领域内的其他机构,因此卫生健康机构是当然的危机传播管理的第一责任主体。

(五) 点和面

其他章节讨论的危机,一般讲是卫生健康领域在整体层面上的或者在整个链条上的具有领域和专业特性的危机问题,研究危机发生发展的不同阶段、危机处理的不同环节上的危机传播管理和相关主体的责任。

本章所讨论的卫生健康机构的危机,可以理解为发生在具体机构和具体点位上的危机问题,卫生健康机构作为卫生健康领域中的一员会发生什么样的危机,或者在整个链条中的危机在卫生健康机构这个点位上有什么特点和处置要求,重点研究在这个点位上的各种危机时间,卫生健康机构应当如何进行传播管理。

三、卫生健康机构危机产生的原因

卫生健康机构主要的执业活动即是对于卫生和健康实施规划计划、行业管理、组织实施、效果评价与改进、业务指导与监督管理等,其核心是通过医学等手段,维护人民的健康。与其他行业相比,其危机的产生具有其特别的原因。

(一) 医学科学的局限性

健康与疾病的复杂性、多变性,人类对生物医学和社会医学的认知程度尽管取得了长足的发展,但不可避免地存在很大的局限性,还有很多未知的领域,也就带来了风险。

(二) 机构自身的因素

由于卫生健康机构自身的管理、运营及素质等方面的原因,导致的职业道德与责任心、管理水平、技术水平不高等,可能导致机构陷入危机。

(三) 管理和服务对象的因素

管理和服务对象可能掌握的医学科学知识不足,对医学的局限性认识不清,对卫生健康部门行为产生误解,或者过度地自我保护和不适当地运用法律,包括个别患者及家属的"无理行为"、别有用心者的"恶意介入"等都可能导致卫生健康机构陷入危机。

（四）社会因素

媒体从业人员可能由于自身医学认知的不足，或打着同情弱者的旗号，对卫生健康机构发难，或者推波助澜。服务对象及其家属很容易受自己情绪的影响，他人的唆使，乃至医闹非法团体的挑唆，对卫生健康机构构成危机。

第二节　认识卫生健康机构的危机

一、卫生健康机构危机的特点

（一）意外性和突发性

出乎意料和突然发生是所有危机的一个显著的、共同的特点，卫生健康机构危机也毫无例外。危机往往是在人们毫无思想和意识准备的情况下发生的意外事故或者事件，突然发生、出乎意料、难以预测。在危机发生前，往往没有特定征兆。危机时常发生在管理者、从业者和服务对象意想不到的时间、地点，并且人们往往认为危机不应当或不可能发生。由于人们在思想上没有准备，危机可引起人们情绪上的不稳定。如果卫生健康机构没有做好充分的危机应对准备，将会导致正常工作秩序出现不同程度的紊乱。

（二）危害性和破坏性

由于卫生健康机构的特殊社会功能和特殊服务对象，很多危机本身就是生命健康安全相关的事件。这种危机事件很可能是损害了人的生命健康安全的意外事件；也可能是危机造成的次生性的健康损害。这种危害性和破坏性既有无形的危害，也有有形的危害；既有当即发生的危害，也有潜在的危害；既有声誉上、形象上的损害，也有财产上的损害；严重的危机还会导致卫生健康机构发展前景的破坏。

（三）应对紧迫性

卫生健康机构的危机一旦发生，对机构的危害性会在短时间内蔓延扩散。因此，管理者和相关组织必须在最短时间内研究并制定有针对性的合理决策，迅速采取有效措施进行应对，控制和减轻危机所造成的威胁、破坏和损失。发生危机时，留给卫生健康机构做出的反应和处理的时间十分紧迫，如果在慌乱之中决策有误，或者反应迟钝、应对迟缓都可能会带来巨大的损失。因此，当危机发生或可能发生的时候，必须在最短的时间内按照应急预案启动响应机制，收集相关信息，尽可能准确地评估危机的程度，并在规定的时间内完成应对工作，及时反馈。

（四）社会性和聚焦性

由于卫生健康机构的公共属性、公益服务性以及与人的密切性，人们普遍把卫生健康服务看作政府服务和社会福利的一个窗口。由于健康需求和卫生健康服务之间的矛盾，以及复杂的社会因素，在常态状况下卫生健康机构及其提供的服务就已经是社会普遍关注的焦点。一旦危机事件发生，特别是那些可能危害了服务对象健康和利益的意外事件，经过多元的、高速的、传统型的和现代的媒体传播，在短时间内就能聚焦公众的目光和注意力，成为社会公众关注的焦点和热点问题，甚至成为卫生健康领域的一个社会危机。

（五）应对脆弱性

卫生健康机构的危机，是应对和控制难度很大的危机。面对可能发生的危机，卫生健康机构从一定意义上讲是一个弱势群体。第一，医学科学和技术的局限性。卫生健康服务是技术风险极强的活动,对一些医学上的风险和潜在危机,尚缺乏预防和控制的能力和手段。第二,卫生健康机构的危机涉及服务承受者的生命健康或者经济利益,很多危机可以说人命关天。一旦发生危机,涉及的群体往往情绪激动甚至失去理智,拒绝不利于自己的信息,不愿面对现实等。第三,公众舆论的倾向性。卫生健康机构一旦发生危机,社会舆论常常倒向卫生健康机构的对面。第四,在一些情形下,机构内部工作人员因危机对其私人利益的危害或者社会公众对危机事件误解等蒙受委屈,引发情绪波动和不满,增加了卫生健康机构应对和控制危机的难度。第五,危机意识、管理措施和手段薄弱。卫生健康机构的管理者业务干部多缺乏必要的危机意识、知识和危机传播经验,缺少日常的危机预防和管理制度机制和应急预案,一旦发生危机各方面难以适应和理性应对。

(六) 双重性和挑战性

任何一个卫生健康机构的危机都有它的双重性,不仅对卫生健康机构造成威胁,同时也会带来新的机遇。危机对机构无疑是一种潜在的或者已经发生的危害,是对正常运行和今后发展的一个严重的障碍,机构到了危险、困难、压力和困境的时刻。危机仍然能给危机主体带来难得的机遇:第一,在危机时刻,如果应对得当可以使卫生健康机构内部形成空前的凝聚力;第二,危机事件会引起政府、管理部门、社会方方面面的高度关注,对危机的应对和传播管理得当,危机主体会赢得更多理解;第三,通过危机的应对和控制,可以发现管理中的薄弱环节、存在的问题,及时进行改革和完善,使卫生健康机构获得新生和发展。因此,危机对机构领导者、管理者的领导艺术、组织领导能力、综合管理能力和水平以及职工的素质能力等都是一个极大的挑战。危机处理好了可以变危机为机遇、为动力,在应对危机的过程中,使机构得到改革、完善和创新发展。

(七) 多元性和潜在性

所谓多元性,是讲卫生健康机构危机生成的原因是多元化的,包括内部因素和外部因素,技术因素和管理因素,机构因素和人员因素等。卫生健康机构危机的类型是多元的,危机带来的威胁、危害也是多元的、复杂的。

所谓潜在性,是讲卫生健康机构的危机,多数是在常态的卫生健康专业服务中就已经潜伏存在,或者说卫生健康技术服务是潜在着危机的服务活动。这是由于卫生健康机构的社会功能、专业服务行为自身存在的技术局限性、服务结果的双向性,服务承接主体的特殊性,服务行为与人的生命健康的密切性等所决定的。

(八) 扩散性和转化性

卫生健康机构危机,虽然仅是一个机构、一个主体发生的危机,但是这种危机一旦发生或者爆发,它即具有扩散和转化的可能性。我们说扩散一般是危害范围、危害程度、社会影响的扩大和蔓延,是以量为主的变化;而转化则是危机可能产生质的变化,由一个机构的危机、局部的危机,转化为系统的危机、领域的危机,转化为政府和社会层面的危机。

第一,因卫生健康机构的社会职能所决定。卫生健康机构有一个较庞大的职业共同体,在这个职业共同体范围内,卫生健康机构虽然是一个独立的法人主体,但是它与职业共同体中的其他成员具有极其多的相同点、共同点,一个机构的事件很容易引发公众的联想,把这个事件与其职业共同体联系起来。因此,一个机构的危机,尤其是与其社会功能相关的危机,存在着转化为系统性、全领域危机的可能性。第二,在前面讲过,卫生健康服务是一项公共服务,是政府向社会成员提供的公共服务、社会福利、社会保障的一部分,是与国计民生密切相关的社会事业。一个卫生健康机构爆发危机,尤其是与其提供的公共服务密切相关的危机,在其蔓延和扩散的过程中,公众很容易联想到政府、联想到社会保障制度和机制。

因此,一个卫生健康机构的危机很可能会转为政府层面和一定范围的社会危机的风险。

二、卫生健康机构危机的分类

卫生健康机构的危机可以从多个角度进行分类,但是无论是哪一种分类方法都不是绝对特异性的,一般与其他领域或者组织、机构的危机分类方法是相同或者近似的。卫生健康机构危机按照不同的分类方法可以分为不同的种类或者类型。

(一)按照危机的来源和形成原因分类

可以将卫生健康机构的危机分为内部性危机和外部性危机。这种分类主要是考虑危机诱发因素和来源进行的分类,即危机来源于卫生健康机构内部因素,还是来自于社会的或者机构的外部因素。内部性危机一般是指由于卫生健康机构内部环境不和谐、内部管理缺陷、工作人员素质、服务质量和服务产品缺陷等因素导致的危机;外部性危机一般指由于卫生健康机构外部环境变化、卫生健康领域突发事件、与卫生健康机构正常运行密切相关领域及相关主体突发事件、与卫生健康机构生存发展和功能密切相关的政策变化、突发的自然灾害、信息不畅或者信息不对称使社会产生误解等因素导致的卫生健康机构危机。

(二)按照危机的性质和发生过程分类

可以将卫生健康机构的危机分为意外事故危机和自然事件危机。这种分类主要是考虑危机性质是人为可控的危机,还是自然环境中不可控的危机。即危机原因和发生是人为或者管理事故,还是自然灾害事件或者不可抗力造成的。事故性危机是指卫生健康机构因发生与技术服务内容相关的业务技术类事故,例如医疗机构发生的医疗事故、计划生育技术服务机构发生的计划生育技术服务并发症事故、疾控机构发生的免疫预防接种事故,医疗卫生机构发生涉及人员损伤、财产损害的安全事故等导致的危机。自然事件危机,一般是指由于洪水、地震、传染病暴发流行等自然事件导致的卫生健康机构危机。

(三)按照发生危机的部位或者机构运行环节分类

可以将卫生健康机构的危机分为医疗等业务活动的危机、后勤保障中的危机、机构(行政)管理中的危机。这种分类方法主要是根据卫生健康机构的一般管理和运行规律进行的分类。卫生健康机构管理一般分为三个大的方面,即核心业务管理、后勤管理和行政事务管理,危机发生在卫生健康机构管理中的哪一部分,就是哪一类危机。医疗等业务活动中的危机一般是指卫生健康机构在医疗、预防保健、计划生育等技术服务中发生事故或者事件,与服务对象争议纠纷等导致的危机;后勤保障中的危机是指卫生健康机构后勤保障系统意外事故、事件,例如供水问题、供电问题、电梯、锅炉、食品安全等方面导致的危机;机构(行政)管理中的危机一般指卫生健康机构管理层的决策失误、管理失误和缺陷、领导人胡乱指挥、管理制度机制不完善、公关和信息传播失误等因素导致卫生健康机构危机。

(四)按照危机与机构功能的关系分类

可以将卫生健康机构危机分为专业(特异)性危机、服务性危机和一般组织(机构)危机、运行管理危机等。这种分类是考虑到危机与卫生健康机构的服务功能是否有直接关系,是否有一定特异性的分类方法。专业服务性危机一般是指与相关卫生健康机构特殊服务功能有关的危机,此类危机对卫生健康机构而言具有一定的特异性,在其他领域的社会主体中不会发生,例如医疗机构中的医疗事故和争议、疾控机构中的"疫苗事件"和"菌毒种泄漏"、计划生育技术服务机构的计划生育事故、采供血机构的临床用血污染等事故事件导致的卫生健康机构危机;一般组织(机构)危机、运行管理危机多指在卫生健康机构运行中,由于管理因素、社会因素、人为因素等导致的影响卫生健康机构运行、生存、信誉、形象等的危机,例如人事危机、财务危机、安全生产危机等,这些危机并不是卫生健康机构的特异性危机,在各种不同领域的社会主体中都有发生的可能。

(五) 按照卫生健康机构的一般管理要素分类

可以将卫生健康机构危机分为决策危机、人事管理危机、财务危机、后勤管理危机、安全管理危机、机构资产危机、业务技术危机、服务质量危机、公共关系危机等。这种危机分类方法是根据卫生健康机构正常运行过程中的不同点位、不同阶段、不同环节、不同管理要素以及这些要素、点位的功能作用进行的机构危机分类。决策性危机主要是指由于卫生健康机构管理层在机构发展方向、重大事项、重大工作项目、重大建设项目的决定等失误导致的危机;人力资源危机是指卫生健康机构人事管理、人才引进、人才培养、分配制度等方面导致的机构危机;财务管理危机是指卫生健康机构财务管理问题、经济问题导致的机构危机;安全管理危机是指各种意外安全事故事件导致的机构危机;机构资产危机是指卫生健康机构的产品、物品、仪器设备、房屋设施等方面导致的机构危机;业务技术和服务质量危机是指涉及卫生健康机构业务技术水平、服务标准、服务质量方面的机构危机;公共关系危机一般是指卫生健康机构内外关系不协调、信息传播对外宣传失误、与领域内外相关机构矛盾冲突等导致的机构危机。

(六) 按照危机对卫生健康机构损失的状态分类

可以将卫生健康机构危机分为有形危机和无形危机,如人身安全危机、财产安全危机和形象危机、信誉危机等。这种分类主要看危机事件造成了卫生健康机构的哪一类损失,或者说带来哪一类威胁。有形的危机一般是直接导致卫生健康机构或者服务对象人身安全伤害、经济或财产损失,或者对卫生健康机构造成重大财产、经济利益方面的危害的危机,是可以看得见摸得到的危害;无形危机一般是指没有给卫生健康机构或者服务对象造成人身伤害或者财产损失,没有重大财产、经济利益的危害,主要是危及卫生健康机构社会形象、社会信誉的危害。

(七) 按照危机与卫生健康机构运行状态的关系分类

可以将卫生健康机构危机分为常态危机和非常态危机。这种分类方法主要是考虑危机发生的性质是卫生健康机构常规运行状态下即潜在的风险和危机,还是一种非常态的突发危机。常态危机即常规状态危机,主要是指卫生健康机构由于自身职业特点、服务行为特征,在其常规运行过程中潜在的风险和危机,例如医疗行为结果的双向性,任何一个医疗措施都存在风险性的一面,任何机构在运行中都存在竞争的问题,任何管理措施都有一定风险。在卫生健康机构常态运行中潜在的风险和危机一旦发生,就是常态性危机;非常态危机也称突发危机,这种危机不是在卫生健康机构常态运行中出现的危机,或者说与卫生健康机构运行没有直接关系,例如各类突发公共事件、传染病暴发或流行,洪灾、震灾、火灾等自然灾害,以及突发公共事件和重大事故伤亡救治等引发的危机。

三、常见卫生健康机构危机的表现形式

（一）卫生健康机构的决策危机

所谓决策危机也可以说是战略性危机。主要是卫生健康机构的管理层，在本机构的重大发展方向上、重大事务的决策上错误，给机构带来的危机。例如在医药卫生体制改革过程中，机构转型、体制改革、机制创新中，卫生健康机构领导层面对改革的政策要求、新的形势、新的机遇等机构外部社会环境变化，认识理解不够全面或者有重大失误，对机构的发展方向、专业特色、基本功能任务、资产性质等没有很好的把握，盲目追求所谓搞活机制、发展业务、引进资金、引进人才、引进管理机制或经验等，盲目的改制、托管、出租承包、扩大病床、扩展业务、开展新项目，盲目的或者违法违规的进行融资等，使卫生健康机构改革偏离正确的轨道，机构的基本社会功能丢失，员工怨声载道、人才流失，经济失控，服务质量、机构社会信誉、机构社会形象等受到危害，使机构的发展前景、常态运行、经济状况、内在凝聚力等陷入困境，导致机构发展、生存、正常运营的重大危机。

（二）卫生健康机构人事管理危机

人事管理危机用现代管理的理念也称为人力资源管理危机。在卫生健康机构的管理中，由于卫生健康机构的基本性质、社会功能、服务手段等，人事管理具有举足轻重的作用。人力资源属于卫生健康机构的核心竞争力，失去人才就会失去竞争力，人员不稳定机构就难以正常运行。卫生健康机构的人事管理危机是多元化的，其表现形式是多元的，引发因素也是多元的，带来的后果也是多元且严重的。

卫生健康机构人事或者人力资源管理中的危机主要表现有：第一，人才的流失，包括高层技术人才的流失，也包括重要岗位员工的流失。造成人才流失的原因可能是多方面的，例如政策上的医生多点执业、鼓励人才合理流动；待遇机制的多元化，人才向高报酬、高待遇方向流动；内部管理对人才缺乏吸引力和凝聚力等。核心业务人才流失后，会导致机构核心业务发展危机、机构整体发展危机、机构信誉的危机，以及在领域内竞争的危机等；第二，人力资源过剩危机，主要指人力资源存量或配置超过卫生健康机构战略发展需要，或者是人员严重超编产生的危机。造成原因也是多方面的，例如资源调整中，机构合并、转轨、转制，相关人力资源的盲目储备，相关人员向高层级机构盲目集中，机构规模、服务功能缩减等，造成有用人才、高层人才流失和低层人员流动不走，导致卫生健康机构人才配比不科学带来的危机；第三，人力资源缺失性危机。主要包括卫生健康机构人力资源结构不合理，技术能力上的配比、年龄上的配比、专业上的配比失衡，机构人员中的业务素质、职业道德素质、敬业精神等缺失或者不足等引发的危机；第四，核心性人物变故性危机。机构领导、关键学科带头人变动，关键人物出现意外事件、违法犯罪等造成的危机；第五，人事事件性危机。例如工作人员集体上访、集体罢工、关键人士突然辞职或外调、群体性怠工等。

可能造成人力资源危机的原因有很多，例如激励机制不合理，在绩效工资中分配大锅饭，职工对所得待遇不满意；卫生健康机构忽略机构文化和机构精神，没有吸引力、凝聚力；机构只想自身发展，不关心内部人员发展；机构领导能力差，缺少创新、沟通，协调能力、控制能力等不足；当然也有社会因素的影响。一般情况下，导致机构人力资源危机多是复合因素。

（三）卫生健康机构财务危机

财务危机是企业管理中的一种常见的非常重要的潜在危机。卫生健康机构作为一类社会经济主体，当然也有财务危机问题。所谓卫生健康机构财务危机一般是讲，卫生健康机构无力偿还债务，经费收不抵支，难以维持机构正常运转的危机。财务危机是卫生健康机构处于经营性的现金流量不足以抵偿现有到期债务，从而不得不采取改正行动的状况。在卫生健康机构规模和业务快速增长，必须加大投资力度时，非常容易出现资金周转不灵或现金断流的问题。

财务管理是卫生健康机构经济工作的核心，尤其是在一些卫生健康机构运行管理逐步引入市场和企业机制或者实行企业化管理的情况下，财务更是这些卫生健康机构正常运行的支柱，财务危机的管理也是卫生健康机构危机管理的非常重要的组成部分。卫生健康机构的财务危机大多数情况下都有一个渐进的过程，由某一个诱因突然爆发成为机构的致命危机。其主要原因有：第一，财务管理上的决策失误，卫生健康机构不熟悉财务，对投融资项目缺乏周密系统的分析和研究，盲目投资未达到预期目标；第二，机构资金结构不合理，资产和负债比例结构失衡，负债过度，偿债能力减弱，财务信誉下降，无法偿还到期债务或无法获得新的融资；第三，财务管理机制不完善，一些机构由于长期的公益性运转财务机制、计划经济财务管理的制约，缺少现代经营管理理念和财务经营机制，没有理性的经营性、市场化财务管理，影响合理流转；第四，缺少健全的内部财务监控机制，资产损失责任追究制度，对财经纪律置若罔闻，难以进行有效的约束，财务风险极易发生；第五，财务人员素质不高，缺乏风险和危机意识，以及对前期财务风险预测和判断能力；第六，意外的人为因素，例如正常运营资金因违法违规行为被挪用、非正常流失、重大资金被骗或被盗等原因导致卫生健康机构财务危机或者财务性危机。

（四）卫生健康机构后勤管理危机

卫生健康机构后勤管理，是卫生健康机构核心业务系统，是实现机构社会功能任务正常运转的支持保障系统，是很多卫生健康机构如大型医院发展的决定因素之一。传统意义中的卫生健康机构后勤管理，一般包括五个大的方面：机构的经济和财务管理、消耗性物资供应管理、设施设备运行管理、辅助性服务管理、非专业业务的安全管理。现代管理不断专业化、精细化，财务和经济管理、医院安全生产管理逐步成为专业很强的管理系统，成为卫生健康机构核心管理系统之一。因此，我们描述的后勤管理，主要指卫生健康机构的总务管理、机构保障性服务管理。包括卫生健康机构的房屋建筑管理、设备维修保养管理、物资供应管理、膳食服务管理、环境卫生管理、交通秩序管理、生活服务管理等诸多方面。这些管理内容是卫生健康机构正常运转不可缺少的保障，是卫生健康机构是否达到一定现代化的标志之一。

卫生健康机构后勤管理，是保证机构正常运行关键环节之一，每一个点位都可能潜在特定的风险因素，一旦发生风险事故或者危机事件，就会导致这个环节上的瘫痪，影响整个机构的正常运行和品牌形象。例如：卫生健康机构供水、供电问题引发的危机；卫生健康机构设施设备不能正常运转引发的危机；重要物资不能及时供应、重要物品质量缺陷引发的危机；职工食堂或者营养食堂问题引发的危机；卫生健康机构后勤社会化管理后，在体制上、机制上、与业务系统的衔接配合上，以及承包管理方与机构服务对象冲突问题等引发的危机。后勤领域遍布机构的各个角落，有些是机构的第一窗口，是服务对象对机构的第一感官印象。后勤管理中的风险事件有些可以直接呈现为机构的严重危机，有些看似微小事件一旦处理不好,也可能导致严重的机构危机,有的还会引发系统的、领域的危机,需要管理者高度重视与科学应对。

(五) 卫生健康机构安全管理危机

卫生健康机构安全管理,一般包括机构管理的方方面面,只要潜在对人员伤害、对财产损害、对环境污染因素的角落和活动都有安全管理的问题。

广义的机构安全包括业务技术服务的质量安全、相关服务产品安全、设施设备安全、消防安全、饮水和食品安全、治安安全等。但是卫生健康机构是一个专业性极强的服务机构,其业务活动是一种与人的生命健康密切相关的服务活动,其安全管理有着特殊的意义和要求,对机构主要业务技术质量安全危机问题,本书有专题讨论。

这里主要讲相对狭义的安全问题,即业务专业技术质量安全之外的生产安全管理范畴的安全事项,相当于医院管理领域的安全问题,或者卫生健康机构内部管理的安全问题。因此,卫生健康机构的安全管理危机,主要指卫生健康机构内部因安全管理不利因素造成的卫生健康机构危机,这类危机与企业安全危机、其他领域机构的安全危机有很多相同或者相近之处。主要表现为:机构各保障系统管理环节中,安全责任不明确、安全管理体制不健全、安全防范不严密、违反安全操作规程、安全检查疏忽、人为的肆意破坏等导致的机构员工或者服务对象的意外人身伤亡事故、财产损害事故或者事件。例如:食堂发生食品安全事故,二次供水污染事故,危险化学品泄漏事故、医疗废弃物管理不善污染环境事故、供水供热锅炉意外事故、电梯故障意外事故、漏电伤害事故、房屋设施损害事故、意外失火事故、机构失窃事故、重大交通事故或者事件、机构内的治安安全事故等。这些事故、事件一旦造成服务对象、机构员工、相关人员的生命健康危害,造成本机构财产、其他机构或个人财产危害损失或者社会环境的污染等,就会成为卫生健康机构的危机,甚至很可能成为非常严重的危机、灾难性危机。卫生健康机构的意外伤医、伤人事件、跳楼事件等人身、财产损害的事件也属于卫生健康机构安全危机的范畴。

(六) 卫生健康机构法律危机

所谓卫生健康机构的法律危机,一般是指卫生健康机构涉法、涉诉、涉罚事件引发的机构危机。卫生健康机构的危机很多都属于法律危机的范畴,法律危机种类目前尚无十分成熟的分类方法,大体上可以从 4 个方面认识分类问题:

(1)按照直接引发因素可以分为:因涉及卫生健康机构的有效法律文件引发的危机;因与卫生健康机构有关的法律事件引发的危机;因卫生健康机构及其工作人员某些涉法行为、活动的潜在法律风险没有预防、控制或者回避导致风险发生引发的危机等。

(2)按照事件的法律责任类型可以分为:民事争议纠纷类法律危机、行政责任类法律纠纷、刑事犯罪类法律纠纷等。

(3)按照行为的法律属性可以分为:服务责任类法律危机、合作合同关系法律危机、行政违法类法律危机。

(4)按照合同的内容可以分为:业务合作纠纷引发的法律危机,物品(药品、器械、物资)买卖、对外服务、加工服务、基础建筑等合同关系引发的法律危机,与员工劳动合同关系法律危机等。

按照以上 4 方面分类,卫生健康机构可能遇到的法律危机有:第一,违反卫生法引发的危机。在常态运行的状态下,由于高层管理者、从业者故意或者过失违反卫生管理法律法规的规定,导致机构或者从业者出现违法事件,产生违法行为后果和(或)争议纠纷,或者被卫生等行政机构追究责任、予以处罚(停业整顿、吊销许可证)等引发的危机;第二,违反其他行政管理法规引发的危机。卫生健康机构业务管理、行政管理、后勤管理活动违反相关法律法规的规定,被有关部门依法追究行政法律责任、予以行政处罚、查封冻结财产等引发的危机;第三,民事违法或者过错引发的危机。机构负责人在处理相关利益关系时违反法律法规规定的原则、程序、形式,导致法律上的失误,使机构的财产、利益造成重大损失引发的危机;第四,机构核心人物违法犯罪引发的危机。机构或者机构内领导、关键人员被追究刑事责任或者收监、受审等引发的危机;第五,使用违法药械等物品引发的危机。机构正在从事的某项业务服务、正在从业的某些工作人员、正在使用的某些器械、药品、物品等被有权机关宣布为违法违规或者不符合国家标准等引发的危机等。

卫生健康机构的法律危机表现形式或者形成因素很多,例如:服务行为、服务范围、医学技术和人员资质管理不符合法律法规规定、劳动关系不符合劳动合同法的潜在法律危机;机构管理制度不符合国家法律规定,或者侵犯了其他主体的合法权益等潜在的法律危机;机构相关活动侵害其他主体专利权、商标权、著作权、名称权、商业秘密等知识产权,特许经营等权利潜在的法律危机;机构在运行和发展中接受产品或服务签订合同,包括药品器械买卖、后勤保障服务、基建工程、技术开发合作、各类保险、卫生保洁等人员劳务合同等都潜在一定的法律危机;机构及其工作人员违反廉洁自律法律法规等潜在的法律危机;工作人员违反卫生健康技术操作规范的潜在法律危机;使用的医疗仪器设备、药品、消毒产品等不符合法律法规规定引发潜在的法律危机等。

(七) 其他危机

除上述危机之外还有一些卫生健康机构的危机,例如卫生健康机构业务运行危机,包括卫生健康机构的服务和技术质量危机、与相关主体关系的危机、与服务对象的纠纷危机;卫生健康机构舆情危机;卫生健康机构突发公共卫生事件的危机等,这些危机本书都作为典型的卫生健康领域危机传播管理进行讨论,在此就不做赘述。

第三节　卫生健康机构的危机传播管理

一、卫生健康机构危机传播管理的原则

卫生健康机构危机传播管理的原则,是指导卫生健康机构实施危机传播管理的基本精神、原理和准则,应当贯穿于卫生健康机构危机传播管理的始终。具体工作措施可能非常得力,也可能有些不足,但只要符合基本原则,就不会出现本质性的错误,如果违背基本原则就会出现本质性偏差。

(一) 预防为主原则

所谓预防就是预先做好事物发展过程中可能出现偏离主观预期轨道或客观普遍规律的应对措施。在这里讲预防为主原则有两层含义:一是采取预防措施,排查风险隐患,消除风险因素,严控风险环节,防止发生风险事件导致危机;二是做好各项准备、预备多种方案、积极开展培训演练,随时准备应对危机。因此,就要求卫生健康机构在常规状态下,第一,建立

健全和严格执行规章制度、实施风险管理措施、建立高风险环节的监测控制机制、开展经常性风险排查,最大限度的降低风险概率,力争不发生风险事件和危机;第二,健全卫生健康机构内的危机管理组织体系,保证当危机来临时决策指挥、运作执行、信息传递畅通无阻,最大限度的控制危机带来的损害;第三,开展危机传播教育培训,培育全员风险危机意识和危机管理理念,日常自觉做好防范,一旦危机来临能够齐心协力,共渡难关;第四,建立危机监测预警机制,开展经常性危机检测、分析评估、随时发布危机警示;第五,要根据本机构特点及可能潜在风险、危机的类型、危害程度等,制定科学的危机传播预案或者危机应对预案,并开展培训演练,保证当危机来临时能迅速、理性、准确地依法科学应对。

(二)迅速控制原则

卫生健康机构是一个具有特殊功能的社会主体,它所面对的服务对象是社会公众,更多的是患者、是需要健康保护的人群,服务行为直接作用于人体。卫生健康机构的危机往往由于危害了生命健康的风险事件引发,直接关系到服务对象的生命健康安全。因此,迅速控制的原则对卫生健康机构尤为重要。

对卫生健康机构而言,危机传播中的迅速控制原则至少包括 3 层含义:第一,危机一旦出现,首先要迅速控制导致危机的风险事件的直接损失,特别是那些安全性意外事件或事故,例如食物中毒事故、电梯意外坠落等,第一要务是抢救伤者,尽可能不出现死亡、不出现危重者、需要延续救治的人越少越好,生命健康的损害越轻越好,这是后继危机应对处理的基础。有些地方在危机出现的第一时间,把全部注意力放到了查找原因、应对媒体上,忽略了病员救治,导致危机加重;第二,控制危害事件的危害范围,防止次生性危害事件。卫生健康机构出现的危机,一般都会有一个风险事件的爆发点,要控制爆发点的危害扩散,最大限度稳定全局,保持其他部位的正常运转。例如电梯坠落了,采取紧急措施保证其他危重病人抢救上下楼;药剂部门发生突发事件,采取紧急措施保证急危患者救治不受影响等,同时也不能使内部的注意力全部集中到爆发点,结果其他工作环节紊乱、出现失误,导致其他部位接受服务的人受到意外的损失,出现次生危害;第三,控制危机及其影响的蔓延。快速调查危机事件的事实真相,查明其发生的原因,尽可能真实、完整地将危机事件信息公布于众,同时注意保证信息的高度一致性,避免社会公众的猜疑和怀疑,力争把危机的影响降低到最小的范围。

(三)担当与切割结合原则

责任担当与责任切割是一个问题的两个方面,是一个统一的有机整体,辩证的统一。担当就是承认错误、承认缺陷,勇于承担责任;切割就是依法依规、尊重事实、公平公正分清主次分担责任。

勇于承担是卫生健康机构危机传播(当然也包括所有危机传播)中的一项重要原则。所谓责任包括依法依规应当做的事情、履行的职责和需要承担的不利后果。当危机出现时刻,作为危机主体的卫生健康机构,也包括机构的高层管理者、中层管理者和所有与发生危机有关的人员都要有担当精神,勇于承担应当承担的责任和后果。不能面对公众和舆论企图推卸责任、回避问题,应当承担责任的人要果断大胆地承担责任。在危机时刻卫生健康机构作为危机主体,面临强大的责任压力、诚信压力和应对能力压力。面对事实和法律,要勇敢地承认现实、承认错误和缺陷、承担后果,向公众和受伤害者致歉、表达诚意,有利于赢得认同、理解和信任,建立良好的沟通环境和氛围。

责任切割是勇于承担原则的另一个方面,就是面对危机在坚持勇于承担责任原则的同时,要依法依规果断进行责任切割。当危机出现时,卫生健康机构及其管理者不能一味盲目的承揽过错和责任,要依法依规、公平公正的切割责任。

第一,果断地将个人与机构的责任切割。面对危机事件,首先要明确事件领域内的活动是否违反了国家的法律法规、技术操作规范、上级机关相关要求,以及机构相应的规章制度;还要明确危害事件是个人因素、科室因素,还是机构因素所造成的。千万不能将个人责任上升为科室责任,更不能将个人责任、科室责任上升为整个机构的责任。如果责任是个体的,就是个别现象,是局部问题,机构责任就处于次要责任位置,带来的影响就小,也有利于危机处理。

第二,果断地将机构责任与政府部门的责任切割。机构面对危机,不能把责任向上推,不能把机构责任和政府责任捆绑在一起,不能企图把内部危害事件、内部危机的责任推卸为上级主管部门或者政策因素的责任,也不能把某些行为或者活动推卸为具有普遍性的现象。否则,危机和责任会无限放大,上升为全领域、全系统的危机。

第三,将服务对象责任与卫生健康机构责任切割。服务对象责任切割需要掌握时机和技巧。否则,会产生负面效果,激化矛盾,失去公众理解。服务对象的责任切割,要符合法律规定、公平公正、有说服力、有艺术性、有科学性,要情理相兼、同情安慰。例如:医疗机构告知病人明天出院,病人夜间猝死,出现危机。接待家属时首先是表达痛心、同情、理解和安慰。在其冷静下来,果断提出要查明死因必须进行尸检的意见,如果家属拒绝尸检,不能查明死因的责任就在服务对象一方,危机传播应对中就要进行公平公正切割。再如,伤害事件是由伤者违法违规造成的,卫生健康机构要迅速调查、收集和掌握关键证据,有理有据分割责任。

(四)内部统一原则

内部统一的原则,要求卫生健康机构在出现危机的时刻,第一要迅速启动危机应对预案,落实各系统职责任务;第二要将危机的有关信息真实、准确地在机构内部进行传递,最大限度赢得机构内的认同,最大限度地凝聚机构内全体工作人员的精神、才智和感情,形成应对危机的机构集体合力;第三要迅速在机构全体成员特别是危机传播管理组织成员中统一思想、统一认识,达成高度的共识;第四要统一收集和集中所有信息资源,统一进行归集、整理和分析,统一管理和发布;第五要及时确定和规划统一的口径,统一的接待窗口和发言人。任何人都不能未经危机传播决策领导人的同意和委托,对外发布信息和声音;第六要对与危机相关的人员,进行重点的应急性培训,指导相关人员在面对媒体和有关采访时,如何放下包袱理性应对,诚恳沟通。要杜绝因对领导人、对危害责任人以及对机构的个人恩怨,发布不合实际、不负责任的言论。

(五)真诚沟通原则

真诚沟通是危机传播中的一条重要原则,卫生健康机构发生危机后,要以真诚的态度和诚意,赢得服务对象、公众和媒体的认同、理解和信任。卫生健康机构要以服务对象和公众的生命健康为重、以服务对象和公众的合法权益为重、对服务对象高度负责。说明情况、认识错误和缺陷要有诚意;接受批评、指责和承担责任后果要诚恳;报告信息、说明事实、面对问题要诚实。要热情接待服务对象和家属,诚恳听取意见和批评,真实报告有关信息情况,耐心解释说明问题;要热情接待媒体记者,积极与媒体合作配合、真诚进行交流和沟通,真实提供相关信息。最大限度的赢得公众、媒体和服务对象的认同、理解、同情和信任。

(六) 依法科学、理性应对原则

在现代社会,公众的法律意识、维权意识很强。卫生健康机构危机传播管理,也必须坚持法制原则和方式,常规状态下要加强法制教育,培养全员法治意识和理念,自觉遵守法律法规的规定,依法约束行为、治理机构、防范风险事故。风险危机来临,要用法律的思维方式分析确定各种利益关系、分析判断危机事件中的问题和责任,尊重和强调法律事实、合法证据、合法手段、法言法语,讲权利义务、讲合法合规、讲规则程序和理由,依法维护各方权益,承担需要承担的法律责任。依法合规的采取危机应对措施,按照法律程序、方式和范围进行危机应对和处理。

卫生健康机构是一个科学性、专业性很突出的机构,卫生健康服务是技术含量、潜在风险性很高的服务活动,卫生健康机构应对处理机构危机,也要坚持医学科学性,有科学的态度、用科学的手段,不能违背医学科学和卫生健康技术服务的客观规律,要以科学的态度、方法、手段判断缺陷和失误,判断风险事件危害程度和后果,采取有效的控制措施。

卫生健康机构进行危机传播,还要遵循危机传播管理科学的理论和方法,树立危机意识、危机理念,运用危机传播思维方式,理性应对危害事件和危机影响,理性地解决问题、化解矛盾,创造性地化危机为机遇,借机发展抢占高点。要保持清醒、冷静,克服焦躁或恐惧,果断决策,统一指挥,措施落地,切实消除危机,创新发展机遇。

(七) 有效掌控信息原则

在危机传播中,有效掌握信息来源,畅通信息渠道、全面收集信息、正确分析判断信息,及时准确发布信息等,是危机传播沟通中的重中之重、关键中的关键。一旦失去对信息的掌控,也就失去了危机传播应对的主动。按照危机传播的3T原则,有效地掌控危机传播信息,第一,要牢牢把握信息发布的主动权、自主权,发生危机的卫生健康机构,在危机传播沟通中要强调危机传播主体方的调查结果、事实证据、客观实际、法律事实。面对危机,要沉着冷静、态度诚恳,据实力辩,据理力争,尽快把握局面;第二,不间断的发布信息。卫生健康机构作为危机传播主体不仅要掌握信息,关键是要快速并不断地发布信息,填补信息空白、漏洞,不给公众猜疑、推测或者非正规的不利信息传递留有空间;第三,发布的信息要全面、正确、真实、可靠。卫生健康机构要建立专门信息组织系统,牢牢把握信息来源渠道,全面系统收集信息、综合分析信息、遴选撰写信息发布稿,把全面的、真实的、准确可靠的信息传递给媒体和公众。

(八) 权威证实原则

在危机传播中,危机主体不能只靠自己发言说服公众,应当及时借助第三方的力量,赢得公众的信任和理解,进而摆脱危机的困境。卫生健康机构的危机传播管理中,对危机事件涉及的、公众有猜测的、媒体有疑问的、社会有误解的相关专业问题、技术问题,请符合法律规定、具有技术或专业权威性、具有社会认知性的第三方机构或者人士作出公断、发表意见,对消除公众误解、疑虑和不信任,重树机构社会诚信的良好形象非常重要。

权威证实的主体应当具有权威性,第一,首先应当选择法定机构,即法律法规明确规定的具有相关技术鉴定、裁决资质的机构,或者相关领域的行政主管部门、执法机构等;没有法定的机构,要选择依法成立的、具有主体资格的、且与判断事项相适应的专业机构;第二,要选择在业内主流专业业务技术机构、具有业务上、技术上的权威性的机构或者专家;第三,要选择具有一定范围内的社会认知性,公众有所了解认识其权威,能够被社会公众所接受、所认可、所信赖的机构和专家。应当引起注意的是,权威证实是对一定领域、一定范围特定事实,作出科学的、技术的、公正的、法律的客观判断,并按照判断结果作出客观的表述和说明,从而解除社会误解。机构在危机应对沟通中,不能试图借助权威部门或者第三方机构发表具有主观倾向性的有利于自己的言论,为自己摆脱危机进行辩解,因为这样会适得其反,加剧机构的危机。

二、卫生健康机构危机传播管理的一般措施和程序

卫生健康机构在运行发展过程中面临着多种危机,无论出现哪一种危机,都有可能破坏机构正常运行、严重影响机构的发展,甚至带来致命性的打击。卫生健康机构应对危机的基本措施主要集中 3 个方面,一是通过风险管理措施和危机管理策略,消灭管理各环节的风险因素,预防风险、规避风险,使潜在的危机消灭在萌芽状态;二是当风险和危机来临时,做出准确的判断、控制危机事件的扩展蔓延、进行良好的沟通使危机损失减少到最小的程度;三是做好善后、改革整顿、寻求机遇、创新发展。

(一)建立健全危机预警、风险管理体制机制

1. 健全卫生健康机构内的危机管理组织机构　一般应当包括 3 个层面:第一,在机构最高管理层面建立决策指挥体系。负责建立危机管理智库、制定危机管理制度预案、组织危机预测评估,进行危机判断,组织指挥危机传播;第二,在中层管理层面建立执行操作体系,必要时应当根据机构功能特点和风险取向建立专门的危机传播管理、预防应对的专业性危机管理运作组织,负责贯彻落实决策层面的决策和指挥要求,进行分解、细化、整合,工作落地;第三,建立统一管理的信息系统,统一规范收集、整理、分析、发布与危机传播管理相关的信息。

2. 培育全员风险危机意识和危机管理理念　在卫生健康机构的领导层、中层管理层和全体员工中,进行风险管理、危机传播管理的教育,树立卫生健康机构全员的危机意识,增强机构对全员的凝聚力,培养预防和应对机构的危机整体意识、责任意识,全员合力预防和应对危机。同时,根据不同岗位的需求,有针对性地进行危机传播管理培训,提高机构工作人员的危机管理知识,理性预防和应对危机。

3. 建立危机监测预警机制　一是开展危机风险监测。对各种风险因子、危机苗头等可能引起危机的因素和现象进行持续、严密、科学的监测;随时收集机构服务承接主体、社会公众对机构服务产品的反馈信息,收集掌握卫生健康领域、相关行业、服务群体信息,及时掌握危机变化的第一手资料;二是危机预测预报。对监测得到的信息进行甄别、整理、归类分析,并选择适宜的方法开展研判,对可能发生的危机及其紧急程度、危害程度等做出评估,进行预测,必要时立即发出危机预警,为快速、科学地应对危机赢得时间;三是预防和控制危机。对机构的风险因子、危机苗头、可能引发危机各种危害因素,在监测评估的基础上,分别采取应对措施和制定各种有效的预案,力争消除风险因子,避免危机的发生,或者尽量使危机的损失降到最低。

4. 制定科学的危机管理计划和应对预案　理性、有效、临危不乱的危机管理,关键在于机构对危机的正确预测评估和科学的应对预案。危机管理计划的内容包括机构危机管理的目标、影响机构的各类潜在危机情形、危机应急预案、应对处置流程等。有了危机管理计划

和应对预案,面临危机就可以齐心协力、有条不紊的从容应对,将危机的危害控制在最小范围。因此,制定危机管理计划和应对预案具有重要意义。

(二)依法科学理性应对危机

1. **迅速评估、准确判定** 卫生健康机构特别是内部危机管理系统,对各类危机征兆要有高度敏感度和应激反应性,迅速启动应激性的监测、评估、预警机制,对危机监测预警系统日常和应急监测信息资料进行分析、评估,科学、准确地进行危机判定,判断出危机种类、潜在危害及其程度、可能的社会影响等,并根据判断及时启动相应的危机应对预案。

2. **迅速应对、有效控制** 应对和控制的关键是一要快、二要准、三要有力度。卫生健康机构一旦发生危机,领导层要迅速作出决策,实施有效指挥,抢抓一切时间、迅速采取行动,做好3个方面工作:第一,迅疾控制危害事件的损失,组织救治、减轻伤亡、降低危害程度、安抚公众、缓和对抗、稳定全局;第二,迅速组织力量查明原因和事实真相,掌握关键证据、数据,统一信息发布渠道和口径,及时向公众公布真实信息和情况,把影响降到最小范围;第三,迅速启动相关善后,配合上级有关调查、做好媒体和有关方面的接待和解释。

3. **迅速启动预案,提出解决方案** 卫生健康机构要迅速启动应对预案。主动、真诚、快速反应、坚持公众利益至上的原则解决问题。要迅速组织调查研究,查清相关事实和法律规定,邀请权威机构和权威人士参与或者辅助调查,以赢取公众的信任。解决问题的措施和发布的信息应该具体、准确。

4. **科学并有针对性做好机构危机传播** 第一,要及时做好与服务承接主体的沟通,通报相关信息,尽可能照顾服务对象的心理和社会需求,最大限度的寻求认同,避免不必要的冲突;第二,要迅速与卫生健康相关机构的工作人员进行沟通,使机构各层面的管理者、工作人员等对危机及其应对形成共识,团结一致、齐心协力应对危机;第三,根据危机的具体情况在一定范围内做好沟通,争取认同。

5. **建立和实施新闻发布和发言人制度应对危机** 由机构新闻发言人统一对外发布信息,通过新闻发布会统一回答相关问题、澄清相关事实,寻求社会认同,化解社会误解。

(三)及时做好危机善后

危机善后主要是消除遗留问题和影响,寻求新的发展机遇,转危为安、转危为机。

1. **开展工作评估** 卫生健康机构在危及善后中,要全面总结和评估本次危机的应对和处理情况,总结经验查找不足。同时还要结合总结对本机构的危机管理工作,例如危机预警情况、危机应对预案、危机决策指挥体系、相关的制度和机制等进行全面评估,写出详尽评估报告。

2. **进行整改提升** 卫生健康机构结合本次违纪的处理情况和危机应对评估工作,查找和确定本机构存在的各类问题、隐患、风险因素,开展全面的整顿工作,特别要弥补管理工作缺陷,建立健全各项规章制度,完善机构内的管理体系,畅通信息渠道,强化责任落实,建立科学、良好的内部环境。

3. **寻求创新发展** 在危机过后,卫生健康机构领导和员工面临的一大考验,就是如何从危机的阴影中走出来,开发智慧和资源,树立和践行创新理念,开拓进取转危为安、转危为机,寻找新的发展点和发展机遇,大胆进行工作革新,使机构和事业获得新的发展。

第四节 案 例

案例一

哈尔滨"天价"医药费事件

一、案例概况

2005 年 11 月 21 日,中央电视台《新闻调查》节目播出的一起"天价住院费"的报道,引起举国关注。75 岁的 W 先生从 6 月 1 日到 8 月 6 日在哈尔滨 Y 医院住院治疗,67 天内花费了巨额医药费,患者最终死亡。患者家属因医疗费等问题与 Y 医院产生强烈纠纷并诉诸媒体,医院过度收费、管理混乱、过度治疗等问题见诸报道。有媒体以"最贵的死亡"对此事进行报道,因该事件涉及经费总额达"500 万元以上",成为当年影响最大的医疗纠纷案——尽管后续调查医院实际收费 138.9 万元,其中违规收费 20.7 万元。该事件引发的民众情绪及对医患关系造成的影响是现实而巨大的。

"天价医疗费"一经报出广受关注,各路媒体纷纷跟进。大多数媒体的报道都采用了《新闻调查》提供的信息,同时开展进一步的阐释和评论。在两个多月的时间里,媒体的报道方向基本都趋同,即是批评医生、批判医院,呼吁解决"看病贵"的问题。直至 2006 年 2 月,《财经》杂志发表了对该事件的深度调查报告,揭露出"天价医疗费"事件中的另一些问题:医院在自身管理上存在的弊端、病人家属对医疗活动的影响和主导、在抢救绝症患者过程中造成的医疗资源浪费等。该报道同时提供了诸多的细节,回应了之前媒体广泛报道和社会上流传的一些质疑,证实了之前报道的一些不实、夸大和误判。自此之后,关于该事件的报道渐渐平息。

二、哈尔滨"天价"医药费事件的危机传播管理分析

Y 医院的这起"天价医疗费"事件究竟真相如何?卫生部调查组先后于 2005 年 11 月、12 月和 2006 年 1 月三赴哈尔滨,就该事件和 Y 医院在事件中的问题进行调查,调查结论显示:Y 医院确实存在违规多收费的重大问题,并在病历管理、会诊制度、输血和血液运输等方面存在违规行为。

然而,卫生部的三次调查仍然无法证实在该事件中 Y 医院应单方面承担所有责任;患者住院 67 天花费百余万元的住院医疗费仍是基本事实;也无法证实之前媒体报道的 500 万元医疗费主要部分的自购药的总值是否是所谓的 400 万元;更无法确认病人家属所述的有关药品"被盗卖"是否真实。

(一) 67 天的救治

1. 事件过程 2005 年 5 月 16 日,75 岁的 W 先生入住 Y 医院高干病房,6 月 1 日转入 ICU 病房,8 月 6 日因抢救无效去世。入住 Y 医院之前,W 先生已发现淋巴瘤一年有余,曾在 Z 医院治疗 2 个月。除此之外,患者还患有慢性支气管哮喘,后演变成严重的肺心病,经常出现呼吸困难。治疗 W 先生的淋巴瘤需要化疗,但化疗又会加重呼吸困难症状,从而影响到肺心病。加之病人年龄很大,体质虚弱,使得治疗相当棘手。Y 医院 6 月 1 日出具的病危通知书显示:"B 细胞淋巴癌,COPD(慢性阻塞性肺病)哮喘,肺动脉高压,肺心病,化疗后全血细胞减少,肺感染,ARDS(急性呼吸窘迫综合征)……该患病情严重,随时可能出现生命危险。"而 W 先生入住的心外 ICU 全称心脏监护 ICU,主要接收心脏外科手术术后患者,

其收治范围不包括肿瘤晚期病人。

但是 W 先生的长子所请专家的意见发挥了作用。6 月 1 日凌晨 2 点,北京专家打电话给 Y 医院的医务科,建议将 W 先生转入心外 ICU 监护病房。上午 10 点左右,W 先生从该院的高干病房转入 ICU。

从 6 月 1 日到 8 月 6 日,W 先生由全国顶级专家为其会诊和制定治疗方案,包括各种辅助检查项目、检查频率,各种药品及其使用方法、副作用及观察指标等。Y 医院成立了抢救治疗护理小组,由一名主治医师、两名住院医师专门负责,贯彻执行北京专家的诊疗意见,并安排 4～6 人实施全面护理。

住院期间,先后有来自北京和哈尔滨的 20 多位专家来到 Y 医院,对 W 先生进行了 100 多次会诊,其中大会诊 27 次,电话会诊 25 次,会诊专家包括肿瘤科、ICU、外科、血液科、营养学等各方面的著名专家。患者病例记录显示,专家不仅给出了治疗方案,并就用药、具体用法和用量等给出详细意见。可见,W 先生的主要诊治意见都是外请的专家做出并具体指挥,Y 医院的医生只是执行并在医嘱上签字。这对于 Y 医院心外 ICU 来讲,毫无疑问是严重的违规行为。

在救治过程中,专家们已多次向患者家属表明:病人已是疾病晚期,且患者年龄大,化疗后身体状态差,治疗效果很难保证。但家属仍强烈要求不惜一切代价全力抢救,并要求加大治疗力度。因此,治疗期间使用了大量国外进口、价格昂贵的新药,各项检查的频率也大幅增加,医疗费用不断攀升。8 月 4 日,对患者的化疗结束,患者的肿瘤有所缓解,但整体身体状态却在恶化,终因多脏器衰竭,于 2005 年 8 月 6 日凌晨 2 点抢救无效死亡。

2. 此阶段的危机传播管理分析 Y 医院本身存在的管理缺陷是导致危机发生的主要原因,加强机构内部的管理是医院减少危机的根本措施。在本案例中,从危机传播管理的角度分析 Y 医院存在以下问题:

(1)违规治疗。在 Y 医院对 W 先生的治疗过程中,许多程序是违规的。如心脏监护 ICU 是否可以收治肿瘤晚期病人;在实际的救治过程中,外请专家制订治疗方案、指挥治疗,却由本院医生执行,这易造成责任的认定不明确。此外,W 先生主治医师曾在接受媒体采访中表示,真正由他签署的医嘱只占四分之一,其余大多数由实习医生签署,违反了 Y 医院的三级医生查房制度。调查组发现,Y 医院的确有涂改病历的事实,包括一些化验单、检查结果报告也都有涂改的痕迹。

(2)过度收费。W 先生的病案资料显示,Y 医院总共收费 1388392.44 元,调查组最终调查确认实际多收 20 余万元,占 16%。患者家属自述的 550 万元的总费用中,包括了其自购药品所花费的 410 万元。

(3)药品丢失。据 W 先生的家属向媒体表示,他们从国外买回共 400 多万元的药品交给 Y 医院;还自费购买了两台呼吸机、两台医用气泵和一台心电图方面的仪器,但最后发现药和医疗仪器都不知所踪。经卫生部调查组调查发现,药品确有丢失现象,但无法给出丢失自备药的数量和价值清单,原因在于双方没有对自购药品的完整的登记和退还手续。追根溯源,使用自购药品本身就是违规,管理当然无从谈起。

(二)诉诸媒体

1. 事件过程 在 W 先生去世后,其家属于 2005 年 8 月初召集两家法律机构,自行举办"关于 W 先生在 Y 医院 ICU 抢救期间医护人员违法违纪事件院方联合调查组会议",将 Y

医院"告上"媒体。尤其是随着11月21日中央电视台《新闻调查》节目的播出,Y医院进入了旷日持久的调查和应对之中。

2. 此阶段的危机传播管理分析 危机管理强调以最快的速度发布信息,特别是要主动沟通、充分沟通和尽快沟通。从8月起,Y医院应对中存在以下问题。

(1)回避过失。在患者W先生的家属诉诸媒体之后,Y医院也展开了调查,并于9月2日得出了初步调查结果:承认医嘱单、医嘱执行单和明细对账单之间存在诸多不符,但同时却指出,医院不但没有多收钱,反而还漏收了130多万元。而在相关的采访中,不少医院相关的同志纷纷表示此事跟自己无关。

在危机事件发生以后,最好的做法是让公众更多的了解真相,勇于承担责任,以保证公共利益的最大化。从Y医院高层领导到中层干部,再到普通医护人员,几乎所有面对镜头的员工,都会选择类似于"我不清楚"的回答,拼命地想把自己从责任中摘出来。这表明,在这事件中Y医院想做的第一件事就是摆脱责任。不敢承担责任、不愿承担责任使危机管理陷入这样一个悖论:一方面是媒体和公众对Y医院能够站出来承担责任的期望,一方面却是医院极力推卸责任的所有尝试。即使是在Y医院的医疗质量整改小组成立后,其工作重点还是在调查药费的来龙去脉,其目的无疑是要"洗脱罪名",而忽视了患者和公众的利益。重事实澄清而轻价值重建,重事由辩解而轻规则再造便是Y医院失败之重症所在。勇于承担责任,让媒体和公众了解医院的诚意,永远是最正确的危机事件应对之道。

(2)缺乏应对。危机事件发生后,应该有一个坚强有力的专门组织作为领导核心来开展危机管理。但是在8~11月,Y医院并未成立相关的组织。直到中央电视台《新闻调查》栏目播出"天价住院费"节目后,Y医院方才成立了医疗质量整改小组,由医院院长和党委书记任组长,各分管领导任副组长,下设三大组,包括ICU、医务科、护理部、血库、药学部、检验科、物价科、供应科和计算机室等科室人员。其目的是调查W先生的医疗费用。事实上,Y医院忽视了危机管理中最重要的,就是如何与媒体和公众沟通,将事件的真相传递出去。在任何一个新闻事件中,错误的永远是沉默的一方。因此,Y医院的危机管理小组中缺少了这样几项十分重要的关键性任务安排,即与媒体开展沟通;安稳内部工作人员;与患者家属"交涉";应对其他患者的质疑;征询上级主管部门的意见并获得支持。

正确的做法是,Y医院8月份就应当成立危机管理小组,由院长和党委书记担任总指挥,同时设立至少包括以下几方面的小组:一是决策咨询组,负责调查研究事件涉及的内部科室、部门,收集和分析相关信息;二是战略决策组,负责汇总各方面信息,为决策提供依据和参考,牵头制定危机管理计划;三是信息沟通组,承担与媒体、公众及病患的沟通工作,并将相关信息及时反馈至战略决策组;四是操作执行组,根据危机管理计划,拟定具体实施方案,包括日程安排、人员安排与任务分工等,并具体敦促落实;五是对上沟通组,应由院长或党委书记直接领导,及时准确地向上级汇报危机管理进度,必要时寻求上级支援。

(3)媒体失声。就在Y医院深陷"天价医药费"危机之时,11月29日至12月5日的《科学发现报》A11整版刊登了一篇题为《一切以病人为中心、全心全意为患者服务——Y医院抓行风建设成果显著》的文章。这是医院单方发布的"公关稿",旨在摆脱困境、正面宣传。值得肯定的是,Y医院在危机中积极重建形象,但是具体做法却不够明智。在危机发生时,积极地通过恰当的媒体,应用合适的素材,通过恰当的表述,积极发布信息是非常关键的。但是Y医院的这篇公关稿却有着发布时机延后、信息内容失当、发布渠道狭窄的缺陷。

事实上,明智的做法是Y医院应当将危机限定在ICU病房,对ICU病房进行全面调查、改革或处罚,并将全过程向媒体"通报",使公众了解所作所为。在这个时候,可以通过机构的新闻发言人,进行统一的信息发布,以免因医院的最高领导者说错话而无法挽回。此外,对于媒体的选择也是非常重要的。Y医院将"公关稿"发在发行周期为一周的《科学发现报》上,其对受众的覆盖面和影响力十分有限,与Y医院所面临的媒体和公众舆论压力显然极不相称。面对这样的舆论压力,医院应该正确把握媒体的运行逻辑,针对性地设计信息的内容和形式,并寻找到合适的媒体,从不同角度和层面传达积极信息。

案例二

安徽"丢肾门"事件

一、案例概况

2015年6月,安徽宿州L先生发生交通事故,入住徐州X医院手术治疗。术后L先生在山东S医院检查,结果显示"右肾未见确切显示"。据L先生自述,接连检查了七八家医院结果都相同,使得他怀疑是当时手术时的主刀医生把自己的肾"拿掉了"。

随后的调解过程中,L先生向医院索赔200万元,调解不成。2016年5月5日,安徽《新安晚报》一篇《我的右肾去哪儿了》对L先生右肾离奇失踪的消息进行了报道。随即,"术后右肾失踪"事件迅速发酵,在各大社交媒体引起热议,一时间引起社会的强烈关注,当事医院和医生也因此陷入舆论漩涡。

江苏省徐州市卫生计生委立即组成调查组对此事进行调查,并于5月10日晚公布最终调查结果:经调查组委托的第三方医疗机构检查确认,L先生术后右肾存在,目前呈现为外伤性移位、变形、萎缩。

2016年7月,新安晚报社对涉及该事件报道的当事编辑、记者及相关责任人作出调离原岗位、停职、罚款、诫勉谈话等处理。安徽省新闻出版广电局对新安晚报社作出通报批评并处以警告、罚款1万元的行政处罚。11月10日,国家新闻出版广电总局公开通报《新安晚报》发布虚假事实报道。

二、"丢肾门"事件的危机传播管理分析

针对任何一个舆情事件,卫生健康机构在开展调查,还原真相的同时,更要做好新闻宣传和积极的舆论引导,因为在任何一个事件中,错误的永远是不说话的一方。更何况现在是一个全媒体的时代,信息量呈几何级数增长。医务人员在关心自己的专业业务的同时也要不断提高应对媒体的能力。在这一案例中,尽管医院和医生在事件的过程中并无过错,但是无论是之前医患的沟通中,还是事后医院的应对,都还是有探讨的余地。

（一）肾是怎么"丢"的

1. 事件过程 2015年6月12日,安徽宿州L先生发生车祸,当时被紧急送往当地的W医院,急诊检查结果显示"右侧外伤性膈疝,右侧多发肋骨骨折、右肺挫伤、两侧胸腔积液、肝、右肾挫伤、胸腰椎棘突及横突多发骨折"。在W医院住院8天后,因治疗效果不佳,6月19日,L先生连夜被转院到100公里外的徐州X医院。

经过家属沟通后,第二天上午,胸外科医生为 L 先生进行了"经胸膈疝修补术、肋骨内固定术和肺纤维板剥脱术"。由于 L 先生的多个脏器发生挤压、损伤、位置转移,手术还请来了泌尿外科、肝胆外科和普外科的医生共同会诊。然而手术后由于切口感染,L 先生持续高热,并始终处于昏迷、半昏迷状态。术后,其主治医生分别于 6 月 21 日和 6 月 25 日对 L 先生做了胸腹部、腹部 CT,并于 7 月 1 日进行了胸壁切口清创缝合术。尽管术后患者的命保住了,但是恢复不理想,于是医生推荐 L 先生去山东 S 医院胸外科继续治疗。

8 月 18 日,L 先生从徐州 X 医院办理了出院手续,连夜赶往山东 S 医院。山东 S 医院作出的影像诊断报告称,L 先生的右肾未见确切显示,需结合临床验证。9 月 15 日,L 先生到南京 J 医院做了腹部 B 超,检查报告显示"右肾缺如"。随后,他又到七八家医院进行了检查,结果都是一样。2016 年 1 月 5 日,L 先生到徐州 X 医院复查,其主治医生给他做了腹部 CT 后告诉他"没有看到明显的肾脏",并在询问泌尿外科医生后解释说可能是外伤导致肾萎缩,并建议他直接到泌尿外科门诊咨询。其后,L 先生因为身体其他方面的问题找过几次他的主治医生,但由于 L 先生之前对他的质疑,医生采取了回避。于是 L 先生在向医院投诉未果后向徐州市医患纠纷调解中心提出了调解申请,要求赔偿200 万元。

2. 此阶段的危机传播管理分析　一般情况下,舆情事件有一个热点形成、爆发到变异的过程。应该说,诊疗过程中,医患的沟通是引发舆情事件最主要的原因。如果在这一阶段,医患双方能够取得良好的、顺畅的沟通,那么许多事件都会消弭于无形。

在本案例中,L 先生的主治医生在诊疗的过程中应该说并无过错,但是,与患者的沟通还是需要进一步加强。由于医学知识本身的专业性、医患之间信息的不对称,医生更需要主动与患者进行平等的交流。比如,在 2015 年 6 月手术时,医生发现患者肾有挫裂伤,可能会引起肾功能衰竭,并与家属进行了沟通,而在此后几个月的住院过程中,却一直未与患者本人沟通相关问题。其次,当 L 先生就右肾缺如的问题向医生提出质疑后,当事医生仅仅是向患者提出了到泌尿外科门诊咨询的建议,并对患者随后的诊疗需求进行了回避。这些做法使得医患之间的矛盾进一步激化。

在当前信息充斥的社会环境下,医务人员除了要为患者提供优质的医疗服务,发挥其技术作用,还要在诊疗的过程中有着良好的人际沟通能力,尽可能地与患者做好与疾病相关的知识的传播。因为医学的社会价值并不仅仅是体现在病痛的治疗和缓解上,还体现在对人的生命的尊重、关怀和保护上。

(二)媒体介入

1. 事件过程　2016 年 3 月 12 日,徐州 X 医院医患沟通办公室正式回复徐州市医患纠纷调解中心,对 L 先生的右肾不能确切显影进行了解释,表示医院相关诊疗操作规范,并无过错。心有不甘的 L 先生找到了媒体,5 月 5 日,安徽的《新安晚报》报道该事件,主治医生以及徐州 X 医院迎来了一场铺天盖地的舆论谴责。

文章见报当天下午,徐州 X 医院在其官方网站和微博公布 L 先生在该院第一次手术后显示右肾存在的两张腹部 CT,自证清白。同日,徐州市卫生计生委也组成调查组,对这一事件开展调查。调查组查阅了患者的住院病历、影像检查等资料,问询了患者及当事医务人员。5 月 7 日,经征得患者同意,调查组陪同患者在第三方医疗机构——南京 J 医院进行了磁共振检查,并封存了其住院病历等资料;之后,江苏省卫生计生委邀请省内外 5

名专家组成专家组对相关资料进行了分析讨论。5月10日晚,徐州市卫生计生委在其官方网站公布事件调查报告,报告显示:L先生术后右肾存在,目前呈现为外伤性移位、变形、萎缩。5月11日,徐州X医院发表声明,感谢社会各界的关注,表示医院将始终以负责任的态度面对媒体和社会各界;医院同时表示,保留通过法律途径追究个别媒体及记者相关责任的权利。

2. 此阶段的危机传播管理分析　尽管在本案例中,事件的真相在一再的追寻和调查中得以展现,当事医生和医院的清白得以证明,但是该事件也值得我们很好地进行反思。

第一,要及时发现舆情,及时应对。卫生健康机构要建立起舆情监测机制,落实专人负责舆论监测,及时发现与医院、医生及医疗活动相关的新闻报道,并适时、恰当地介入其中。在该案例中,当媒体发布了与医院有关的报道后,当地的卫生计生行政部门和医院都能及时反应,卫生计生行政部门当即成立调查组展开调查,而医院则通过网站和微博进行回应,这都是良好的应对的体现,值得借鉴。

第二,危机的识别要更加敏感。尽管本事件中的医院能够及时发现舆情予以应对,但事实上,在媒体进行报道之前危机已经有了一些蛛丝马迹,假如能够更早地予以识别,那么可以更早地进行介入。如在2016年4月份,L先生曾经带人到医院医患沟通办公室讨要说法,其主治医生也在报道刊发之前接到陌生的电话质问右肾缺失的问题。对于这些信号,医院和医生本人应当引起相当的警惕。当然,这就需要医院在开展针对医务人员医疗技术的培训的同时,也要加强医务人员在全媒体时代如何应对危机的技能培训,建立处理危机的应急预案,以提高应对的有效性。因为任何一个危机事件都不是一触即发的,而是有一个积累和识别的过程。

第三,全媒体时代的应对要把握媒体融合的趋势。值得欣慰的是,已有不少的卫生健康机构及其从业人员开始利用新媒体、自媒体发声,通过微博、微信等平台开展健康教育、科普宣传,并对相关不实报道进行反击等。在本案例中,涉事医院在媒体报道的当天就在官方网站和微博上自证清白,事件最后的结论也是公布在网络上。尽管网络和新媒体在当今有着相当的影响力,但是更要注意到媒体融合的力量。医院在网站和微博做出最初的反应后,还应当迅速召开新闻发布会,通过新闻发言人及时、准确、公正地向社会回应,对外伤后的肾萎缩的机制进行科学的说明,从而更有利于阻止事态的扩散,掌握舆论的主导权。

参 考 文 献

1. 张安宁.双重话语空间下的官方与非官方在危机事件中的话语互动.西北成人教育学报,2012(6):49-52.
2. 陈玉强,林志扬.运用危机理论探讨军队医院服务失误的管理.西南国防医药,2008,18(6):913-915.
3. 张任明.迅速开放传播通道——公共危机事件中的政府传播对策.公关世界:上半月,2003(10):9-11.
4. 王伟亮.群体性突发公共事件与危机传播——以贵州瓮安"6·28"事件为例.新闻记者,2008,(8):15-19.
5. 高琰,李景平.公立医院危机类型及成因分析.医院管理论坛,2013(11):6-10.
6. 张勇锋.试论政府在危机传播中的责任担当.新闻爱好者,2011,(12):12-13.
7. 刘宇辉.金融危机下农村群体性公共事件的危机管理策略.管理观察,2009,(10):29-31.
8. 哈医大二院危机情景剧之——组织在哪里?.中国卫生产业,2006,(05):48-51.

9. 梁海斌.医院后勤保障中的危机管理.华西医学,2010,(10):1920-1921.

10. 郑大喜.医院财务危机的识别及应对策略探讨.中国农村卫生事业管理,2004,24(4):19-22.

11. 赵亚峰,符丽媛,宋凌浩,等.危机管理与"中国制造".口岸卫生控制,2012(3):45-47.

12. 陈小庆.舆论走向及其引导分析——以《新安晚报》"丢肾门"事件报道为例.新媒体研究,2016,2(16):5-6.

13. 邹新春.全媒体时代医院如何走出"被动".健康报,2015-02-27(005).

14. 邓晓婷,陈冠林,黄莹偲,储大可,高永清.突发公共卫生事件风险评估方法.中国预防医学杂志,2014,3:285-287.

15. 陈健,陆妹娟.现代化危机管理体系建立之初探.江苏卫生事业管理,2011,1:31-32.

16. 谢申照.新闻框架视角下的医疗改革报道分析(2005-2007).复旦大学,2008.

17. 叶生."毒饺子事件"与危机管理.进出口经理人,2008,(4):18.

第六章

突发公共卫生事件危机传播管理

突发公共卫生事件应急处置是卫生健康部门应急管理工作的主要任务。其中,突发公共卫生事件危机传播管理对事件处置的成效有直接影响。本章重点阐述了突发公共卫生事件危机传播管理的基本概念、内容和策略,并结合突发公共卫生事件分类,分别剖析了传染病疫情、食物中毒事件、群体性不明原因疾病等各类突发公共卫生事件危机传播管理的案例,为广大卫生健康领域专业人员在突发公共卫生事件实践中切实做好危机传播管理工作提供了技术指导。

第一节 概 述

一、突发事件的定义与特点

突发事件是指突然发生,可能造成严重社会危害,需要采取应急处置措施的紧急事件。《突发事件应对法》中将突发事件定义为:突然发生,造成或者可能造成严重社会危害,需要采取应急措施予以应对的自然灾害、事故灾难、公共卫生事件和社会安全事件。

突发事件有 4 个方面的涵义。一是事件的突发性。事件发生突然,难以预料;二是事件的严重性。事件造成或者可能造成严重社会危害;三是事件的紧急性。事件需要采取应急措施予以应对,否则将出现严重后果;四是事件的类别性。我国把各种突发事件划分为自然灾害、事故灾难、公共卫生事件和社会安全事件 4 类,从而有利于事件的分类管理。

突发事件涉及的类型众多,每类突发事件都具有各自独有的一些特性。但整体来看,突发事件具有以下共同特点。

1. 突发性 绝大多数突发事件是在人们缺乏充分准备的情况下发生的,使人们的正常生活受到影响,使社会的有序发展受到干扰。由于事发突然,首先,人们在心理上没有做好充分的思想准备,会产生烦躁、不安、恐惧等情绪;其次,社会在资源上没有做好充分的保障准备,需要临时调集各类应急资源;再次,管理者在措施上没有做好充分的设计准备,必须针对具体情况制定处置措施。虽然有些突发事件存在着发生征兆和预警的可能,但由于真实发生的时间和地点难以准确预见,同样具有突发性。

2. 不确定性 突发事件具有高度的不确定性。一是发生状态的不确定性。突发事件在什么时间、什么地点、以何种形式和规模发生通常是无法提前预知的。有些自然灾害通过科技手段和经验知识,能够减少某些不确定因素,但是很难确定是哪些不确定因素造成的结果。二是事态变化的不确定性。突发事件发生之后,由于信息不充分和时间紧迫,绝大多数情况的决策属于非程序化决策,响应人员与公众对形势的判断和具体的行动以及媒体的新闻报道,都会对事态的发展造成影响。许多不确定因素在随时发生变化,事态的发展也会随之出现变化。

3. 破坏性　突发事件的破坏性来自多个方面:对公众生命构成威胁、对公共财产造成损失、对各种环境产生破坏、对社会秩序造成紊乱和对公众心理造成障碍。在危害发生后,由于人们缺乏各方面充分准备,难免出现人员伤亡和财产损失,造成自然环境、生态环境、生活环境和社会环境的破坏,打乱社会秩序的正常运行节奏,引发公众心理的不安、烦躁和恐慌情绪。有些破坏是暂时性的,随着突发事件处置的结束逐步消除;而有些破坏产生的影响则是长期的,少则几年,多则几十年,甚至达到百年、数百年。如果对突发事件的处置不当或不及时,可能还会带来经济危机、社会危机和政治危机,造成难以预计的不良后果。

4. 衍生性　衍生性是指由原生突发事件的产生而导致其他类型突发事件的发生。有两种情况:一种情况是衍生突发事件的危害程度、影响范围低于原生突发事件,社会的主要力量和精力集中于原生突发事件的处置,应急活动的主要对象不会发生改变;另一种情况是衍生突发事件的危害程度、影响范围高于原生突发事件,从本质上讲,问题的主要矛盾已发生了转移,应急活动的主要对象已产生了变化,需要重新调整社会力量和精力,解决面临的主要问题。对于第二种情况只有少数情况是难以避免的,多数情况是由于处置时对问题考虑不周和控制失误所导致。

5. 扩散性　随着社会的进步和现代交通与通信技术的发展,地区、地域和全球一体化的进程在不断加快,相互之间的依赖性更为突出,使得突发事件造成的影响不再仅仅局限于发生地,会通过内在联系引发跨地区的扩散和传播,波及其他地域,形成更为广泛的影响。而且有些突发事件本身带有一定的国际性色彩,其产生的背后具有某些国际势力的支持,自然会出现联动效应,比如恐怖事件、社会骚乱,这些都会给突发事件的应对带来更大的难度。

6. 社会性　社会性是指突发事件会对社会系统的基本价值观和行为准则构架产生影响,其影响涉及的主体是公众。在突发事件的应对过程中,整个社会会重新审视以往的群体价值观念,通过认识和思考,重新调整社会系统的行为准则和生活方式,重新塑造自身的基本价值观。

7. 周期性　突发事件类型多种多样,但都具有基本相同的生存过程,都要经历潜伏期、爆发期、持续期和恢复期4个阶段,这也就是突发事件的生命周期。潜伏期一般具有较长的时期,在此期间突发事件处于质变前的一个量的积累过程,等到量积累至一定的程度后,便处于一触即发的状态,一旦"导火索"被引燃,就会立即爆发出来,给社会带来危害;爆发期是突发事件发生质变后的一个能量宣泄过程,此阶段一般持续时间比较短而猛烈。受导火索的触发,潜伏期逐步积累起来的能量通过一定的形式快速释放,产生巨大的破坏力,给整个社会带来不同程度的危害;持续期是在突发事件爆发之后,由此造成的灾难还在持续产生作用,破坏力还在延续的阶段。许多情况下,持续期与爆发期之间没有明显的界线划分,两者是交叉重叠的;突发事件的危害和影响得到控制之后进入恢复期。这一时期按照不同的标准会有不同的结论。从管理的角度出发,可以以社会恢复正常运行状态为结束标志;从过程的角度出发,可以以危害和影响完全消除作为结束标志。

二、突发公共卫生事件的定义与特点

(一)突发公共卫生事件的定义

突发公共卫生事件是指突然发生,造成或者可能造成社会公众健康严重损害的重大传染病疫情、群体性不明原因疾病、重大食物和职业中毒以及其他严重影响公众健康的事件。

(二)突发公共卫生事件的特点

突发公共卫生事件都具有突发性、公共性、严重性、高频化和复杂性等特点。

1. 突发性　它是突如其来的,不易预测的。首先,突发公共卫生事件虽然存在着发生征兆和预警的可能,但往往很难对其真实发生的时间、地点做出准确预测和及时识别。其次,突发公共卫生事件的形成常常需要一个过程,开始可能其危害程度和范围很小,对其蔓延范围、发展速度、趋势和结局很难预测或不能引起足够的重视。

2. 公共性　当前我们正处在全球化的时代,输入性传染病可以通过现代交通工具跨国流动,而一旦造成传播,就会成为全球性突发公共卫生事件。伴随着全球化进程的加快,突发公共卫生事件的发生具有一定的国际互动性。

3. 严重性　由于突发公共卫生事件涉及范围广,影响范围大。一方面,对人们身心健康产生危害;另一方面,一些突发公共卫生事件涉及社会不同利益群体,处理不好可能严重影响正常的社会生产生活秩序,以致影响社会稳定和经济发展。

4. 高频化　从我国来看,突发公共卫生事件高频化发生主要有 4 个原因:第一,我国社会处于转型时期,国家对公共卫生事业投入的不足导致了公共卫生医疗资源不足,不能适应时代发展的需要。第二,我国是世界上少数多灾国家之一,又是发展中大国,近年来许多地方只注重经济发展,而忽视了对生态环境的保护,导致各种灾害频发。第三,一些病原体的变异导致了新发传染病、再发传染病、不明原因疾病、人畜共患病的频繁发生,抗生素药物的滥用使病原体产生了耐药性。第四,有毒有害物质滥用和管理不善导致化学污染、中毒和放射事故等逐年增多。

从传播学的角度来看,突发公共卫生事件与公众的健康权、知情权和生命权都密切相关,可能迅速成为舆论关注的焦点,全球网络化又为突发公共卫生事件的聚焦提供了广阔的空间,社会关注度越来越大,卫生健康部门对焦点事件的处理态度、所采取的行动以及可能产生的各种后果也将成为新的焦点,得到广泛而迅速的传播。

三、突发公共卫生事件危机传播管理的意义及作用

(一)突发公共卫生事件危机传播管理的意义

危机,即"危险与机遇"并存,突发公共卫生事件是公共性危机,其实质是危及公共卫生安全,侵犯人民群众的身体健康和生命安全,是组织、社会命运"转机与恶化的分水岭"。因此如何做好突发公共卫生事件的传播管理至关重要。

(二)突发公共卫生事件危机传播管理的作用

随着时代发展,公共关系对于政府来说愈加重要,政府必须对危机进行管理。一旦处理不当,将会造成社会的误解和不满,使政府的形象受到损害。因为危机破坏了组织系统的稳定与常态,迫使其重新进行抉择,挽回损失,树立新形象。

在公共卫生危机传播中,代表政府的相关部门向公众传递权威信息的速度其实就是政府对危机反应速度的一种象征。公众如果没有在第一时间得到信息,就会认为政府未能对

危机做出及时反应,从而对政府失去信心。而重获公信力就需要政府付出百倍的努力才能够挽回。一系列权威信息的及时披露,让公众在第一时间了解到了事情的真相;同时也使得部分地方流传的谣言没有了市场。民众情绪稳定,没有出现恐慌,一方面有利于稳定秩序,另一方面赢得了宝贵的危机处理时机。研究表明,公众在危机出现后获得的信息越多,对有关部门的信任度就越高。只有提供全面、客观、翔实、及时的信息才能有效控制谣言,夺取舆论主动权,也即控制危机向有利的方向发展。

第二节 突发事件公共卫生风险评估

为了更好地开展突发公共卫生事件危机传播管理,让公众在第一时间了解到事件的真相,就要在突发事件发生之前和事件发展过程中,做好风险评估工作,让相关部门有更加充足的时间做好危机传播管理的准备工作。2012年,原卫生部在全国范围内推进公共卫生风险评估工作,将风险管理理念引入公共卫生应急工作,极大地提高了卫生应急的工作效率。

卫生健康领域的风险评估,是指通过风险识别、风险分析和风险评价,对突发公共卫生事件风险或其他突发事件的公共卫生风险进行评估,并提出风险管理建议的过程。

突发公共卫生事件危机传播管理将事件引发的不确定的健康风险信息,通过相关渠道提醒相关人员进行理解分析,引导关注,从而做出决策。突发公共卫生事件危机传播,不但要面对公众,还要面对政府领导、政府相关部门、突发事件的受害者(病人)、专业人员(医务人员、疾病预防控制人员)等。以科学为依据的风险分析是卫生应急风险沟通政策、计划制定的基础。

卫生健康领域的危机传播管理过程中必须开展突发事件公共卫生风险评估,以管理和减少公共卫生风险,这对于有效防范和应对突发公共卫生事件具有重要意义。

一、突发事件公共卫生风险评估的目的和任务

(一)风险评估的目的

风险评估的目的是全面、准确地了解突发公共卫生事件现状及组织机构的应急处置工作的现状,发现存在的问题及其可能的危害,为最终开展危机传播管理、科学处置突发公共卫生事件提供依据。

(二)风险评估的任务

风险评估是一个组织机构有效解决突发事件公共卫生问题的重要步骤,可以使卫生健康领域的决策者对其医疗救援、疾病控制业务工作有更深刻的认识。

1. 评估风险概率和可能带来的负面影响,即评估哪些威胁出现的可能性较大,确定风险缩减和控制的优先等级。

2. 了解面临的各种风险,明确主要的威胁、重要的医疗卫生资源及本身的弱点。

3. 确定医疗卫生机构、卫生应急处置工作相关部门和公众承受风险的能力。

4. 明确采取哪些医疗卫生措施,防止哪些威胁出现,如何防止公众恐慌,保证公众健康和生命安全,以推荐风险缩减对策。

5. 通过风险评估,确定危机传播管理的对象、内容和方式。

6. 进一步分析出风险是如何随时间变化的,将来应如何面对这些风险。

二、突发事件公共卫生风险评估的方法

突发事件公共卫生风险评估的方法根据评估过程中评价、赋值方法的不同,可分为定量分析方法、定性分析方法以及定量与定性相结合的分析方法。

定量分析就是对风险的程度用直观的数据表示出来。其主要思路是对构成风险的各个要素和潜在损失的程度赋予数值,度量风险的所有要素(风险级别、脆弱性级别等),计算风险因素暴露程度、控制成本等。在风险管理流程中确定的数值尽量具有相同的客观性,但有时定量分析所赋予的各种数据个人主观性较强,在实际应用中要避免造成偏差。定量分析需要耗费大量的成本,大量的人力资源和时间。

定性分析方法是目前采用较为广泛的一种方法,它与定量风险分析的区别在于不需要对风险及各相关要素分配确定的数值,而是赋予一个相对值。通常通过网络搜索、问卷调查、面谈及研讨会的形式进行数据收集和风险分析。它带有一定的主观性,往往需要凭借专业咨询人员的经验和直觉,或者业界的标准和惯例,为风险各相关要素(风险因素、脆弱性等)的大小或高低程度定性分级,例如"高""中""低"三级等。通过这样的方法,可以定性的区分这些风险的严重等级,避免了复杂的赋值过程,简单且易于操作。与定量分析相比较,定性分析的准确性稍好但精确度不高。定性分析避免了容易引起争议的因素赋值,实施较为便捷。

最常用的分析方法一般都是定量和定性相结合的方法,对一些可以明确赋予数值的要素直接赋予数值,对难以赋值的要素使用定性方法,这样不仅能清晰地梳理出风险因素,也能简化分析过程,加快分析进度。

在开展突发事件公共卫生的风险识别、风险分析和风险评估的过程中,通常可采用的分析方法包括头脑风暴法、专家会商法、德尔菲(Delphi)专家咨询法、结构化/半结构化访谈、情景分析法、危害与可操作性分析、危险分析与关键控制点、结构化假设分析、风险矩阵法、风险指数、事件树分析、故障树分析、决策树、因果分析法、层次分析法等方法,对各类突发公共卫生事件发生的可能性、危害程度进行定量、半定量、定性分析和评价。

目前,国内公共卫生领域主要综合使用定性与定量相关结合的分析方法,如专家会商法、Delphi专家咨询法、风险矩阵法、决策流程图法等。

(一)专家会商法

专家会商法是指通过专家集体讨论的形式进行评估。该评估方法依据风险评估的基本理论和常用步骤,主要由参与会商的专家根据评估的内容及相关信息,结合自身的知识和经验进行充分讨论,提出风险评估的相关意见和建议。会商组织者根据专家意见进行归纳整理,形成风险评估报告。

该方法的优点是组织实施相对简单、快速,不同专家可以充分交换意见,评估时考虑的内容可能更加全面。但意见和结论容易受到少数"权威"专家的影响,参与评估的专家不同,得出的结果也可能会有所不同。

(二)德尔菲法

德尔菲法是指按照确定的风险评估逻辑框架,采用专家独立发表意见的方式,使用统一问卷,进行多轮次专家调查,经过反复征询、归纳和修改,最后汇总成专家基本一致的看法,作为风险评估的结果。

该方法的优点是专家意见相对独立,参与评估的专家专业领域较为广泛,所受时空限制

较小,结论较可靠。但准备过程较复杂,评估周期较长,所需人力、物力较大。

(三)风险矩阵法

风险矩阵法是指由有经验的专家对确定的风险因素的发生可能性和后果的严重性,采用定量与定性相结合的分析方法,进行量化评分,将评分结果列入二维矩阵表中进行计算,最终得出风险发生的可能性、后果的严重性,并最终确定风险等级。

该方法的优点是量化风险,可同时对多种风险进行系统评估,比较不同风险的等级,便于决策者使用。但要求被评估的风险因素相对确定,参与评估的专家对风险因素的了解程度较高,参与评估的人员必须达到一定的数量。

(四)分析流程图法

分析流程图法是指通过建立风险评估的逻辑分析框架,采用层次逻辑判断的方法,将评估对象可能呈现的各种情形进行恰当的分类,针对每一类情形,梳理风险要素,逐层对风险要素进行测量和判别,分析评估对象或情形的发生可能性和后果的严重性,最终形成风险评估的结果。

该方法的优点是预先将不同类型事件的相关风险因素纳入分析判别流程,分析过程逻辑性较强。一旦形成逻辑框架,易使参与人员的思路统一,便于达成评估意见。但该方法在形成分析判别流程时,需要较强的专业能力和逻辑思维能力。

三、突发事件公共卫生风险评估的形式

根据卫生应急管理工作的实际需要,风险评估可分为日常风险评估和专题风险评估两种形式。

(一)日常风险评估

日常风险评估主要是对常规收集的各类突发公共卫生事件相关信息进行分析,通过专家会商等方法识别潜在的突发公共卫生事件或突发事件公共卫生威胁,进行初步、快速的风险分析和评价,并提出风险管理建议。根据需要,确定需进行专题风险评估的议题。

日常风险评估主要指定期开展的风险评估,主要指月度、季度或年度风险评估。在条件允许的情况下,应每日或随时对日常监测到的突发公共卫生事件及其相关信息开展风险评估。

日常风险评估形式简单,可采用小范围的圆桌会议或电视电话会商等形式。评估结果应整合到日常疫情及突发公共卫生事件监测数据分析报告中。当评估发现可能有重要公共卫生意义的事件或相关信息时,应立即开展专题风险评估。

(二)专题风险评估

专题风险评估主要是针对国内外重要突发公共卫生事件、大型活动、自然灾害和事故灾难等开展全面、深入的专项公共卫生风险评估。专题风险评估可根据相关信息的获取及其变化情况、风险持续时间等,于事前、事中、事后不同阶段动态开展。每次风险评估根据可利用的时间、可获得的信息和资源以及主要评估目的等因素,选择不同的评估方法。具体情形包括:

1. 突发公共卫生事件

(1)国外发生的可能对我国造成公共卫生危害的突发公共卫生事件;

(2)国内发生的可能对本辖区造成公共卫生危害的突发公共卫生事件;

(3)日常风险评估中发现的可能导致重大突发公共卫生事件的风险。

此类评估可根据事件特点、信息获取情况等在事件发生和发展的不同阶段动态开展。

2. 大型活动

(1)多个国家或省市参与、持续时间较长的大规模人群聚集活动。如大型运动会、商贸洽谈会及展览会等。

(2)主办方或所在地人民政府要求评估的大型活动。

此类评估可在活动准备和举办的不同阶段动态开展。

3. 自然灾害和事故灾难 在重大自然灾害预报后,或重大自然灾害及事故灾难等发生后,应对灾害或灾难可能引发的原生、次生和衍生的公共卫生危害及时进行风险评估。

此类评估可根据需要,在灾害(灾难)发生前或发生后的不同阶段动态开展。

四、风险评估的实施步骤

突发事件公共卫生风险评估是对可能引发突发公共卫生事件的相关风险系统地进行识别、分析和评价的过程,可归纳为计划和准备、实施、报告三方面。

计划和准备包括评估议题的确定、评估方法的选择和人员确定、数据资料和评估表单的准备等;实施包括风险识别、风险分析、风险评价和提出风险管理(预警、控制措施等)建议;报告包括风险评估报告的撰写和报送等(图6-1)。

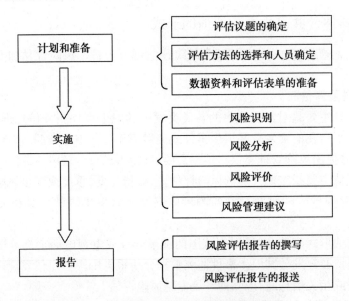

图6-1 突发事件公共卫生风险评估流程图

(一)计划和准备

1. 评估议题的确定 日常风险评估建立在对不同来源监测数据分析的基础上,根据监测数据的异常变化、疾病和突发公共卫生事件的特点及趋势、政府和公众关注的程度等确定评估议题。监测信息的来源通常包括突发公共卫生事件相关监测信息、各类疾病监测系统、突发公共卫生事件相关的媒体检索信息(如媒体报道、群众举报等)、公共卫生服务热线及信息通报、下级对上级的工作报告、部门间的信息通报、非常规疫情监测信息、上级部门的批示、世界卫生组织和有关国家的通报等。

对于专题风险评估,其评估议题一是来自日常风险评估发现的重要疾病和突发事件信息,二是来自大型活动和各种重要自然灾害、事故灾难信息,三是卫生行政部门指定的重要评估议题。

2. 评估方法的选择及人员确定　应根据风险评估议题和评估目的,选择适当的风险评估方法。日常风险评估多使用专家会商法,专题风险评估可选择德尔菲法、风险矩阵法及分析流程图法中的一种或多种,也可使用专家会商法或其他方法。根据评估议题、背景情况和主要目的,确定参评专家的具体要求和数量,日常评估人数相对固定,约4~15人,专题评估的专家要求具有权威性和代表性,人数一般为10~30人。

日常风险评估通常应根据评估议题重点关注的内容确定参会人员。重点在于广,专家应能覆盖评估的主要内容或议题的所有领域,熟悉评估内容和流程,人员应相对固定。

参加专题风险评估的人员原则上应能覆盖评估议题的主要专业领域,每个专业领域的专家数量应当相对平衡,如传染病应考虑流行病专业、临床专业、病媒生物和实验室专业等,在本领域具有相对较高的权威性,必要时邀请外系统的专家参与。

3. 数据资料和评估表单的准备　在进行正式的风险评估前,收集相关的文献资料、政策以及流行病学监测数据和已采取的防控措施等,数据资料要求准确和全面,不仅包含事件信息,也需考虑专家团队根据评估议题对所评估内容,例如传染病疫情态势、发生暴发、流行等风险可能性、影响程度(如对人群健康影响严重性、经济损失等)的分析和预测信息。

根据评估议题及所使用方法,设计制定风险评估表单,包含定量或开放式问卷。

(二)实施

1. 风险识别　风险识别是指在特定区域、时间内,发现、列举、描述突发事件发生、发展各个阶段风险因素(包括突发事件种类及其主要公共卫生问题)及其分布特征的过程。

(1)日常风险评估中的风险识别:在日常风险评估中,评估议题的确定非常重要。首先,日常风险评估特别是按月、周等定期开展的针对各类突发公共卫生事件风险的综合性评估,为确保评估的质量,需在全面分析的基础上,确定重点评估议题,提高评估的效率和针对性。其次,每次日常风险评估的内容和结果既会有相对连续和重复,又可因季节、事件演变等而有所差异,因此,每次评估前,必须重新确定风险评估议题。

日常风险评估是在对各类相关监测信息进行分析的基础上,对传染性疾病、食物中毒、职业中毒及环境污染等相关事件的各类突发公共卫生事件,以及自然灾害、事故灾难、大型活动等其他事件进行风险识别,确定需要纳入评估的重点议题。如传染性疾病应重点考虑:甲类及按甲类管理的传染病;聚集性疫情或暴发疫情;三间分布或病原学监测有明显异常的传染病;发生多例不明原因的有流行病学联系的死亡或重症的传染病;发生罕见、新发再发或输入性的传染病;群体性不明原因疾病等。

(2)专题评估中的风险识别:侧重于描述与评估议题相关的风险要素和特征。

对于重要突发公共卫生事件的专题风险评估,应重点整理、描述与事件有关的关键信息。从个体角度,传染病的传播必须具有传染源、传播途径、易感者三个环节,开展风险评估时须考虑传染源的发现与控制可行性,传播途径实现难度及控制效果,易感者暴露机会及保护措施等内容。从群体角度,传染病的流行必须有病原、宿主、环境3方面要素,开展风险评估时须考虑病原体的侵袭力、传染力及变异情况,宿主对病原体的抵抗力及包容性,病原体及宿主对环境的适应性等内容。不同种类的传染病具有迥然不同的特征,针对不同种类传染病事件的考虑要素及分析要点亦不能千篇一律。

对于大型活动的专题风险评估,应重点描述下列内容:①根据公共卫生安全保障的目的,结合活动的类型及特征,确定风险识别方向;②在确定风险因素时,要结合大型活动的举办地点、活动特征、参与人群的特征、持续时间、人群互动程度、参加者的精神状态、卫生状况及设施、环境因素、组织管理等考虑;③除常见疾病相关的危险因素外,意外伤害和踩踏是最主要的风险因素;④在有高层领导人参加的开幕式、闭幕式等类似活动时,虽然会期一般不长,但是政治影响和社会影响非常大,所以恐怖袭击可能是最主要的风险因素之一。

对于自然灾害和事故灾难的专题风险评估,进行风险识别时应重点考虑下列内容:①灾害直接伤害,致伤残、致死、传染病增加;②饮用水供应系统破坏、水体污染,导致水性疾病暴发;③食物匮乏、污染,引起食源性疾病发生或食物中毒事件;④生产居住环境恶化,包括房屋破坏、燃料短缺、人群迁徙、生态环境的改变、媒介昆虫增加等;⑤公共卫生设施破坏,基本医疗卫生保障能力下降或瘫痪。

2. 风险分析 风险分析是系统地运用相关信息来估计风险因素对导致突发公共卫生事件可能性和后果严重性的水平,并提出风险要素假说的过程。

可组织专家对事件风险的发生可能性、后果严重性和脆弱性进行定性或定量分析。

(1)可能性分析:在进行可能性分析的过程中,主要依据风险识别中的识别要素和特征描述,分析并推测事件发生的可能性。如果用定性评估方法,可能性一般用"几乎肯定、很可能、可能、不太可能、极不可能"进行描述。如果用定量分析事件发生的概率,其应与定性分析结果相对应等级。当资料不够充分时,可采用专家讨论的方式,借助专家自身的知识体系和经验总结就事件发生的可能性进行讨论和论证,形成相对一致的分析结果。但如专家讨论的意见无法一致,可根据少数服从多数或以权威或领袖专家的意见为准原则。如果时间允许的情况下,也可采用德尔菲法征集专家的研判意见。

(2)后果严重性分析:突发事件可能会产生一系列不同程度的严重影响,包括人群健康损害,正常社会秩序受干扰,经济损失等。对突发公共卫生事件的危害性分析,主要针对事件本身可能造成的直接危害。着重关注事件的级别(特别重大、重大、较大、一般)、所处的阶段(苗头、早期、中期、恢复期)、波及的范围(本地、跨区域、全国性、国际性)、参与处置的主体(以卫生部门为主;其他部门为主,卫生部门参与),进行后果严重性分析,判断事件性质(类别、级别、是否造成重大伤亡)、影响范围(人群、时间、地点)、波及人群(规模、流动性、民族、文化、习俗、信仰)及其发展趋势(恶化、维持、趋缓、结束)。可按照其后果严重性的大小分为极低、低、中等、高、极高 5 个等级。

(3)脆弱性分析:脆弱性是一个群体、个人或组织对突发事件影响不能预测、应对、阻止及恢复的程度。

对突发公共卫生事件的脆弱性分析包括了解公众的关注情况(公众的关注点及关注原因、公众的情绪及期望、酿成事件的可能性),了解媒体的关注情况(是否已经有媒体介入、媒体关注点及关注原因、媒体信息的传播范围、是否出现炒作或谣言、确定需要澄清的事项、网络传播的相关信息情况),了解专家学者的关注情况(不同专家的意见是否一致、专家的身份是否比较特殊),了解领导的关注情况(领导是否有批示、是否有电话询问、是否到过现场),了解相关组织的关注情况(国内社团、世界卫生组织等国际组织、国家是否关注)。

在突发事件的应对过程中,组织本身的能力及其控制措施也直接影响着事件的发展和各方的关注。在进行脆弱性分析时,应了解医疗救治的效果(有无特异性的治疗措施、治疗效果)、现场控制的效果(有无特异性预防措施,如疫苗、预防用药及其他干预措施等)和政府保障工作情况(如经费、医疗等落实情况、被隔离人员相关权益等),同时,还应了解事件责任追究情况,如在事件的防范、处置过程中,是否有违法、违规、违纪的行为? 是否对责任人和责任单位追究责任? 责任追究是否恰当?

3. 风险评价　风险评价是综合风险要素分析结果与风险准则比照确定风险等级及其特征,并提出风险管理建议的过程。

日常风险评估多采用专家会商法,确定风险等级一般不采取评分的形式,而是由专家综合分析评价后直接确定风险的等级。定级的原则可参考:从可能性、后果严重性以及脆弱性的角度分析,对于罕见、几乎无潜在影响和脆弱性很低的风险,定为极低风险;对于不易发生、潜在影响小、脆弱性低的风险,定为低风险;居于高水平和低水平之间的定为中等风险;对于较易发生、潜在影响大、脆弱性高的风险,定为高风险;对于极易发生、潜在影响很大、脆弱性非常高的风险,定为极高风险。

如采用风险矩阵法,可对各事件发生的可能性和后果严重性进行评分,经过数学公式计算出各事件的风险分值。根据风险分值对风险进行等级划分,确定风险级别。

如采用分析流程图法,则可根据事先已经确定的分析流程,在风险分析的基础上,对风险要素进行选择和判断,最终确定风险级别。

4. 风险管理建议　风险管理建议是指根据风险等级和可控性,分析存在的问题和薄弱环节,确定风险控制策略,依据有效性、可行性和经济性等原则,从降低风险发生的可能性和减轻风险危害等方面,提出预警、风险沟通及控制措施的建议。应当根据风险评估的结果提出恰当的控制措施建议,评定事件的总体风险水平有助于确定所需采取的控制措施的紧迫性和强度,建议不能只考虑控制措施对科学技术或生物医药方面的影响,而需要从社会、科技、经济、环境、伦理、政策与政治多方面进行考虑,并且负面影响应为低到中等水平的措施最易被接受。

(三) 风险评估报告

1. 评估报告的撰写　风险评估报告是专业性业务技术报告,必须具有真实性、科学性、时效性、实用性的要求。真实性:是调查报告的基础,报告的全部写作过程就是通过大量事实数据去分析评估事件发生的可能性和后果严重性。评估数据、资料有据可查,信息来源客观真实;科学性:评估建立在客观资料基础上,设计的指标要科学,经过认真的分析评价,进行合理的推理,得出科学的结论;时效性:每一次评估都有较强的时效性,时过境迁,失去价值;实用性:是指所写的评估报告要具有实际应用价值,应对当前工作具有参考价值,对降低风险有指导意义。

对风险管理建议的要求较高,所以风险管理建议要具体,措施有针对性,必须明确责任部门,只有这样,才能帮助有关部门和领导做出正确决策,降低甚至规避风险带来的危害。

(1)日常风险评估:日常风险评估以本地监测数据为主要依据开展的一种定期评估方式,月评估、季度评估等,撰写的重点在于对监测数据的分析、未来一段时期内疫情的趋势研判、需要采取的强化措施建议。

(2)专题评估:专题风险评估报告内容主要包括评估事件及其背景、目的、方法、结论及依据、风险管理建议等几个组成部分。讲究一事一评的原则,着重分析风险因素,评估的方法以及评估结果,重点阐述风险管理建议,建议需详细说明要针对的风险,措施要具体,尽可能明确什么时间谁做以及怎么做。

2. 评估报告的报送　各级疾病预防控制机构应根据本部门职责及实际需要按时将完成的风险评估报告,及时报送至本级卫生行政部门和上级疾病预防控制机构,各级卫生行政部门根据需要通报相关医疗卫生机构。

第三节 突发公共卫生事件危机传播管理策略

当前,我国和世界都处于一个突发公共卫生事件频发的时期,尤其是新发传染病和输入性传染病的流行成为世界各国共同面临的严峻挑战,严重威胁着全球公共卫生安全。公共卫生领域的危机涉及公众健康,影响范围非常广泛,往往会在极短时间内导致迅速传播,引发社会高度关注,因此公共卫生危机的产生和蔓延与危机传播存在着非常密切的联系。

在突发公共卫生事件发生时,及时有效的危机传播能够增强信息的透明度,满足公众对事件相关信息的需求,能够缓解公众的不安情绪,维护社会生活的正常秩序。有效的危机传播管理,可以通过双向的信息传播,将政府对突发公共卫生事件疫情信息和应急措施向社会公布,同时也通过各类信息平台收集公众反馈意见和信息,帮助政府决策支持,在最短时间内最高效地消除危机。而反之政府危机传播策略的失当可能会加重危机的程度。比如"非典"发生初期,政府因担心引起社会混乱而刻意隐瞒回避疫情相关信息,导致大众因无法获取真实信息而谣言四起,发生公众哄抢口罩、板蓝根等事件,造成民众对政府的不信任,造成了更大范围内的危机,由一场突发公共卫生事件引发了社会经济的重大危机。

"非典"之后,人们开始思考和研究突发公共卫生事件危机传播管理问题,尤其是以网络和微博、微信为代表的新媒体的诞生使突发公共卫生事件危机传播有了新的特性,传播方式和传播速度都产生了新的变化,新媒体兴起之后突发公共卫生事件危机传播面临着新的挑战。我们将综合理论和实践研究成果,从管理学、传播学、公共关系学的学科角度出发,结合危机管理周期理论模型,按照事前、事中和事后的阶段划分提出不同的危机传播策略,为突发公共卫生事件处置决策提供更具科学性的依据。

一、突发公共卫生事件发生前的准备

(一)提高危机传播管理意识

危机管理理论认为危机是可以认识的,任何一次危机在爆发之前都会有各种各样的征兆出现。政府、媒体和公众都必须树立危机意识,尤其是政府部门要重视卫生应急日常管理,提高危机传播管理水平,在危机发生之前开展风险评估,识别危机并能够及时采取正确的危机传播策略,以避免危机的爆发或者减轻危机的危害。政府要树立为人民服务的执政理念,把公众利益放在首位,从公共卫生危机传播管理的意识和行为层面都服务于公众的需求。

(二)要建立日常危机传播机制

各级政府要设立公共卫生危机日常管理机构,重视部门间的沟通和协调,毕竟突发公共卫生事件发生后涉及多个部门的协同管理和处置,只有日常信息沟通渠道畅通才能在突发公共卫生事件发生时危机信息传播中达到默契的配合。尤其是要建立一套完整的突发公共卫生事件危机传播机制,行政部门要设计各类突发公共卫生事件危机传播管理的组织指挥架构,制定危机传播工作方案,包括舆情监测、信息报送、新闻发布、宣传纪律、健康教育知识等内容,还应该加强日常与危机新闻工作者的沟通联系和卫生健康系统内部危机传播工作人员的培训,提升政治素质和业务素质,实现公共卫生危机中的快速且有效的传播管理。

二、突发公共卫生事件发生时的危机传播策略

（一）及时准确发布突发公共卫生事件相关信息

在突发公共卫生事件发生初期，及时公布信息是掌握信息发布主动权、稳定民心、制止谣言传播的最佳时机，反观历来突发公共卫生事件发生，政府在事件初期信息发布滞后的，都会为事件顺利处置带来不利影响。因此，初期强调的是时效性，第一时间发布信息至关重要。

第一时间发布的信息可包括以下内容：

（1）健康危害：①事件发生的时间、地点、影响的人群；②临床症状与体征、初步诊断、流行病学史和实验室诊断；③波及人群、暴露人群、发病人数、在治人数、危重人数、死亡人数、密切接触人数等。

（2）处置情况：①事件发生、发展经过；②介入处理的部门；③已采取的措施及其效果。

（3）发展趋势：了解对事件进一步发展可能造成的影响。

危机持续期，是关于突发公共卫生事件原因、救治情况、防控措施等信息集中发布的时期，这一时期的重点是确保信息准确无误，如果信息失真，就会使公众丧失信任感，再要重新树立政府权威就困难重重。

在危机持续期，发布的信息可包括以下内容：

（1）事件的进展情况：事件波及的人群、范围及其发展情况，事件的责任主体，病人数、重症病人数、死亡数等变化情况。掌握患者救治、消杀灭、应急接种、密切接触的观察、风险沟通、采样与检测等应对措施的情况。

（2）现场调查处置情况：事件的严重性如何？病因是否明确？潜在的危害是什么？是否会进一步恶化？是否启动或调整应急响应机制？

（3）是否存在特殊情况：是否发生在特殊地区、特殊人群、特殊时间、特殊背景？是否有政府、名人、犯罪事件卷入其中？

（二）利用媒体做好危机传播管理工作

突发公共卫生事件中，政府是危机传播管理的主导者，而媒体是信息传播的渠道，政府在危机传播管理工作中要注意发挥媒体的力量，做好信息发布工作。在和媒体的合作中要注意几个工作技巧：一是给媒体一个明确的舆论传播导向，一般会采用新闻通稿的方式，防止媒体自我发挥报道不实信息误导公众；二是明确新闻宣传纪律，在突发公共卫生事件中尤其要注意约束媒体的行为，防止媒体为博眼球肆意夸张事实；三是加强对媒体的信息供给，确保媒体能够及时获取最新、最全面的信息，确保突发公共卫生事件信息传播的通畅。其实，政府和媒体要共同为公众做好危机信息传播的服务，一般需要开展几项具体工作。

1. 召开新闻发布会　政府召开新闻发布会是突发公共卫生事件危机传播的主要形式之一，通常是政府部门收集和整理近期针对突发公共卫生事件的有关信息和公众关心的问题，然后通过发布会或者通气会的形式向新闻媒体通报情况，同时回答媒体的提问。可以说，新闻发布会是一个有效的双向对称沟通模式，它传递了政府掌握的关于突发公共卫生事件的相关信息和执行的防控措施以及下一步工作计划，同时政府也通过媒体提问了解到媒体和公众对事件的理解和诉求。做好发布会召开工作首先要定期召开，确保信息及时发布，其次要明确发布会主题，有利于沟通的效果。

2. 组织媒体采访　在突发公共卫生事件应对过程中,公众对事件的关注点往往都会落在病例救治、领导慰问活动、实验室检测、疫苗接种等具体工作上,媒体都会有采访需求。为此,政府组织安排好采访活动,提前明确采访要点,做好与媒体的沟通和内部人员的沟通。同时,要对卫生应急工作人员加强风险沟通培训,帮助他们掌握应对媒体采访的技巧,提升表达能力,有助于信息传播顺畅。

3. 安排专家访谈　针对突发公共卫生事件,公众往往比较关注医疗救治、防治知识、政府防控措施等热点问题,政府要组织相关医疗卫生专家与公众对话,正面答疑解惑。通过专家对事件的科学客观分析,有助于加深公众对事件的认知,也是一种积极有效的危机传播形式。

(三) 加强舆情监管,控制谣言传播

突发公共卫生事件发生后,谣言往往伴随着正面信息发布而产生,谣言的产生和传播不仅会影响政府的卫生应急处置工作,还极易造成公众恐慌情绪。网络媒体是突发公共卫生事件危机传播中不可忽视的力量,网络给谣言的产生和传播提供了巨大空间,它使谣言传播的速度更快、范围更广。因此,政府要在事件发生时加强网络舆情的监测,有效地控制谣言,这也是危机传播管理的重要任务。

针对互联网的特点,政府要采取有针对性的措施去加强舆情监测,防止谣言的产生和传播。首先是建立网络舆情监测系统,在平时做好日常监测,在突发公共卫生事件发生时做好专题监测,收集相关信息在网上的传播数量和趋势;其次,要提升公众的认知度,通过舆论引导使公众全方位理解突发事件的处置过程,自觉做到不信谣不传谣。最后,卫生健康部门要和公安机关网监部门建立良好的沟通机制,通过网监部门严格审查把关网络突发公共卫生事件相关信息的采集和发布,依据网络信息管理相关法律规范严格打击利用网络传播虚假信息的行为,达到防止谣言传播的目的。

三、突发公共卫生事件发生后的形象重塑

(一) 总结经验教训

政府需要认真总结并反思突发公共卫生事件危机传播管理中出现的问题,包括教训也包括经验,将其作为事件专题评估的一个重要内容,对政府在危机传播管理中的表现进行总结评估,评估方式包括政府自我评估、公众评估和媒体评估等,然后对已有的危机传播策略进行完善和修改,或制定新的危机传播制度。

(二) 重塑政府形象

政府需要加强与公众的沟通,及时向公众发布事件处置的后续信息,包括政府赔偿、病例后遗症等公众持续关注的内容,与公众开展沟通,减轻事件产生的心理影响,帮助公众尽快走出危机,恢复正常生活。同时,实时开展舆情监测,防止次生事件的发生,降低其他事件发生的风险。

(三) 做好危机传播工作中单位和人员的奖惩

危机传播工作是政府突发公共卫生事件应急处置的重要组成部分,也是危机管理工作中与公众紧密联系的部分。对在突发公共卫生事件危机传播管理工作上有突出贡献的单位和人员要予以表彰鼓励,树立先进典型,以此激发危机传播工作人员的积极性;同时,对因危机传播工作有重大失误造成不良影响的要严肃查处、追究责任。

第四节　案　　例

案例一

"非典"疫情的危机传播管理

2003年发生在我国的"非典"疫情已经过去15年了,但这种传染病所引发的一场中国社会危机到现在还让人们记忆犹新。"非典"是一种疾病,是一场疫情,也是一起侵袭全国的突发公共卫生事件,它在短时间内影响了几亿人的生活,扰乱了正常的社会生产秩序,给中国社会带来了巨大的危害。回首过去,在对"非典"疫情应对的反思和总结中,我们不断地推动着我国卫生应急管理、公共卫生危机传播理论和实践的发展。

一、事件回顾

"非典"是非典型肺炎的简称,也称为严重急性呼吸系统综合征(SARS),是由一种新型冠状病毒引起的新发传染病。

2002年11月16日在广东省佛山市出现"非典"疫情;2003年2月下旬在广东局部地区流行;3月上旬传入山西、北京,开始在华北地区传播和蔓延,并逐步向全国扩散。非典疫情波及全国26个省份的266个县市区,累计报告病例5327例,死亡349例,最终扩散至全球近30个国家,全球感染人数达8000例,造成了巨大的人员伤亡和经济损失。在党中央和国务院的统一领导下,各级地方政府和各部门、单位相互协调配合,组成联防联控战线全力抗击"非典",直至2003年6月才逐渐消灭"非典"疫情。这场突如其来的"非典",席卷了大半个中国,严重影响了人民群众的身体健康和生命安全,也给我国的经济发展、社会稳定和国际交往带来了前所未有的挑战。

二、"非典"事件危机传播管理过程及特点

按照危机的生命周期理论,"非典"事件应对过程中公共危机的信息传播对应着危机的不同阶段呈现出的不同特点。在危机潜伏期,危机信息的缺失突破了危机界限,"非典"这场突发公共卫生事件迅速升级为舆论危机和社会危机;在危机爆发期,政府公开发布权威信息,平息了抢购危机;当危机进入持续期,公共危机信息失真,政府面临信任危机,加速了"非典"疫情的扩散;进入危机恢复期后,"非典"事件的相关报道数量剧增,公众行为日趋理性,最终顺利控制了"非典"疫情。下文我们针对"非典"危机应对过程中的四个阶段分析危机传播的特点。

(一)危机潜伏期:信息缺失,谣言四起

1. 怪病出现

2002年11月16日,佛山市第一人民医院接诊了一例特殊肺炎患者。

2002年12月15日,首例"非典"病例黄某发病入住河源市人民医院治疗,随后接诊的8位医务人员相继出现与患者相同症状。

2003年1月2日,广东省卫生厅收到河源市卫生局的报告,立即派出专家组赴当地调查。

2003年1月2日,中山市收治类似病人,同时也出现医务人员感染。接中山市卫生局报告后,广东省卫生厅派出专家组赶赴中山市调查。

2. 寻找病因

2003年1月21日,钟南山院士和中国疾病预防控制中心专家赶赴中山市指导防治工作，经过研究讨论现场形成了"不明原因肺炎"调查报告，明确非典型肺炎的诊断、流行病学特点、临床表现、治疗原则和预防措施。

2003 年 1 月 23 日，广东省卫生厅以文件形式印发《调查报告》，要求各级医疗卫生机构掌握"治疗原则"及"预防措施"，对类似病人严加观察和诊治。

3. 广州"非典"疫情暴发

2003 年 1 月 30 日，广州"非典"病毒"超级传播者"周姓患者到中山大学附属第二医院就诊，据统计被他直接感染的医务人员就达 56 人，其前来探视的亲友也有 24 人被感染。

2003 年 1 月 31 日，广东省卫生厅发现广州市"非典"病人逐渐增多后，研究决定将所有"非典"病人集中到四家传染病医院或有传染科的综合医院收治。

2003 年 2 月 6 日，我国呼吸疾病权威、中国工程院院士钟南山担任广东省"非典"临床治疗专家组组长，他制定了及早采用面罩通气方式供氧并使用适当剂量皮质激素的治疗方法，事实证明有效遏制病人肺部炎症扩展，挽救了许多"非典"患者的生命。

4. 谣言四起

2003 年 2 月 8～10 日，广州市有关"发生致命流感"、"熏白醋、喝板蓝根能预防怪病"的谣言兴起，出现了抢购醋、板蓝根和抗病毒药物的风潮。

分析：从 2002 年 11 月 16 日广东佛山首次发现"非典"病例，到 2003 年 2 月 10 日《羊城晚报》上刊登题为《广东发现非典型肺炎病例，该病有一定传染性，专家提醒市民做好预防措施》的新闻报道。在长达 97 天时间里，广东省主要媒体对"非典"疫情仅有零星的报道。部分地方政府在"稳定压倒一切"的理念下，通过控制媒体传播危机信息的方式，期望达到减少公众担心、维护社会稳定的目的。但结果恰恰相反，媒体在政府行政命令干预下封锁了负面消息，对"非典"疫情报道轻描淡写，甚至违背事实，主流信息传播渠道上权威报道的缺失，造成了新兴媒体上各种不实传言兴起，并通过手机短信、网络等方式迅速传播，导致广东省一时谣言四起。2 月 8～9 日广东出现了抢购风波，醋、板蓝根等物资价格飙涨。

"非典"危机潜伏期近 3 个月的时间里，地方政府对疫情的隐瞒封锁和主流媒体的集体失语致使人际传播中谣言盛行，并且逐步升级引发了舆论危机和抢购危机。

（二）危机爆发期：二月广东现小高潮，三月北京成为重灾区

1. 官方公布疫情信息

2003 年 2 月 10 日，广东省正式向社会公布发生"非典型肺炎"疫情。截至 2 月 10 日，共发现 305 例，死亡 5 例。其中医务人员感染发病共 105 例，没有 1 例死亡，已有 59 人病愈出院，尚未出院的病人都得到有效治疗，情况稳定。中国政府将"非典"疫情通报世界卫生组织（WHO）。

2003 年 2 月 11 日，广州市政府召开新闻发布会公布非典型肺炎疫情情况。

2 月 11 日下午，广东省卫生厅举行情况通报会。中国工程院院士钟南山表示，市民到公众场所进行正常的活动是不会受到感染的，宣布广东大中小学将会如期开学。

2003 年 2 月 12 日，中国疾病预防控制中心负责人在接受采访时表示，全国近期内不会发生大范围呼吸道传染病的流行，但局部地区可能会出现小范围呼吸道传染病的流行。

2. 疫情扩散

由于媒体报道非典型肺炎疫情影响不大，广州旅游市场淡季不淡，各项大型集会活动照常举行。当时正值中国春节前后，春运的大量人口流动直接导致了"非典"疫情的迅速扩散。

2003 年 2 月 21 日，染病的中山大学附属第二医院退休教授刘某前往香港参加亲属婚礼，将疾病传染给另外七名旅客。

2003年2月下旬,一名常驻上海的美国商人在途经香港到达越南河内后确认感染该病。之后河内当地医院的多名医务人员也遭受感染。常驻河内的世界卫生组织医生卡尔娄·武尔班尼首先向WHO通报了当地医务人员的病情,并将该病命名为SARS。

2003年3月10日,香港沙田的威尔斯亲王医院有10多名医护人员出现发热及上呼吸道感染症状。至3月13日,全港患SARS的医务人员增至115人。此后,SARS疫情在香港暴发,最高峰日增病例60例以上。3月27日,香港政府宣布中小学及幼儿园停课,开始在所有入境管制站实施检疫申报措施。

2003年3月12日,世界卫生组织发出了全球警告,建议隔离治疗疑似病例。3月15日,世界卫生组织正式将该病命名为SARS。

2003年3月13日,台湾大学医学院附设医院通报了台湾第一例SARS病例(勤姓台商)。

2003年3月15日后,世界很多地方都出现了"严重呼吸系统困难症(SARS)"的报道,从东南亚传播到澳大利亚、欧洲和北美。印尼、菲律宾、新加坡、泰国、越南、美国、加拿大等国家都陆续出现了多起非典型肺炎案例。

3. 北京成为重灾区

2003年3月6日,北京报告第一例输入性"非典"病例。

2003年3月14日,来自香港的一名男性在北京发病治疗,不久50多名医护人员和同期住院的多名病人也都感染上"非典"。

2003年4月,北京"非典"日发病人数迅速增加,顶峰时期日新增报告病例100例以上。

分析:2月11日,广州市政府召开新闻发布会,公布"非典"疫情信息。时任广东省委书记张德江到广东省卫生厅现场办公,并请卫生部门领导和专家通过新闻媒体向群众通报疫情,宣传预防知识,消除不必要的恐慌。2月中下旬广东省主流媒体关于"非典"的疫情报道出现第一次高潮,但仍然是"报喜不报忧",媒体报道基本都是"疫情得到控制""市民无需恐慌"。

而到了3月,无论是"非典"首发地广东的媒体,还是后来的重灾区北京,包括中央媒体在内面对"非典"疫情集体失语。后来有学者分析提出主要是两方面原因,一方面是"非典"病因不明,医学界各方权威对"非典"的病因判断出现严重分歧,卫生行政部门拿不出准确科学的结论,媒体也只有无奈地等待着可靠的信息,以满足公众了解"非典到底是一种什么病"的核心信息需求。另一方面当时正处在"两会"政治敏感期,按照国内惯例,两会期间必须保持社会稳定,体制原因干扰了媒体正常履行新闻报道的职责。总之,我国相关部门在危机传播中反应迟缓和应对措施不力,严重影响了社会的稳定和政府威信。

(三)危机持续期:权威信息失真,国际舆论压力大

1. 权威信息失真

2003年3月19日,卫生部部长张文康称"广东非典疫情已得到有效控制"。

2003年4月3日,国务院新闻办组织召开记者招待会,会上当时卫生部的负责同志宣布:中国局部地区发生的非典型肺炎疫情已得到有效控制,在中国工作、生活、旅游都是安全的。

2003年4月4日,72岁的退休军医蒋彦永写了一封署名信,称他所在的309医院收治了60例"非典"病人,到4月3日已经有6人死亡。

2. 世界卫生组织展开调查

2003 年 3 月 26 日,世界卫生组织专家组到北京展开调查。

2003 年 3 月 27 日,世界卫生组织宣布北京被定为疫区。

2003 年 4 月 1 日起,卫生部开始每天向世界卫生组织报告最新疫情。

2003 年 4 月 3 日,世界卫生组织专家到达广东,实地了解病情并与当地专家讨论 SARS 疫情发展情况。

2003 年 4 月 6 日,国际劳工组织技能开发司司长派克·阿罗因患非典型肺炎,在北京地坛医院抢救无效去世。这是北京出现的第一个外国人感染"非典"死亡病例。

2003 年 4 月 16 日,世界卫生组织宣布确认冠状病毒的一个变种是引起非典型肺炎的病原体。

分析:卫生部负责人在 3 月 19 日和 4 月 3 日公开宣布,广东"非典"疫情已得到有效控制,并称中国是安全的,欢迎世界各地人士来华旅游。官方权威信息的失真,直接导致我国错失了疫情防控的时机,3～4 月份"非典"疫情迅速在我国范围内扩散,并波及世界多个国家。

媒体的集体缺席给谣言的产生提供了土壤,公众通过现代通讯技术获取各种有关"非典"疫情的传言,逐渐对政府和官方媒体失去信任,在焦虑、恐惧和无助的情绪笼罩下引发了一系列集体的非理性行为,社会上出现了放爆竹烧香拜佛、喝绿豆汤、熏白醋防治"非典",各种公共卫生安全用品遭遇抢购风波,破坏了市场秩序,带来了社会恐慌,经济陷入瘫痪状态。另一方面,在全球化的背景下新发传染病是全球共同的危机,随着"非典"疫情在全球的扩散,危机信息的传播也很快突破了国家界限,面对国内媒体的缺失和滞后,境外媒体开始关注"非典"疫情并逐渐占据主动权,CNN 从 3 月 15 日开始连续报道 SARS 疫情,境外媒体中有的是如实报道,但有的却是新闻炒作、夸大不实。"非典"疫情使中国的商贸、旅游、餐饮等行业遭受严重经济损失,国际舆论压力也使我国外交遭遇巨大阻力,造成 127 个国家宣布抵制中国的人流和物流,使我国政府形象陷入危机。

(四)危机恢复期:信息公开,全面报道

1. 国家领导高度重视疫情防控

2003 年 4 月 12 日,温家宝总理和吴仪副总理到北京佑安医院视察"非典"防治工作,并看望慰问医务人员。

2003 年 4 月 13 日,中共中央总书记胡锦涛赴广东考察"非典"疫情,慰问广大医务人员。

2003 年 4 月 17 日,北京市成立防治"非典"联合工作小组,中共中央政治局委员、北京市委书记刘淇任组长,负责北京地区"非典"防治工作。

2003 年 4 月 20 日,中共中央决定:免去张文康的卫生部党组书记职务;免去孟学农的北京市委副书记、常委、委员职务;高强任卫生部党组书记;王岐山任北京市委委员、常委、副书记。从该日起,北京实行疫情每日一报制度。

2003 年 4 月 23 日,国务院总理温家宝主持召开国务院常务会议,决定成立国务院防治非典型肺炎指挥部,统一指挥、协调全国"非典"防治工作,由吴仪任总指挥。

2. 北京全力抗击"非典"

2003 年 4 月 21 日,北京确定首批 6 家"非典"定点医院。

2003 年 4 月 24 日零时起,对疫情严重的北京大学人民医院实行整体隔离。北京市中小学开始停课 2 周。北京开通首条心理咨询热线。

2003 年 4 月 27 日,北京全面建立"非典"患者社会救助机制,同时暂停娱乐场所经营,并开始公布各区县疫情和隔离区信息。

2003年5月1日,小汤山"非典"定点医院正式竣工启用,首批156例患者顺利入住。

2003年5月7日,北京所有确诊的"非典"病人全部转入16家定点医院,实现了确诊患者随诊随收,定点集中救治。

3. 疫情解除

2003年5月9日,北京当天新增病例数首次跌破50例。

2003年5月12日,国务院颁布《突发公共卫生事件应急条例》。

2003年5月29日,北京新收治"非典"确诊病例首次降为零。

2003年6月2日,北京"非典"疫情当日新收治确诊病例数、疑似病例转确诊病例数、"非典"死亡数均为零。

2003年6月5日,北京最后一处发生疫情的工地解除隔离。

2003年6月19日,北京绝大多数医院恢复正常医疗秩序。

2003年6月24日,世界卫生组织宣布撤销对北京的旅行警告,并将北京从疫区名单中删除。

分析:4月20日成为"非典"事件危机传播的转折点,党中央、国务院明确提出要以对人民高度负责的态度,及时发现、报告和公布疫情,决不允许缓报、漏报和瞒报。卫生部决定,原来五天公布一次的疫情改为每天公布;"非典"正式列入我国法定传染病。从此,中国政府关于"非典"事件的危机传播管理逐步走上正轨。

此后,中央、地方主流媒体开始全方位报道"非典"疫情,信息数量惊人。中央电视台《新闻联播》从4月20日开始每天以超过5条的数量全力报道,并每日通报疫情。2003年5月上旬,人民日报在半个月的时间里,有一半以上关于"非典"的文章,主要报道中央政府的指示精神和应对策略、跟踪"非典"的科技攻关进展、宣传抗击"非典"的先进典型事迹。在主流媒体采取积极的信息传播策略下,各类谣言逐渐减少,境外主流媒体对中国政府抗击"非典"的报道也逐步客观。在危机恢复期,"非典"疫情的信息传播还是主要立足于政府视角的报道,集中在领导人视察、政府部门会议和各地人民抗击"非典"的壮志、感言等比较官方的内容。这种骤冷骤热的公共危机信息发布方式显然是不可取的,但值得欣慰的是,在危机恢复期陆续出现了许多关于"非典"反思疫情应对方方面面问题的文章,促使公众更理性面对"非典"疫情。

三、"非典"事件危机传播中的要素分析

在危机传播学理论中,公共危机传播过程中有3个关键要素:传播者、受众以及传播渠道。我们将以三大传播要素为切入点,从"非典"事件的不同侧面来揭示危机传播的过程和规律。

(一)传播者分析

1. 政府:公共信息传播的滞后与匮乏 政府危机传播是政府履行公共职责的一项重要内容,主要是政府积极争取媒体在危机传播上的支持和配合,借助媒体来实现对公众的危机公关,满足公众在不同阶段对危机信息的不同需求,以消除社会恐慌心理,成功化解危机,塑造良好的政府形象和公信力。

但在"非典"危机传播中,政府的信息传播模式随着事件发展出现几个问题:一开始是广东省政府关于"非典"疫情的信息缺失,造成谣言兴起,引发公众抢购危机;直至2月11日新闻发布会后,才出现大量有关疫情的信息报道;接着是3月政府和媒体危机传播的集体失声失真,导致疫情扩散;最后4月20日后中央政府危机传播思路发生重大变化,趋向真实公开透明,才有了全国对"非典"疫情的全面报道,但在信息内容分布上还没有完全从受众需求的角度出发。

主要表现为：

(1)第一时间信息缺失：广东省政府的危机信息传播在时效上出现严重滞后，直到首例病例出现的2个多月后才召开新闻发布会，在危机初期没有在第一时间做到信息公开，导致谣言传播。

(2)信息失真导致疫情扩散：因医学界权威专家对"非典"疫情趋势研判的分歧，突发公共卫生事件监测网络的缺失等原因，造成中央和地方政府未能及时准确发布"非典"疫情信息，最终导致疫情扩散至大半个中国和全球多个国家。

(3)危机传播意识薄弱，应急机制缺失："非典"之前，各地没有处置特大突发公共卫生事件的经验，应急管理法制也不健全，对于"非典"疫情报告发布没有明确的法律依据，加之地方政府部分领导危机传播意识薄弱，甚至对媒体采取舆论管制，导致信息传播滞后、失真，显示政府对危机传播应急机制的缺失。

2.世界卫生组织：危机传播中的举措　世界卫生组织作为国际性专业组织，在"非典"危机中成为国际权威信息的传播者，世界卫生组织传递信息的举措主要是：第一，在网站上公开发布疫情信息，对33个国家和地区进行了疫情统计及信息发布。第二，召开全世界医疗专家会议，形成关于"非典"疫情防控的国际共识和策略，为疫情发生国家的防控工作起到了指导作用。第三，确定疫区和发布旅游建议，在SARS危机期间，世界卫生组织发布了19条旅游和疫区全球警告信息，涉及11个国家和地区。第四，派遣专家工作组赴中国指导疫情防控，并向我国提供知识、技术、信息方面的协助。

在"非典"疫情这样的全球性公共卫生危机事件应对中，世界卫生组织在公共危机传播方面履行了国际组织的职责，发挥了非常积极的作用。

3.权威专家：个人力量在危机传播中的独特作用　"非典"作为突发公共卫生危机，医疗卫生专家在专业领域传递的疫情趋势分析、临床治疗方案、防控措施建议、防病知识等信息，因其客观性更能得到社会公众的关注和认同。在"非典"危机中，钟南山院士作为权威专家就是一个医疗专业信息的个人传播者，他多次发表意见，比如对"非典病原是衣原体"的质疑，总结临床经验使用适量激素挽救病人生命的治疗方法等。他作为权威专业人士所提供的信息是对政府危机信息的有益补充，个人传播力量在公共卫生危机传播中也发挥独特的作用。

(二)传播渠道分析

在"非典"危机应对中，危机传播渠道呈现出多元化的特点，既有报纸、电视、广播等传统媒体，又出现了手机短信、网络等新媒体；既有境内媒体，也有境外媒体；既有各种媒体的组织传播，又在组织传播缺席时依靠口耳相传的人际传播，多元化的媒介渠道对公共卫生危机传播提出了挑战。

1.新媒体对传统媒体的冲击　随着现代通讯技术的发展，以手机短信、网络为代表的新媒体在"非典"危机传播中扮演着重要的角色，三大媒体(报纸、电视、广播)转变为五大媒体(增加了网络和手机短信)。传统媒体作为党和政府的喉舌在公共卫生危机传播中仍然是主要渠道，但"非典"事件中传统媒体的集体失语，让新兴媒介有空间取代其信息发布的职能。新媒体的出现，使得信息传播更加多元，但也表明公共危机传播渠道增多，一方面政府利用新媒体可以达到迅速全面传播的目的，另一方面流言、谣言也可能通过新媒体实现快速传播，使得危机信息传播更加复杂。

2.境外媒体对境内媒体的压力　"非典"是一场全球性的公共卫生危机，因此"非典"

疫情相关信息传播就是全球各国媒体的关注热点。"非典"疫情最早发生在我国广东省,早期疫情信息只能通过境内媒体的传播才能分享到全球。可惜在我国主流媒体的信息缺失造成信息传播失衡,引发国内公众恐慌的同时,境外媒体通过各种途径了解中国疫情并发布信息,填补了疫情信息的真空,但也给境内媒体带来了前所未有的国际舆论压力。

境外媒体的介入直接导致公众对中国政府的不信任感,我国公众开始通过各种渠道了解境外发布的各种疫情信息,尤其是毗邻港澳地区的广东省可以通过香港媒体获取境外媒体关于"非典"疫情信息的报道,境外媒体在我国公众中的可信度逐步增高,对境内媒体的危机传播压力也带来了中国政府良好国际声誉的压力。

（三）受众分析

有效的危机传播就是要能满足公众在危机演变过程中的不同需要,公众对于危机传播信息的心理需求变化也直接影响着公共卫生危机的进程。

在我国公众对政府和主流媒体上发布的权威信息有天然的信任感,危机初期政府没有公开疫情信息,使得公众对信息获取的心理需求没有满足,导致信息缺失下公众在恐慌情绪的影响下只能去获取流言、谣言,加上境外媒体的相关疫情报道,导致公众对政府信任危机,对主流媒体失望,逐渐失去理智,采取过度防护的手段做出抢购等防御过度的行为。

4月20日中央政府采取积极的态度全方位控制疫情后,危机传播发生转变,公众又开始恢复对我国政府的信任,在大量权威公共信息被公布后,公众情绪趋于平稳。5月份开始公众应对非典疫情的心理和行为都逐步理性,社会秩序恢复稳定。

四、经验与启示

2003年的"非典"事件给我们带来了深刻的反思,这场危机暴露出突发公共卫生事件应急管理和危机传播管理中的诸多问题。通过总结反思问题,不断健全公共卫生危机传播体制,我国应对突发公共卫生事件的能力也在逐步提高。

（一）建立了公共卫生危机传播管理法律和制度保障

"非典"危机应对不利很大程度上与我国当时没有健全的应急法律制度保障有关,比如政府信息公开、"非典"疫情信息发布、密切接触者的强制措施、公民和媒体在传染病防治中的义务和责任等都没有法律依据去保障执行。因此,"非典"以后我国有关危机传播管理的法律法规在不断地建立和完善当中,并且已经取得了一些成绩。比如2003年5月颁布了《突发公共卫生事件应急条例》,规定国家建立突发事件信息发布制度;2007年11月《中华人民共和国突发事件应对法》实施;2008年5月《中华人民共和国政府信息公开条例》实施,这些都为危机传播管理工作提供了基础性的法制保障。

除了法律规定的突发公共卫生事件应急管理的规则和程序以外,我国还需要不断完善突发公共卫生事件监测预警、传染病防控等相关制度,逐步实现危机传播管理法律体系的完整。同时,从法律实施上来说,政府部门还应该进一步加强对民众的卫生应急法律普法教育宣传,开展卫生应急专业人员危机传播法规制度培训,提升法律法规的执行力度。

（二）构建了完善的公共卫生信息传播系统

近几年,我国在完善卫生应急法律法规的同时,也在加紧完善政府公共卫生危机传播管理机制。一是健全卫生应急管理机构,各级各类卫生健康行政部门和医疗卫生单位都在逐步加强卫生应急管理机构建设;二是健全卫生应急预案体系,2006年1月8日国务院颁布《国家突发公共事件总体应急预案》,要求突发事件的信息发布应当及时、准确、客观、全面,各地卫生应急预案体系也在逐步健全;三是建立突发公共卫生事件监测预警机制,2004年全国建立传染病疫情和突发公共卫生事件疫情监测网络;四是建立公共卫生危机传播的信息发布和沟通系统,三鹿奶粉事件后在全国设立12320公共卫生公益热线,接受公众关于突发公共卫生事件的咨询投诉;五是转变适应新媒体时代的公共卫生危机传播方式,各地卫生健康行政部门纷纷设立了官方微博和微信,利用网络强大的功能,及时发布最新信息,使公众尽快了解各类突发公共卫生事件的最新情况,也利用新媒体开放性和互动性的特点,了解公众的意见和需求,缓解突发公共卫生事件带来的社会恐慌心理,树立良好的政府形象。

今后我国卫生健康部门还将建立功能完备的突发公共卫生事件信息共享平台。在危机管理中,信息收集和处理的效率对预防危机和处理危机都有着至关重要的作用。"非典"事件中,由于我们对危机信息收集渠道不畅,造成无法掌握真实的疫情信息,没有采取积极有效的防控措施及时控制住疫情蔓延。目前,我国自上而下建立了突发公共卫生事件应急决策指挥系统,但功能尚不完备,我们需要的公共卫生信息共享平台是一个信息管理中心,将监测的危机信息进行科学分析整理,切实做到早期发现危机、控制风险。

（三）完善了新闻发布和发言人制度

"非典"后,我国政府开始意识到新闻发布制度在公共卫生危机传播中的重要性和必要性。2003年4～6月,卫生部连续举办了67次新闻发布会,新闻发布会成为民众了解"非典"疫情的重要信息渠道。此后,中国政府开始从临时性高官发言人制度规范为专业的新闻发布和发言人制度。

在政府危机传播管理中,新闻发言人充当的是危机信息传播"把关人"的角色。政府关于突发事件的信息要经过新闻发言人、媒体才能最终传递给公众。新闻发言人是政府的信息代言人,也是公众在危机应对中获取信息的权威信息源,在突发公共卫生事件应对的关键时刻能起到维护政府形象和引导舆论导向的作用。所以建立一套新闻发言人制度非常重要,在近些年的突发事件信息发布中,比如四川芦山地震救援中规范的新闻发布会和新闻发言人制度,对突发事件处置和危机信息传播都起到了很好的作用。

当前,全国卫生健康行政部门都建立了完善的新闻发言人和新闻发布制度,设立了宣传部门专门负责新闻宣传工作,在突发公共卫生事件发生时能够迅速成立新闻宣传组织机构,制定宣传工作方案,从发言人选择到信息发布流程都有严格的制度依据。今后,各地卫生健康行政部门还需要完善卫生舆情监测分析机制、突发事件新闻发布评估机制,建立突发公共卫生事件新闻宣传资料库,努力实现引导舆论提升政府形象,将突发公共卫生事件的危害降到最低的目的。

（四）规范了媒体新闻报道与舆论监督机制

在信息多元化的时代,正确认识和充分发挥媒体舆论监督的作用越来越重要。政府的信息公开程度和决策透明度、公众的知情权最终都是靠媒体的舆论监督来实现的。只有媒体规范履行舆论监督权,将政府的决策部署客观反映给公众,才能去营造一个良好的社会舆论环境。

"非典"之后,新闻体制改革有了一个更为宽松的政治环境,媒体作为社会舆论机关,也是党、政府和人民的喉舌,有义务为政府和公众持续提供真实、客观、全面、公正的危机信息报道。这要求新闻媒体一定要有新闻敏感性和独立的舆论监督机制,通过舆论监督促使政府及时有效地处理危机,媒体对政府的社会舆论监督也要满足公众的需求。同时,政府要增强自身危机应对工作的透明度,需要积极配合媒体报道,让媒体对突发事件信息及时报、客观报、充分报,以保障公众个人的知情权利。

案例二

南京小龙虾事件的危机传播管理

一、案例回顾

2010年7月底,南京市出现首个因食用小龙虾后发生横纹肌溶解症的病人。患者出现腰酸背痛、脸色煞白、无法站立等现象。当时并没有引起人们太多注意。但到8月中旬左右,当地又接二连三出现与首例患者症状相似的病例。自8月24日之后南京市因食用小龙虾引起肌肉溶解症患者到医院就医的消息被媒体报道、转载,引起社会广泛关注。当地政府及相关部门积极组织技术机构进行抽样检测,因一时无法检出致病原因,造成当地市民极大恐慌。9月7日中国疾病预防控制中心和南京市食品安全委员会办公室联合召开新闻发布会,公布近期南京市出现横纹肌溶解症的调查与检测结果:南京市这一段时间以来出现的23人(例)疑似小龙虾致病病例是与食用小龙虾相关的极少数个体出现的一过性横纹肌溶解综合征,属于哈夫病(Haff)。持续多日的南京小龙虾事件告一段落。这就是著名的"龙虾门"事件。

二、事件过程

2010年7月21日下午,江苏省人民医院肾科病房刘佳主任医师接诊了从急诊科转来的1名女病人,经过详细检查,发现该女病人与前面收治的两名病例症状极为相似,而且均食用过龙虾。几天来,江苏省人民医院收治的因食用龙虾出现身体不适的病例已经有10多人。在南京市除了江苏省人民医院之外,其他几个医院也收到这样的病人多例。7月份以来,南京鼓楼医院急诊科也连续收治了因食用龙虾而发病的病例。与普通龙虾带来的食物中毒不同的是,这些患者均食用过龙虾,但是大部分患者并没有出现龙虾食物中毒所特有的呕吐、腹泻等典型胃肠道症状,而是出现难忍的肌肉酸痛等横纹肌溶解症。情况严重的还出现了"酱油尿"等肾功能受损的体征。

截至8月24日,南京市已有19例曾食用过小龙虾而被诊断为横纹肌溶解症的人,其中1名情况危急。南京市政府随即在当天召开新闻发布会,南京疾病预防控制中心专家认为:导致横纹肌溶解症的原因有很多种,目前还不能断定与食用小龙虾有关,并称"全南京市每天消耗80～100吨的小龙虾,按每人1kg算,每天有10万人在吃小龙虾,而患横纹肌溶解症的人只有19人,横纹肌溶解症的发病率确实非常低,吃小龙虾应该还是安全的。"

江苏省食品药品监督管理局9月1日启动餐饮服务食品安全宣传周活动,启动会上该局透露:截至当天疑似食用小龙虾导致横纹肌溶解症的患者已增至20例。接着几天又连续出现新病例增至22例,经过治疗大部分患者康复出院。

由于小龙虾味道鲜美,深受南京市民青睐,一直以来小龙虾在南京市各大市场均销售量较大,但是"龙虾门"事件发生后,南京市各大农贸市场小龙虾的销售量骤然下降至每日

10 吨左右,比之前的日销售量下降了差不多 60%。龙虾的销售价格逐渐走低。例如,只重 1 两的小龙虾之前每 500g 售价约 25～26 元,9 月 4 日已降到了 15～16 元。不仅是食客,更多的是经营小龙虾的商家,都希望权威部门能尽早将导致横纹肌溶解症的"真凶"揪出来。

南京出现消费者食用小龙虾被查出"横纹肌溶解症"后,原卫生部就派专家专门走访了当地医院、水产批发市场、饭店,对食客曾食用过的小龙虾采样检验,江苏省疾病预防控制中心也对市场小龙虾样本进行了调查采样工作。

9 月 7 日中国疾病预防控制中心和南京市食安办联合召开新闻发布会公布调查结果:南京市近期出现的 23 名疑似小龙虾致病的患者,与食用当地小龙虾相关,这些在极少数个体中出现的横纹肌溶解综合征均属于哈夫病(Haff)。

南京市食安办主任介绍:截至 9 月 7 日中午 12 时,南京市各大医院共收治横纹肌溶解综合征病例共 23 例,这些病例均食用过小龙虾。经过流行病学调查,这 23 名患者的就餐地点分布比较分散,其中 15 名患者分布在 8 个就餐点(家庭),其余 8 名患者曾经在 4 个餐馆就餐。经检查,23 名患者均出现全身肌肉酸痛症状并伴有肌酸激酶和肌红蛋白比较明显的增高,临床诊断为横纹肌溶解综合征,即均属于哈夫病(Haff)。南京市卫生局组织各大医院对病人加紧抢救,经过治疗,已有 22 人治愈出院,还有 1 人住院治疗,目前病情稳定。

中国疾病预防控制中心专家在会上也做了详细介绍:以往各地报道的哈夫病(Haff)患者,大部分食用水产品龙虾,并在 24 小时内出现不明原因的横纹肌溶解综合征,临床表现为肌肉酸痛并伴血清肌酸磷酸激酶和肌红蛋白比较明显的升高,部分患者可能出现酱油色尿,大部分患者预后良好,个别严重患者会出现急性肾衰竭。虽然国际医学界一直在探究横纹肌溶解综合征的致病因素,但是直到当前还未能找到确切的致病因素。南京市出现的食用小龙虾后发生横纹肌溶解综合征患者,具有与哈夫病相似的流行病学特征和临床症状。该专家说:"致病的毒素很可能是来自小龙虾本身所携带的毒素。经调查结果,如果这些小龙虾个体本身带毒(这样的小龙虾个体也是极少数的),可能是小龙虾在某一水域食用某一种有毒物质引起的,但现在这些都还不能定论。"至此,闹腾了 2 个月左右的南京"龙虾门"事件画上"句号"。

三、媒体报道

新华社 2010 年 7 月 22 日一则报道:"南京(7 月 20 日)一家三口吃小龙虾中毒";南京突发公共卫生事件专家委员会负责人告知公众,龙虾的体内极易积蓄很多有害物质,容易引起人体疾病。龙虾还是某些寄生虫的中间宿主,市民食用时一定要煮熟煮透以免引起寄生虫感染。

一个月后,"疑洗虾粉肇事,南京 10 多市民吃小龙虾致肌肉溶解"(新华网江苏频道南京 8 月 23 日报道)。"7 月 23 日南京市食品安全委员会已经对此事介入调查,南京市卫生局、疾病预防控制中心也召集了急性化学物中毒专家进行调查分析。疾病预防控制部门下一步将对龙虾是否有毒素进行检测""形成(的)书面报告,仍然没有具体的病因"(现代快报 2010 年 8 月 24 日报道)。

扬子晚报网 2010 年 8 月 25 日报道:当地疾病预防控制中心认为从 7 月份以来,收集到的是 19 个病例,都是高度散发的。那么多食用龙虾的人,与致病的这些人相比,数量是非常悬殊的,发病数是极低极低的。全国只有个别市报道了食用龙虾的横纹肌溶解症的个别病人。其言下之意是这是小概率事件，所表露出来的应急理念让人怀疑。疾病预防控制中心某发言人认为关于食用龙虾与横纹肌溶解症之间的关联问题，做了大量的分析、调查，目前还没有找出之间的关联。

新华网江苏频道2010年8月25日报道针对龙虾溯源问题，南京市商务局负责人透露，由于近期发生龙虾事件，对南京农贸市场带来一定的影响，江苏本地龙虾经检查合格，下一步将对主要来源地为湖南、湖北、安徽、江西等地的龙虾进行检查，建立溯源机制，保证市民食用龙虾安全。

扬子晚报网2010年8月25日报道：某部门负责人称龙虾从河里到流通环节要经过几个关口。第一个就是农林部门，要对龙虾的养殖户进行抽检。第二个工商部门要求市场经营者对龙虾的来源要有登记，要有溯源机制，一旦这批龙虾出现了问题，要把从哪里来的讲清楚，就是要"追根溯源"。当问及食用的龙虾有没有统一指向来源地时，发言人公布的信息是：根据流行病学调查已经追踪到一些农贸市场，至于是不是从某一个集中地来的，目前还不知道，还没有形成这方面的证据材料。

专家认为，相关部门在对事件的调研方面，即使客观上需要一定时间，但尽管一下子无法找出正确的结论，也要随着调查的深入分阶段向群众公布相关调查情况。政府相关部门在半个月这么长的时间里只进行几次不够明确的、遮遮隐隐的回应，无法说服公众，同时媒体的传播更会推波助澜。食品安全日常管理中更不能够在发生突发事件后才想到建立溯源机制、建立质量安全档案制度。食物中毒事件应急处置过程和调查结果，由于政府及相关部门没有第一时间向公众公布，其调查结论对安抚公众恐慌心理的效果也会因信息迟滞或者信息提供与需求不对称而大打折扣。危机传播不会因不作为而停滞，恰恰相反，政府及其相关部门应急处置管理的缺位会因危机传播的作用揭示无余。

四、危机传播管理分析

食物中毒是典型的食品安全事件，食物中毒事件发生后将立即受到社会舆论的关注，而成为新闻媒体争相报道的重点对象，继而影响整个社会。南京小龙虾事件发生后媒体给予很大的关注，以"南京小龙虾事件"为关键词检索百度找到相关结果约816 000条新闻报道，而以"2010年南京小龙虾事件"为关键词检索百度找到相关结果约239 000条新闻报道，可见市民和媒体关注度很高，南京"龙虾门"事件成为这一时间段的"热点"与"焦点"。集中高密度报道时间为2010年8月24日至9月8日，即8月21日第3例病例出现3天到9月7日，即中国疾病预防控制中心和南京市食安办召开联合新闻发布会向社会各界通报食用小龙虾引发横纹肌溶解综合征事件的调查结果这个节点。

食物中毒危机事件也遵循危机发展的潜伏期、爆发期、持续期、恢复期4个阶段的发展历程。

（一）危机潜伏期

2010年7月底，南京出现首个食用小龙虾后患横纹肌溶解症的病例。直至8月21日江苏省人民医院急诊科接到第3例同症状病例转入肾科病房的时候，这段时期属于危机潜伏期。在这个案例中，2010年8月发生"肌肉溶解"事件，江苏省人民医院在过去一周收治食用龙虾后入院的患者十多名，均被诊断为横纹肌溶解症。首发病例出现就是危机的即将发生的征兆，由于危机早期病例散在发生，人们无法立即发现，这个阶段如果能够发现的话，可以第一时间采取措施予以处置。从传播的角度来讲，危机传播信息源正在形成。

（二）危机爆发期

小龙虾事件发生后，即扬子晚报于 8 月 24 日第一时间对社会报道了南京市各大医院连续接收因食用龙虾致肌肉溶解症患者的消息，这条信息引起了南京市民的广泛关注。至此危机形成了并进入危机爆发期，这个时期危机已经出现，人们在这个时期是肯定可以察觉到危机已经来临。危机已经暴露在人们面前，在这个阶段危机是可以逆转的，也是可以转化的。从传播学的角度，这个时间是危机传播的信息原始起源点。

（三）危机持续期

随着媒体争相报道、网络互相转发南京市民食用龙虾致肌肉溶解症患者新闻信息的出现，社会已经出现恐慌的迹象。为了回应新闻媒体的报道，南京市政府于 8 月 24 日召开了专题新闻发布会，南京市政府新闻发言人在当天的新闻发布会上首次向公众发布食用龙虾致肌肉溶解症病例的信息，介绍南京市民近期关于疑似食用小龙虾致病的有关情况。发言人说，近期媒体非常关注南京市发生疑似食用小龙虾致病的病例，南京市政府也高度重视，市政府专门成立了由常务副市长担任组长的应急工作领导小组，启动了政府主导、部门间联防联控工作机制，并开始实施溯源调查、病理分析和市场整治等一系列活动。

两天后媒体报道：卫生部派专家组赴南京市开展专门调查。参与调查的专业部门升级为国家层面。随着国家级专家组介入，社会舆论又开始活跃，形形色色新闻报道、社会信息在社会各界公众中交流、散布。所有关心此事的人发现，各种舆论信息、媒体报道、网站发布、小道消息遍布社会各个角落。这时人们的思想更加活跃，已经分不清什么是正面、什么是负面。人们更想得到以下信息：近期南京市民食用龙虾致肌肉溶解症的致病原因到底是什么？食用小龙虾安全吗？小龙虾还能不能吃？案件进入危机持续期，从危机传播的角度，这个时期的信息内容已经复杂化，有准确的、有不准确的、有正面的、有负面的、有目击的、也有猜测的、有来源于主流媒体的、有来源于小道消息的；这个时期的信息的传播渠道也呈多样化，有从现场获得的（信息的原始起源），有从相关组织、人物获得的、也有可能是从媒体获得的（比如一些媒体会转载另外媒体的信息）；事件发生现场的地点、人物、媒体、企业、相关的组织、人物等，随着事态的进一步发展，都有可能成为信息传播源和传播渠道。另外，这个时期人们的好奇心急需要满足、信息的需求量增大。但是事件发生的原因又在进一步的调查中，有大量的信息"真空"地带，媒体、公众将从各种渠道来填补。

危机的处理过程是一个众多利益纠结与博弈的过程，它是众多利益相关者在一个竞争的政策环境中，通过各自的策略选择进行博弈的过程，总是企图以自己的策略来影响事态的发展，使事态朝着有利于自身的方向倾斜。

此次小龙虾事件的发展和演变过程中，一些商家为了各自利益所采取的应急处置方式、技巧和方法是可以理解的，即使采取的措施是过度的和夸张的，反映的也不过是商家逐利的本色。作为地方政府，如南京市政府在权衡地方经济利益和公众健康利益同时必须经受一场对自身执政理念和执政能力的考验。如，一些地方把所谓"应急处理"演变成一味维护地方经济的行为，甚至政府相关部门通过发布消息、公布事件真相等草率地宣布小龙虾与致病无关，可以放心食用等，显然是一种极不负责任的态度，也是乱作为。信息时代瞬息万变，政府及相关部门需要及时对突发事件做出科学理性的回应，按时分阶段公告事件调查与处置结果，否则事件的负面影响会不断累积并放大。

从南京市官方首次公布食用龙虾致肌肉溶解症事件到9月7日联合新闻发布会公告事件调查"初步意见",相隔半个月。在这半个月时间里,围绕南京市民食用龙虾致肌肉溶解症事件,众说纷纭。当人们普遍感觉到心里没有底甚至心理恐慌的时候,总是期待政府及相关部门给出最终答案的时候,小龙虾及其市场的真实销售情况却变得捉摸不定起来。有的说小龙虾销售量急剧下降,有的说"影响不大";很多平时小龙虾销售量很大的餐饮店这时销售额直线下降、门可罗雀或者已经关门停业了,却说"销量不降反升"……,在人们谈虾色变的时候一些受南京小龙虾事件影响的地方却称:"本地龙虾安全可放心食用"。而某市有关部门甚至通过媒体报道说:近日本部门开展龙虾养殖安全检查。我市的小龙虾采用生态养殖,水质优良、龙虾品质较好、无需用药物清洗,本地龙虾食用绝对安全;也有报道说某家餐馆是"用高压喷枪清洗龙虾,从来就未用过洗虾粉洗虾,顾客可放心食用"。

相关专业管理部门的专家对南京小龙虾事件的说法也不一致,甚至互相矛盾、互相拆台。有某部门的专家说南京小龙虾事件可能由未知毒素引起,也有专家说本机构对南京小龙虾事件的调查结果无法证明致病与吃小龙虾有关,或说与个人体质有关,或说与加工环节有关。官方的说法在这个时期也显得摇摆不定、含糊其辞。如某海洋与渔业局称:从养殖质量角度讲,小龙虾是完全没有问题的。某卫生和食药监部门负责人表示:关于食用龙虾与横纹肌溶解症之间的关系,目前还没有找到确切的关联。此时,有关部门希望主流媒体要消除不必要的社会恐慌等。在危机持续期的最后阶段,中国疾病预防控制中心组织有关专家进行调查后正式宣布:南京出现的横纹肌溶解综合征是一种名为哈夫病的疾病,与吃小龙虾有关。这意味着,即使是国家级机构介入调查,小龙虾事件依然没有最终结论,因为哈夫病的致病原因目前在全世界都还是一个未解之谜。但至少有一点可以肯定,南京市民发生的横纹肌溶解综合征病例与食用小龙虾有关。

(四)恢复期

9月7日,中国疾病预防控制中心和南京市食安办联合召开的新闻发布会,向公众公布南京市民发生的横纹肌溶解综合征病例与食用小龙虾有关的"初步意见",持续数十天的南京小龙虾事件结束。危机进入恢复期。

小龙虾事件通过事件爆发,事态的发展,原因的调查,事件的处理等一系列行动之后,事情有了结果,当事人各得其所。这个时期公众、媒介的关注度逐渐减弱,公众"热点"和"焦点"消失。从传播的角度来讲,信息"真空"已经被填补,公众的关注兴趣下降和消失,或转到其他兴趣,它的注意力也在转移。这个时期,如果有新的热点出现,公众的关注点转移会加速,危机从持续期进入恢复期的过程会更快。

案例三

群体性心因性反应事件的危机传播管理

一、事件过程

(一)事件发生与报告

2005年6月18日下午临近下班,某市卫生局接一所辖的S县卫生局电话和传真报告:6月17日晚23时,县疾病预防控制中心接到疫苗接种异常反应报告"17日上午8时半至10时半,DZ防保所对本镇SL小学的105名学生进行了甲肝疫苗预防接种,有26名小学生接种后,出现头晕、胸闷、恶心、乏力、肢体麻木等症状"。经调查,首例病人为本镇SL小学4年级女生,于6月17日上午10时接种甲肝疫苗后2~3分钟即出现头晕、胸闷、恶心、面色苍白、出冷汗等症状,接种人员当即令其休息,注射肾上腺素处理,未见明显好转,即转入DZ镇卫生院治疗。至中午12时,接种的学生中又出现6例病人,晚10时增加至23例,其中两例转入县人民医院治疗。18日上午又出现3例,累计26例。18日上午有2例出院。县卫生局成立现场处理领导小组和医疗救治组;停止接种该批次疫苗;26名出现不适症状的接种者被安排到县人民医院进行观察治疗。

6月20日下午该市卫生局向卫生厅正式报告,省卫生厅与省食品药品监督管理局派出专家组21日到达现场进行调查核实和初步处理。6月22日卫生厅向卫生部专题报告。

(二)事件经过

某县位于华东腹地,辖15个乡镇,人口86万,其中农村人口75万,当年农民年人均纯收入2100元,财政收入10.32亿元,为省贫困县。事发乡镇位于县城北约25公里,共有33个行政村,共计6.5万人;辖区内有小学30所、中学3所,在校学生约7000人。

2005年6月16日至6月17日,镇防保所擅自组织21名乡村医生,组成8个接种组,到该镇17所小学和2所中学进行了甲肝疫苗群体性接种工作,接种场所主要在学校的教室,学生排队依次接受免疫注射,共接种2444人。

1. 首例病人 6月17日上午,接种组在镇某小学教室按学前班至高年级的顺序接种甲肝疫苗。上午10时,在已接种疫苗的学生中出现了首例病人(女,12岁,接种前健康状况良好,无发热及急性传染病,无接种禁忌证),在接种后2~3分钟出现头晕、胸闷、恶心、面色苍白、出冷汗、手足麻木等休克症状,接种人员让其休息,并注射肾上腺素处理,症状未见好转,随送卫生院治疗。

2. 接种当日发病情况 首例病例发生后,接种人员向学生、老师及在场部分家长解释这是一般反应,并继续接种。之后陆续出现了5例类似症状的学生,引起了老师的警觉。学校通知所有接种疫苗的学生家长,如接种疫苗的学生有反应要到医院看病。当日晚12:00,镇卫生院共收治相似症状的病例23例,发病年龄为7~12岁,男12例、女11例,其中2例症状较重转县医院治疗。县疾病预防控制中心当晚立即抵达现场调查,初步认为是“群体性急性精神性癔症反应”,并停止了6月18日接种疫苗。

3. 出现症状的学生人数迅速增加 学生接种甲肝疫苗后生病的消息不胫而走,18~19日其他学校的学生发病数也不断增多,主要症状均为头痛、头晕、恶心、呕吐、心悸、气喘、四肢麻木无力,部分学生心率减慢,个别学生四肢抽搐,部分学生心肌酶升高。除镇卫生院外,县医院、县中医院也相继收治类似病人。19日市卫生局组织市立医院儿科、心血管内科、传染科及流行病学等方面专家会诊,当地邀请附近一所医学院附属医院和解放军某总医院的专家现场会诊,得出临床诊断意见:“甲肝疫苗接种后过敏反应”。到20日累计住院数达到78例。当日《新安晚报》根据当地通讯员实地采访提供信息,对此事进行了报道,加剧了许多家长害怕心理,不管孩子注射甲肝疫苗后有无症状,直接拨打120或亲自把孩子送到县医院和中医院,要求住院检查治疗,一度造成两所医院的医疗秩序混乱,床位紧张,由市卫生局协调转诊到临近的县医院观察治疗。到6月22日,累计住院数增加到119例。

6月21日,省食品药品监督管理局、省卫生厅组成联合调查组开始调查。

4. 偶合病例死亡再度引发群众恐慌 6岁女童李某于6月17日上午注射甲肝疫苗后

出现头晕、胸闷症状,于 20 日到县中医院进行一般观察治疗,22 日晚由家长带领外出到院外自购食品就餐。6 月 23 日晨约 4 时半突然出现高热,急诊查白细胞 16.0×10^9,给予抗感染治疗。次日约 11 时患儿出现腹泻,便黄、稀水便,查大便 WBC(+),RBC 少许,并出现抽搐、高热,拟诊急性重症菌痢,立即给予抢救,于 14 时经抢救无效死亡。当时临床专家认为患儿死于严重感染导致的呼吸循环衰竭,且疫苗接种导致其心肌损害。但流行病学专家对此存在分歧,认为此事件为疫苗接种引起的群体性癔症反应,患儿死亡与疫苗无关,可能是偶合。26 日省专家组经调查后诊断为患儿的"直接死因为全身炎症反应综合征,导致多脏器功能衰竭,并最终因呼吸循环衰竭死亡,由于患儿家长拒绝尸体解剖,是否与疫苗有关等待药监部门对疫苗质量检测和相关调查有具体结果后再作结论"。后经国家药监部门权威检测结果,该批疫苗质量符合国家标准。

5. 媒体推波助澜加剧群众恐慌　6 月 20 日安徽地方媒体首先报道,23 日引起更多媒体追踪报道,尤其是 26 日中央电视台《经济半小时》和《焦点访谈》的报道引起了全国的关注,到 27 日事件住院观察人数猛增了 70 人,到 6 月 30 日先后累计住院观察人数达到最高峰 311 例,出院 72 例。

6. 引起高层领导关注　时任国务院总理温家宝、副总理吴仪先后对此事批示;安徽省委、省政府领导对事件高度关注,做出一系列批示;卫生部部长、国家食品药品监督管理局局长赶到现场检查指导事件调查处理工作,并现场召开新闻发布会。

7. 权威调查处理平息事件　事发后当地政府领导高度重视,采取了一系列的措施;省卫生厅派出由分管厅长带队的现场工作组和临床、流行病、检验、医学心理等各方面专家,在现场协调、指导现场调查处理;卫生部 6 月 27 日首批由疾病预防控制局、应急办领导和有关方面强有力专家组成的国家专家组赶到现场指导事件调查处理。28 日卫生部部长和国家食品药品监督管理局局长率国家专家和中央电视台现场调查处理,明确事件性质,29 日召开事件调查处理新闻发布会,并采取一系列针对群体性心因性反应的心理干预、政策引导等处理措施,7 月 1 日以后事件住院观察学生人数开始下降。到 7 月 10 日所有住院观察学生全部出院。

二、危机传播管理

(一)调查处理过程与虚假信息产生

对事件错误定性导致虚假信息产生。临床专家在对接种疫苗的学生进行临床实验室检查时,发现很多学生在心肌酶检查中"异常"。6 月 19 日市卫生局组织三家医院的临床专家再次对病例进行联合会诊,由于我国没有儿童心肌酶谱标准,现场临床专家采用我国成人心肌酶谱参考值作为评判儿童心肌酶谱是否异常的标准,认为此次疫苗接种造成了心肌损害,进而得出"甲肝疫苗接种后过敏反应"诊断意见。这一诊断结果成为当时政府处理该起事件措施的决策依据和媒体报道关注的重要焦点。

(二)政府与公众沟通折射"反应过度"

依据"甲肝疫苗接种后过敏反应"诊断结论,当地政府采取了下列措施:①6 月 19 日县委县政府成立了"事件处理指挥领导小组",当地政府领导亲临医院对住院观察治疗的学生及其家长进行慰问;②23 日当地政府领导亲自对死亡的患儿家长和亲属表示慰问,并给予 9 万元的经济补偿;③24 日下午以县委县政府名义在该镇召开由相关行政村的党支部书记、村长、村医、小学校长和部分儿童家长参加的座谈会,会上除了通报事件处理情况、患儿李某的死因和进行专家免疫接种知识宣传和咨询解答,县政府还作出承诺,对入院患儿免费治疗,并给予每天 20 元的生活补贴;④县政府组织召开新闻发布会,但却无法对涉及此次事件复杂的专业问题作出权威性的解释,给媒体和公众带来更多的疑问。⑤24 日当地卫生部门紧急抽调 20 名医护人员分成 10 个组,对所有接种疫苗学生再次进行全面筛查。

事件初期当地政府过度反应和过度诊疗行为都催生了学生家长恐慌心理,增强了心因性反应的心理暗示。

（三）政府与媒体的沟通

该起事件初期,政府与媒体沟通缺乏规范、权威和专业的平台。在错误定性的结论影响下,6 月 29 日前,媒体关注的舆论导向是疫苗质量可能带来学生健康损害这一虚构的药品安全问题,忽略了群体性心因性反应事件真实原因及其带来的可能后果这一个真实的问题。

在这期间媒体获取该事件信息的主要渠道是:①到医院病房直接采访医生、住院患者和学生家长;②直接采访县政府分管领导和卫生部门负责人;③县政府召开新闻发布会。

据统计,先后有新华社、安徽卫视、法制在线、东方卫视、凤凰卫视、新民晚报、中央电视台、健康报等 30 余家媒体大量报道此事,通过网络媒体可以检索出 8 万多条相关报道信息。比较有代表性的报道题目有《某县一小学学生遭遇假疫苗?》《某省某县百余学生接种甲肝疫苗出现异常 1 人死亡》等,特别是 26 日黄金时段中央电视台"焦点访谈"播报《某省某县甲肝疫苗事件调查:疫苗没有资质证明》和中央电视台"经济半小时"报道《某省某县夺命疫苗真相》,上述这些媒体由于是政府主管的主流媒体,特别是国家权威媒体影响巨大,对学生和家长形成了不断加强的心理暗示。在媒体的"推波助澜"下,到 27 日事件住院观察人数猛然增加了 70 人,到 6 月 30 日先后累计住院观察人数达到最高峰 311 例,出院 72 例。媒体关注焦点和程度与事件住院人数呈现明显相互影响关系。由此可以认为,突发事件中的虚假信息、不加以引导控制的媒体传播内容和方式、以及不规范的新闻发布会,都可以使政府的公信力下降,导致事件逐步升级。

（四）权威信息发布澄清不实信息

6 月 27 日,卫生部应急办、疾病预防控制局负责人带领的首批专家抵达现场指导省、市开展调查。6 月 28 日卫生部部长、国家食品药品监督管理局局长一行到达该县直接主持事件调查处理工作。为从根本上查清事件的性质,国家、省、市联合调查组,全面进行临床核实诊断、现场流行病学调查,以及疫苗生产、储存、运输、接种及质量检测的调查,特别是对心肌酶谱是否与疫苗接种引起的反应有关联进行了大量流行病学调查,分组对有症状组、接种组没有症状和未接种组进行心肌酶谱对照检测调查,调查结果显示免疫接种出现的症状与心肌酶谱没有相关联系,排除了心肌酶谱与免疫接种的关联性。

经过调查发现:①绝大多数病人表现为相似的自诉症状,无明显客观体征;②发病年龄多为 9～12 岁,发病开始时以女性为主,存在地区聚集性;③首例病例具有明显的"扳机"作用,随后反应增多;④发生反应有明显的强化因素,包括学校、政府、媒体过度关注、出现偶合死亡病例等。这些特征符合群体性心因性反应的特点。

6 月 28 日下午在卫生部部长的亲自主持下,经过流行病、临床专家的充分讨论,最后确定这是一起甲肝疫苗接种引起群体性心因性反应,专家讨论会邀请中央权威媒体参加,主动加强了与主流媒体的深入沟通。紧接着 29 日上午,卫生部部长主持召开了包含国家主流媒体的共 20 多家媒体参加的现场新闻发布会,详细介绍了事件发生和调查经过,权威解释群体性心因性反应的临床主要表现和治疗主要措施,明确提出了下一步政府将针对群体性心因性反应要采取的心理干预、健康观察等措施,承诺了依法依规追究相关责任人的责任。

随着卫生部、省、市、县专家组和地方政府采取科学正确的措施,自 7 月 1 日开始无新增入院病例,住院人数逐渐减少,至 7 月 10 日,病例全部出院。

三、经验与教训

(一)该起群体性心因性反应事件危机传播管理基本经验

1. 各级领导重视为有效处理该起群体性心因性反应提供了重要组织保证　事件发生后,国务院领导亲自批示;卫生部和国家食品药品监督管理局领导深入实地调查,听取各方专家意见;省委、省政府及地方各级党委、政府都十分重视,迅速成立了事件处理领导组织,统一领导指挥事件处置工作,使事件处理有了强有力的领导组织保证。

2. 卫生部门报告及时,反应迅速,为事件处置提供了技术保证　事件发生后,当地卫生部门报告及时,国家、省和市卫生行政部门反应迅速,立即成立专家组,快速调集大批专家赶到现场调查病因,指导治疗和违法行为调查工作,使事件得以快速处理。

3. 规范的信息发布为澄清事件性质提供了权威的风险沟通平台　卫生部部长亲自在事发现场主持召开新闻发布会,权威澄清了事件发生初期病因定性错误问题,全面、客观和正面地介绍了各级政府和卫生部门为该起事件处置所做的工作和采取的措施,赢得了媒体和公众的信任,使群体性心因性反应的学生迅速恢复,媒体炒作迅速平息。

4. 部门协调是突发公共卫生事件风险沟通的制度保证　在该起群体性心因性反应事件中,卫生部门与宣传部门、教育部门密切配合,克服了与媒体沟通、与患者和学生以及家长的沟通障碍,迅速缓解公众恐慌心理,发布权威真实信息,澄清事实,纠正了错误舆论。

(二)教训与思考

风险沟通在群体性心因性反应中具有关键性的作用,本案例的风险沟通给我们带来以下的问题与思考提示:

1. 信息核实与发布的问题　突发公共卫生事件病因调查和事件定性是十分关键的信息,但是往往在突发公共卫生事件初期时,病因查明的诊断工作又是困难的,因此要避免将不确定或证据不充分的病因诊断或事件定性等信息通过官方渠道向社会公布,从而成为公众和媒体的焦点,导致事件信息失真,从而失去政府公信力。本案例在政府与媒体沟通上存在以下问题:

(1)根据国务院《突发公共卫生事件应急条例》,突发公共卫生事件信息公布只有国务院卫生行政部门或经授权省级卫生行政部门才有权公布,县政府公布该起突发公共卫生事件信息缺乏法律依据和权威性。

(2)当地政府在突发公共卫生事件病因诊断还不十分明确的情况下公布了该信息,带来政府信任危机。

(3)与媒体沟通渠道不规范。不加管理和控制,媒体随意进入病房,随意采访患者和医生,不仅干扰了正常医疗秩序,强化了在场的心因性反应患者的恐慌心理,而且使一些虚假信息以现场直播的方式传播出去,放大了虚假信息的不良后果,加重了心因性反应的公众恐慌心理。

2.内部沟通与部门沟通问题　该起事件的各级报告基本是及时的,但仍存在沟通行为不够规范的问题,特别是在政府决策依据采用错误的事件定性这一过程来看,表现出政府与卫生部门之间、卫生部门内部之间、临床和预防之间沟通不够充分,影响了事件处理决策过程。

3.本案例还提示当前广泛存在以下几个问题

(1)基层政府、卫生部门和医疗卫生机构对媒体和公众的风险沟通方面缺乏技术储备,特别表现在不能够正确掌握风险沟通的内容、时机、方式、渠道等,正面引导媒体舆论,提高政府的公众信任度。

(2)基层政府、卫生部门和医疗卫生机构普遍缺乏风险沟通应急预案,普遍缺乏风险沟通实践。

(三)本案例的启示

1.制定群体性心因性反应风险沟通预案　各级政府、卫生行政部门和医疗卫生机构都要制定群体性心因性反应风险沟通应急预案,规范政府间、部门间、部门内部和临床与预防之间的风险沟通信息管理,保证信息沟通顺畅和充分。

2.群体性心因性反应媒体沟通必须把握以下几个基本原则:

(1)依法发布突发公共卫生事件相关信息是发布突发公共卫生事件信息全面、真实、客观、权威性的根本保证。

(2)缺乏直接证据的病因诊断信息要慎重使用和公布。

(3)与媒体建立良好的经常性沟通机制,建立彼此的互信。

(4)及时提供事件进展信息,满足公众信息需求,避免被动。

3.思考

(1)群体性心因性反应事件应该如何报告和处理:按照国务院办公厅《突发公共卫生事件应急预案》事件分级规定,预防接种或群体预防性服药出现群体心因性反应或不良反应属于突发公共卫生事件较大级别,根据《突发公共卫生事件应急条例》和上述预案,突发公共卫生事件监测报告机构、医疗卫生机构和有关单位应当在发现突发公共卫生事件2小时内尽快向所在地县级人民政府卫生行政部门报告。接到报告的卫生行政部门应当在2小时内尽快向本级人民政府报告,同时向上级人民政府卫生行政部门报告,并立即组织进行现场调查确认,及时采取必要的控制措施,随时报告事态进展。

按照《疫苗流通和预防接种管理条例》第四十二条规定:疾病预防控制机构和接种单位及其医疗卫生人员发现预防接种异常反应、疑似预防接种异常反应或者接到相关报告的,应当依照预防接种工作规范及时处理,并立即报告所在地的县级人民政府卫生主管部门、药品监督管理部门。接到报告的卫生主管部门、药品监督管理部门应当立即组织调查处理。

(2)什么是群体性心因性反应:心因性反应即臆症,是外界刺激经过个体的心理过程而导致的心理和躯体的变化,群体性心因性反应即群体性臆症,是心因性反应的一种,主要是一个或少数中心人物引发了整个群体的心理作用,这些患者检查不出器质性变化,所陈述的症状在医学检查中也得不到证实。缓解群体性心因性反应的最易行办法是分散治疗,进行心理疏导,排除患者顾虑,减轻心理压力。

(3)过敏性反应与心因性反应有什么区别:过敏性反应和心因性反应的发病机制及处理是截然不同的,过敏反应是具有明显特异性的异常免疫反应,存在病理变化,通常需要药物治疗;而心因性反应不存在病理变化,主要依靠心理干预治疗。错误的诊疗行为产生误导信息都可能会造成不良心理暗示,加重心因性反应的症状。

(4)如何全面、真实、客观的发布突发公共卫生事件信息:①查明事件性质,确认客观真实信息是信息发布的前提;②全面、真实、客观的发布信息是化解危机的基本原则,是保证信息发布权威性的基本条件;③依法发布突发公共卫生事件相关信息是保证信息发布权威性的制度保证;④澄清和纠正信息必须取得媒体的信任,必须具有高度权威性。

案例四

胡蜂伤人事件的危机传播管理

一、事件概述

胡蜂又称马蜂、黄蜂,体大、身长、毒性大,为捕食性蜂类,属昆虫纲膜翅目胡蜂总科。在自然生态中,胡蜂是一种有益昆虫,每年5～10月活动频繁,能捕食其他昆虫的幼虫、消灭森林和农田中的害虫,一个蜂巢可控制5000亩森林免遭害虫危害,因此并未将其纳入到林业有害物种的防治范围加以防范。但人被其蜇伤严重时可引起肾、肝、心脏的损害,甚至死亡,目前无特效治疗药物。

2013年7月起,陕西省陕南三市频发胡蜂伤人事件,陕南地区28个县区均有发生。其中,以安康市的汉滨区、白河县,汉中的南郑县、西乡县,商洛市镇安县等较为严重。截至10月26日,全省共接诊患者2439人(安康850人、商洛817人、汉中751人、西安21人),其中危重患者69人,治愈2342人,死亡47人。

二、危机传播管理

(一)扎实做好信息收集

胡蜂伤人事件应对处置中,陕西省卫生厅将信息收集作为风险沟通的基础工作来抓,高度重视医疗救治信息与媒体舆情信息收集。

1.做好医疗救治信息的收集与管理工作　明确指定陕西省卫生厅应急办负责伤员救治信息、危重症病人抢救信息及死亡病例信息的收集与统计汇总工作。10月1日晚,紧急启动胡蜂蜇伤患者救治情况日报制度,要求陕南三市及厅直厅管有关单位于每日17时前,向省卫生厅及时、准确、真实地报送本市和本单位救治情况,不得瞒报、漏报、缓报。之后,由省卫生厅应急办汇总全省胡蜂蜇伤患者医疗救治信息,由应急办负责人和分管厅领导审核后,由一个口径对外发布。

2.做好媒体舆情信息收集　9月26日,陕西省卫生厅办公室在日常舆情监测中发现新华网率先发布题为"陕西安康:数百人被毒蜂蜇伤,已有21人死亡"的新闻。之后,网易、新浪、人民网、腾讯各大网媒纷纷就陕西南部胡蜂伤人事件进行报道,报道内容均集中在各地死伤情况的严重程度。陕西省卫生厅办公室及时以舆情专报的形式向厅领导进行报告,同时,按照厅领导指示,落实专人负责搜集媒体舆情,每天对主流报刊、电视台和网络媒体进行监测,分析媒体对胡蜂伤人事件医疗救治及预防控制等卫生相关内容的关注度,收集宣传信息反馈情况,判断社会和媒体关注的重点方向和舆论导向,以便及时发现并妥善应对苗头性问题。

(二)及时公开发布工作信息

在陕西省卫生领导及专家赴陕南一线充分了解胡蜂伤人情况,全面掌握受伤人员救治现状后,从9月28日起,省卫生厅采取多种形式,及时、主动发布伤员医疗救治信息,积极回应社会关切。10月2日起,省、市卫生行政部门及时、主动向新闻媒体提供准确的医疗救治更新信息及各项工作开展情况,纸媒、网媒基本按照官方提供信息进行报道,能做到适时动态发布信息,在舆论引导、避免引发群众过度恐慌心理,维护正常生产生活秩序等方面发挥了积极作用,信息发布主动权实现回归。

1. 利用卫生厅政务网站和官方微博等,发布工作信息　陕西省卫生厅官方网站陕西卫生网、官方微博"陕西卫生"分别就胡蜂防治工作进展进行通报,宣传胡蜂防治知识。继9月28日发布了第一条《全力救治,减少伤亡——省级专家组抵安康指导胡蜂蜇人救治》工作信息后,先后发布了《汉中市积极应对,全力救治胡蜂蜇伤患者》《省政府专题会议再次部署陕南胡蜂伤人防治工作》《安康胡蜂蜇伤患者救治工作有效开展》《陕西省卫生厅召开全省胡蜂蜇伤患者医疗救治知识电视电话培训会议》等多条工作进展信息。

2. 加强与主流媒体沟通协调,扩大宣传影响力　先后联合《陕西日报》《西安晚报》《三秦都市报》《华商报》等多家陕西本地有影响力的媒体追踪胡蜂防治工作进展,进行专题报道,邀请媒体走进定点医院,采访专家、患者,了解事实真相,使主流媒体能基本客观、如实地报道胡蜂蜇伤患者医疗救治情况。

(三)加强与公众沟通,积极开展科普宣传

利用陕西卫生网和官方微博"陕西卫生"发布《专家教您避"蜂祸"》等胡蜂防治科普知识,并联合林业部门,采取广播、电视、板报等多种形式宣传胡蜂防治知识,引导胡蜂蜇伤患者正确处理伤口、及时就近就诊治疗。省市专家共同搜集整理资料编印《胡蜂的危害与防治宣传手册》和健康教育宣传单,由陕南三市乡卫生院和村卫生室医务人员按区域张贴,并分发至各家各户。

(四)与政府、上级卫生行政部门及其他部门做好沟通协调

10月2日起,每日19时前,陕西省卫生厅应急办通过手机短信分别向国家卫生计生委应急办、省政府领导报告当日伤员信息和救治情况、存在的问题、需协调解决的事宜,以便正确决策,加强指导。同时,根据需要,向相关部门负责人通报采取的措施与效果,提出需要配合的协作要求。

三、思考与启示

准确掌握第一手工作信息是危机传播管理的基础,适时启动系统内部信息日报制度是主动掌握准确信息的重要保障。突发事件中,医疗救治的伤员信息是卫生应急风险沟通工作需要收集并掌握的关键信息之一,伤员收治医院分布,各医院收治伤员人数,轻、重、危重伤员人数,死亡人数等信息均需要第一时间收集。在日常工作中,为确保伤员救治信息准确无误,需规范伤员信息报表内容,要求各相关单位指定人员专职专责,避免信息收集不及时或多头统计等现象发生。

卫生应急工作中,将危机传播管理与其他卫生应急响应措施同步是非常必要的。主动的工作信息通报和有针对性的卫生应急知识宣传是危机传播管理的重要内容,及早开展风险沟通,保持信息沟通渠道畅通,营造有利的舆论信息环境,有助于获取公众、媒体的理解支持,有利于卫生应急工作的顺利开展。

风险沟通的对象包括本级政府、相关部门、上下级卫生行政部门、公众和媒体。良好的沟通是联合多部门、媒体、大众合作的保障,要针对不同对象灵活采取不同的风险沟通方式,沟通内容也要有不同的侧重。

与媒体保持良好、稳定的合作关系,充分发挥其在突发事件应对中的积极作用。

参考文献

1. Ned Beecher, Ellen Harrison, Nora Goldstein, et al. Risk Perception, Risk Communication, and Stakeholder Involvement for Biosolids Management and Research. J. Environ. 2005, 34: 122-128.

2. Covello V T, Peters R G, Wojtecki J G, Hyde R C. Risk Communication, the West Nile Virus Epidemic, and Bioterrorism: Responding to the Communication Challenges Posed by the Intentional or Unintentional Release of a Pathogen in an Urban Setting. Journal of Urban Health: Bulletin of the New York Academy of Medicine, 2001, 78 (2): 382-391.

3. Chess C, Clarke L. Facilitation of risk communication during the anthrax attacks of 2001: the organizational backstory. Am J Public Health. 2007, 97(9): 1578-83.

4. Gray GM, Ropeik DP. Dealing with the dangers of fear: the role of risk communication. Health Aff (Millwood). 2002; 21(6): 106-16.

5. Marsha L. Vanderford. Emergency Communication Challenges in Response to Hurricane Katrina: Lessons from the Centers for Disease Control and Prevention. Journal of Applied Communication Research. 2007, 35(1): 9-25.

6. Altevogt BM, Pope AM, Hill MN, Shine KI. Research priorities in emergency preparedness and response for public health systems: a letter report. http://books. nap. edu/openbook. php record_id=12136 & page=R1.

7. Sivan Kohn, Daniel J. Barnett, Costanza Galastri, et al. Public Health-Specific National Incident Management System Trainings: Building a System for Preparedness. Public Health Rep, 2010, 125(Suppl 5): 43-50.

8. O'Neil PA. The ABC's ofdisaster response. Scandinavian Journal of Surgery, 2005, 94: 259-266.

9. Wray RJ, Becker SM, Henderson N, et al. Communicating with the public about emerging health threats: lessons from the Pre-Event Message Development Project. Am J Public Health, 2008, 98 (12): 2214-2222.

10. 毛群安.疫情传入中国大陆地区的风险性仍然很大. http://www. chinanews. com/jk/zcdt/news/2009/05-08/1682481. shtml

11. 胡百精.危机传播管理.北京:中国传媒大学出版社, 2005.

12. Uriel Rosenthal, Alexander Kouzmin. Crises and Crisis Management: Toward Comprehensive Government Decision Making. Journal of Public Administration Research and Theory, 1997, 2: 277-304.

13. Glik DC. Risk communication for public health emergencies(Review). Annu Rev Public Health, 2007, 28: 33-54.

14. 毛群安,解瑞谦,李志朋,等.美国公共卫生应急风险沟通体系和机制介绍.中国健康教育, 2010 (1): 3-6.

15. 陈波,金锡鹏.风险沟通和公共卫生.中华预防医学杂志, 2008, 42(11): 843-845.

16. 解瑞谦,唐雪峰,阚坚力.传染病突发公共卫生事件中临床医生信息需求特征分析.中国健康教育, 2011, 27(6).

17. 解瑞谦,阚坚力,唐雪峰.在人禽流感疫情不同阶段社区居民的信息需求特征分析.中国健康教育, 2011, 27(5).

18. 高世伟.我国政府危机传播管理研究(原则、策略).吉林大学硕士论文, 2009.

19. 罗丹.从非典到甲流:我国政府危机传播策略的转型.四川大学硕士论文, 2010.

20. 夏倩芳,叶晓华.从失语到喧哗:2003 年 2 月～5 月国内媒体"SARS 危机"报道跟踪.新闻与传播研究, 2003, 10(2): 56-65.

21. 北京抗击非典大事记.新华网. [2003-06-24]. http://news. sina. com. cn/c/2003-06-24/2345262249s. shtml.

第七章

医疗活动危机传播管理

以医患关系危机为代表的医疗活动危机是卫生健康系统人员经常面临的危机之一。有效的医患沟通是患者获取激励、安慰和支持的动力源泉。本章通过回顾近年医疗活动危机的情况与特点，分析了我国社会背景下医患关系危机的主要原因。为有效预防和应对危机，还提出了医护人员与患者沟通的基本技巧和原则，以及卫生健康系统在应急能力建设中需要重视的一些问题。最后，本章特别指出了在新媒体环境下，医院方面在媒体关系管理上需要注意的一些事项，并结合相关案例，展示了危机传播管理机制运用在实际案例中的情况。

第一节　医疗活动危机的现状、特征及成因

医疗活动危机泛指医患双方在医疗服务活动过程中产生的各类冲突与纠纷，它不仅涉及医生、护士、患者、家属等群体，在机构层面往往也涉及医院、媒体、相关的政府卫生健康行政部门、治安部门等，甚至还关系医疗制度改革、国家治理等重大社会问题。

当前，我国的医患矛盾问题主要在医疗的结果、技术、态度、费用、时间以及医疗贿赂等问题上集中爆发，具有传播速度快、社会舆论影响大等特征。虽然医患矛盾作为伴随着医患关系的一种客观存在无法被完全消除，但在处于转型期的中国社会，医疗活动中的冲突、对抗已经成为一种难以忽视的问题。可喜的是，随着公安部门等机构进驻医院，相关部门加大对"医闹"活动的打击，社会舆论对"医闹"事件的谴责，大规模的医疗暴力事件已经得到缓解。

一、医疗活动危机的现状

医患双方的关系在某种程度上是"利益共同体"，本质上拥有共同的目标，对抗疾病是医患双方的共同责任。首先，"战胜病魔，早日康复"是医生和患者的共同目标；其次，战胜病魔既要靠医生精湛的医术，又要依靠患者的充分信心和对治疗的积极配合。在具有共同目标的前提下，依然发生医患矛盾以及出现医疗活动危机，主要是人们不断增长的健康和生命安全的需求，与医疗服务和医疗结果不对等所致。

（一）国外医疗活动危机事件

医疗活动从来就不是单纯的医疗技术活动。伴随着医疗活动的开展，医患矛盾的风险也必然随之产生。医患矛盾不仅是医学职业工作者不可忽视的问题，由此产生的医疗暴力

更是全球医疗界面临的普遍难题。

据美国职业健康和安全部门（OSHA）调查，在 2011—2013 年间，大约有 17 760 起针对医务人员的医疗袭击。从 2012—2014 年，医疗袭击致使医务人员遭受损伤的事件达到 2034 起，报告出来的医疗袭击事件增长率高达 40%，平均每个月每万名医务人员中就有 4.9 名医务人员因为医疗袭击而遭受伤害。

在英国国家医疗服务体系中医院每年约发生 17 万起袭击事件。其中，1/4 的袭击事件导致医务人员损伤，但仅有不到 1/40 的医疗袭击以起诉处理，而且数千起袭击事件涉及使用刀具和武器。

法国医疗暴力监测组织 2013 年发布的报告称，医患纠纷正在翻番增长，2011 年有 5760 起暴力医患纠纷，2012 年就增长到了 11 344 起。

加拿大 2005 年的全国护士工作与健康调查显示，有 34% 的被调查者报告在过去 1 年内遭到过来自患者的人身攻击。

日本有调查显示，2012 年东京共有 44.3% 的医生、护士等医务人员曾受到过包括被患者打骂和性骚扰在内的"院内暴力"。

（二）我国医疗活动危机事件

有数据显示，2002—2009 年间，全国医疗事故案件的受理与结案的平均数分别为 11 170 起和 10 596 起，案件的年平均增长率分别为 7%、9%。根据卫生部统计，2010 年全国"医闹"事件发生 17 243 起，比 5 年前增加了近 7000 起。2013 年全国医疗卫生机构发生医患纠纷共约 7 万件（朱力，2014）。在数量与规模上，医疗活动危机的快速增长，已经成为影响我国社会秩序的一个新的社会问题。

医疗纠纷，特别是医患危机在近十年成为媒体关注的焦点之一。2009 年 6 月，福建南平一名患者术后死亡，家属组织医闹手持匕首冲进南平市第一医院，致使 10 余医护被砍伤（金起文，2009）；2010 年 7 月，深圳某产妇怀疑因未给助产士塞红包而被"缝肛门"，事件引起极大轰动；2010 年，武汉发生"医疗纠纷三联案"；2011 年，发生全社会质疑医院乱收费的"八毛门"事件；2012 年，哈医大一院杀医案震惊全国，十七岁的李某因不认同实习医生王某的治疗方案而将其杀害，而李某 6 次无果而终的求医过程中，如果医患之间的沟通更加顺畅一些，或许就不会发生这样的惨案。

（三）新媒体时代医患矛盾事件传播特点

当前，医疗纠纷曝光者多为患者家属或亲戚朋友，一部分患者或家属为了获得高额经济赔偿，使用夸大病人病情、多网站多账号重复发、@微博名人来寻求协助等伎俩，吸引新闻媒体的关注和报道，试图利用社会舆论向院方施加压力。

伤医、杀医等暴力事件本身具有突发性、不可预见性，而在新媒体时代，使得身处事发现场的网民往往掌握最原始最丰富的信息，借助智能手机等移动终端拍照留存，比传统新闻媒体更具时效性的优势。之后通过微博等自媒体平台发布，图文并茂，可信度高，迅速引起围观。如发生在 2012 年 9 月 3 日的深圳鹏程医院 4 名医护人员被砍伤事件，最早由一名叫"硬币 cancer"的网友发出。

二、医疗活动危机的主要特征

医患的利益冲突本身涉及医生与政府、患者与政府、患者与社会、医院与企业、医疗与保险等之间的利益矛盾，乃至泛化为医疗系统内部的利益冲突。紧张的医患关系、复杂的利益关系,是医患矛盾在短时期内难以缓和的原因。

1. 多样性和隐含性 医疗是一种高技术、高风险、高难度的行业,其服务对象又具有个体差异性,这就决定了医疗活动危机的多样性、复杂性和隐含性。医疗活动危机主要分为医疗暴力事件、医患关系危机、医疗事故危机、医疗服务危机以及医疗法律危机等。

随着人们对医疗服务质量的要求不断提高,医疗机构在管理水平、服务质量、服务态度等方面的不足常常成为引发矛盾的源头。在这些方面的矛盾是医源性的矛盾。例如在医疗服务过程中,由于排号时间长、就诊环境不佳、检查项目繁多等问题常常会影响患者的心情、言行和举止;在医患沟通中,由于医护人员言语态度不佳、问诊时间短、病情解释不足等问题,使得患者及其亲属就患者疾病的情况、检查、治疗方法等信息缺乏了解,这些存在的问题都有可能成为医疗活动中的风险点。因此,作为医疗机构及相关部门应该更加注意,重点预防和处理此类问题。

2. 聚焦性和双重性 从近年来医疗活动危机的发生地点来看,具有一定级别的公立医院,尤其是甲级公立医院成为医患矛盾爆发的集中点。根据《中国青年报》所属的中青舆情监测室统计,三级甲等医院发生的伤医事件最多,占比达 80%。据中国医院协会统计资料显示:一家三级甲等医院每年发生的医疗纠纷中要求赔偿的有 100 例左右,到法院诉讼的有 20～30 例,三级甲等医院一年的赔偿数额一般在 100 万左右,而且赔偿额度越来越高。从全国情况来看,发生医疗纠纷后起诉到法院的大概占总数的 10%(朱力,2014)。

一旦发生医疗纠纷事件,无论是当事医生还是处理纠纷的工作人员都承受着很大的压力,医患双方处于不停地博弈当中。面对患者或家属的指责和要求时,在舆论支持患方的社会背景下,如何处理好医疗纠纷是每一个医疗机构都头痛的问题。面对理性的患方,医方或许可以通过沟通调解的方式解决实际问题,但面对不理性的患方,特别是患方出现动辄威胁医生或医院领导,打砸医院和伤害医生,甚至在医院大摆灵堂、围堵医院、对医务工作人员及其家人进行威胁等恶性行为时,医方的处理则极为棘手。稍有不当,就会给社会带来很多负面影响,给医疗机构的声誉带来极大的破坏。

3. 复杂化和危险性 医疗活动危机发生的原因通常比较复杂,而我国相关的法律法规还处于完善阶段,在发生矛盾纠纷时,医患双方维护自身权益的法律手段较少,往往更多诉求于媒体。而媒体报道的医患矛盾往往会引发全社会的关注,触动广大群众敏感的神经,进而成为人们反思医患关系,表达对医疗体制、医疗机构、医务人员甚至政府部门不满情绪的"契机"。

当下,社会舆论大多支持患方,对医方指责声音较多,这给医院方面带来很大的压力。事实上,很多实际情况并非媒体宣传的那样,为了终止舆论带来的负面影响,一些医疗机构只有通过"私了"的方式与患方达成协议。自行解决的不良后果是导致医患双方过多采用不正当方式危害自己的利益,进一步激化了双方的矛盾。

除了媒体之外,现在导致医疗纠纷发生的往往不是患者,而是患者的代理人、亲属以及利害关系人,甚至是"职业医闹"。其实,如果没有患者的授权,他们是没有权利和医院交涉的,因为与医院发生关系的只有患者,即使在医疗纠纷中也是如此。患方参与人的介入,尤其职业医闹的参与,往往使纠纷的处理复杂化,也常常使普通的医疗纠纷演化为群体性事件。在这种情况下,患者的弱势地位被加强,无论舆论还是公众,往往向患方一边倒,受到伤害的无一例外是医方。

因此,医护人员应该促进相关法律法规的建立与完善,维护自身的合法权益,争取更多社会大众的认可与舆论支持,保障医疗环境的和谐安宁、公平有序。

4. 局限性和依法性 虽然我国《医疗事故处理条例》中明确规定了发生医疗纠纷后,由卫生健康行政部门出面调解。但调解的前提是要将事件定性为医疗事故,而且要在医患双方都同意的情况下进行调解。但实际情况是患方不相信卫生健康行政部门的调解,认为他们会偏袒医方。因此一些医疗纠纷不通过正常渠道去解决,从而导致卫生健康行政部门的调解机构形同虚设。

越来越多的医疗纠纷开始寻求司法途径解决。随着人们法律认识的提高,越来越多的患方开始理性地对待医疗过程出现的问题,尤其是在新的《医疗事故处理条例》出台以后,条例明确规定"举证责任倒置",让患方找到了法律依据,在举证过程中产生的鉴定费用通常由医疗机构承担,这给患方很大的支持。同时,通过司法途径能够获得合理的赔偿,因此越来越多的医疗纠纷倾向于司法途径解决,这是一个好的发展趋势,这或许为医院设立法务部门、通过法律手段解决医疗纠纷提供了契机。

三、医疗活动危机的主要成因

医疗活动危机的成因较为复杂。必须强调的是,常有人把医患关系危机归咎于医生或者患者一方或两方,但为患者提供医治的不只是医生一个人,而包括了医院作为整个系统的存在,医生也是经由医学院培养,同时接受医院方面的管理。因此分析医疗活动危机的成因也必须从医疗体制,医学教育,医院管理,患者逻辑等多方面切入。

(一)医学教育重技能,缺沟通及人文培育

长期以来,我国的高等医学教育主要借鉴苏联医学教育的模式,这种模式只注重医学生专业知识的灌输、职业技能的培养,而忽视综合素质的提高(杜舟、黄萍,2010),包括医患沟通能力与服务理念的培养(夏欧东、邱学文、余喜,2009)。具有30多年医学教育经验的美国教授杰拉尔德·拉扎勒斯(Gerald S. Lazarus)在其《一位美国专家眼中的中国医学教育》文中提到,中国医学教育在医生职业精神的含义以及医患关系中医生的义务方面的教育甚少;侧重于对疾病发病时的控制,而不重视病人长期的生活质量及提高他们的健康水平。中国医学生的人文修养缺失,医学生直接从高中考医学院,单一教育背景,从"医"而终。中国医学生过早地接受"专才教育",而非"通才教育",将更容易过度地强调医学的科学因素,也更容易忽略医学的人性关怀与悲悯(杜舟、黄萍,2010)。

由于缺乏医患沟通能力方面的教育,部分医学生缺乏与病人沟通的心理准备,对复杂的人际关系无所适从,在医患沟通技巧上缺乏应对策略,与病人交往中普遍存在自信心不足,常常表现出胆怯拘谨、紧张焦虑等状态。一些医学生因缺乏与患者之间的沟通,不能准确了解患者的心理状况和心理需求,再加之医学生进入医院实习或工作后,院方相对注重临床带教医学技能,而不注重与患者沟通能力的培养,导致医生在和患者沟通时主要依靠自身经验办事。如此不仅导致医生和患者沟通时容易出现障碍及误解,更不利于医疗纠纷产生后的解决。

相应的,西方医学教育则将交流能力列为医务工作者的核心能力,即每一个合格的医务人员、教育者及研究人员必须具备的技能。据拉扎勒斯教授介绍:"在西方医学教育中,仔细、准确而不带偏见地去倾听病人及同事的叙述是一个成功的医生所必须具备的能力。采集病史的技巧与医疗质量关系非常密切。医生还需要和病人、病人家属及相关人员交流,因

此，口头及书面的表达都必须精确、简练而且尊重他人。"

（二）医疗改革中的利益博弈，医疗资源的过分集中

改革开放以来，我国在医疗改革方面强调通过市场机制来增加对医院的投入。在这一背景下，医院为了维持运营，既要满足国家"提高医疗质量"的要求，又要提高市场竞争力。2005年哈医大二院550万"天价医药费事件"曾经引起社会巨大反响。在这起事件中所暴露出来的严重问题之一就是医疗机构过分追逐利益最大化、过度医疗、过度检查、伪造病程记录等医疗违规行为（韩福东，2005）。

由于我国的医疗资源分配极不均衡，大量优质的医疗资源集中于城市和等级较高的公立医院，大量的病患涌入具备优质医疗资源的医疗机构。级别较高的医疗机构常常不堪重负，各种误解、摩擦以及不满情绪极易被引发，从而使得这些医疗机构成为医患矛盾集中爆发的重灾区。医患矛盾的集中分布，提醒我们一方面要不断提高医疗服务质量和服务态度，也要积极促进医疗资源合理、均等地分配与流动。

（三）医疗机构以人为本的服务意识有待加强

经过多年的医学发展和进步，国内大型公立医院的医疗服务技术已经得到了飞速提升，但不得不说的是，在医院的软性服务质量上还有待加强。随着人民群众生活水平的日益提高，对医疗服务的需求不仅仅停留在医疗技术层面上，也包括了对医院的外部环境、就医引导、患者服务和合理收费等方面的要求和期待。

一些大型医院的医务人员观念陈旧，思想仍处于转型期，自身服务的定位还没有得到及时调整，无论医患关系如何紧张，公立医院依旧会门庭若市。因此"以病人为中心，以质量为核心"的医疗服务模式还未充分落实到位。受传统医学模式的影响，医务人员诊治病人时，没有充分注意到病人的内心感受和精神需求，不能有效地开展心理咨询、疏导及帮助，病人往往出现心理缺陷或病态情绪反应，如悲观、焦虑、沮丧、失望、敌对等，严重影响医疗质量和效果。

在一项对广西66家医院的管理人员、医护人员、住院患者的问卷调查中显示，医护人员的沟通技能不足是医疗纠纷发生的首要原因。同时，这项调查还发现，医护人员不能和患者很好地解释诊疗流程，直接会影响到患者对医方专业能力和医德的判断，从而影响两者之间的信任。

（四）新媒体普及、维权意识增加等带来患方权力的上升

移动互联网的普及，传统媒体向新媒体的转变，深刻改变了传者与受者的关系。面向公共空间的健康信息、知识和倡导极易飞沫化，弥漫空中，瞬时消散。另一方面，新媒体的崛起为患者及公众提供了前所未有的发声机会，在一定程度上赋予了患方更多的话语权，能促进公众在公共卫生决策中的监督和参与。不过，医生的权威性由此开始受到质疑，医生群体遭受更多的不信任，反而可能对高度倚重专业权威的医患沟通造成巨大冲击。

患者个人话语权逐渐上升，而医患之间的知识差距却并没有因此拉近，由此带来对医生权威的质疑和治疗结果的怀疑。维护自己的权利已经成为现代社会的主流和共识，比如过去患者只是被动地接受治疗，不知道自己对于医疗享有知情权乃至同意权。现在患者已经了解并且敢于维护自己的知情同意权，这是社会的进步，也是医学的进步。但是从另一方面说，客观来讲医患双方掌握的医学信息的不对称正迅猛加大，使患者对医生的依赖性越来越强，这就使得医患之间的沟通越来越必要。

同时,医院长期忽视维护与媒体的关系,导致媒体机构在医疗纠纷发生时只注重采访患者一侧的素材。这样明显的选择性报道和倾向性报道不仅建构了有失偏颇的医疗机构形象,更助长了患者在医患矛盾初起时不选择与院方沟通解决问题,直接寻找媒体"爆料"的做法。如新安晚报报道男子在徐州医学院附属医院做手术导致肾失踪的案例,将患者因为车祸及手术而萎缩导致的肾脏萎缩描述为医生假借胸腔手术摘取患者肾脏这一违反常理的行为,给医护人员带来了很大的负面影响。

第二节 医患沟通的基本原则和技巧

在预防和解决医疗活动危机方面,一些国家和地区普遍采用立法规制、社会协同参与、组织相关培训、改进医疗服务、加强医政管理、制定行为指南等措施加以治理。其中,加强沟通能力建设是一项非常重要的内容。

医患沟通是否顺畅、成功,主要取决于两个方面的因素:一是医生本人的人文修养、沟通能力与技巧;二是患者对医疗活动的预期、对医生的遵从性。

一、影响患者及家属的风险认知因素

风险认知是人们运用直觉而非理性对风险做出判断或评估。风险认知是建立在个体主观风险基础上的。因此,风险认知是反映关于个体或群体的特殊风险的重要指示器。

(一)风险与收益

1. 患者和家属希望零风险 人们对可能发生在自己身上的风险比可能发生在别人身上的风险产生更大的忧虑。这就是为什么在沟通中,仅仅依据数字本身并不能达到预期的沟通效果。如果患者和家属认为自己有机会成为风险中的一员,那么百万分之一的风险对于他来说就已经是很高。有研究表明,个体的主观风险认知是决策和行为的重要决定因素,达到零风险的驱动力才是最高的风险(Summala,1988)。

医疗卫生服务与监管的任务是将风险控制在可接受的范围内,无法从根本上完善消除风险。重点从危机应对转变到监测、评估、预警为基础的风险预防,并反复告知、提醒患者和家属风险的存在。

2. 患者和家属接受风险取决于是否自愿 鉴于医疗过程所存在的内在风险以及医疗工作的复杂性,风险在医疗过程中是不可能完全杜绝的。但以往研究显示,人们倾向于接受自愿行为带来的风险,而不乐意接受非自愿行为带来的风险,自愿性已经被证实是风险认知的主要决定因素(Starr,1969)。

在治疗的选择上,医护人员应该给患者和家属提供更多的信息帮助,告知不同治疗方案的风险和效果,解答疑惑,共同确定最合适的治疗方案。使患者和家属参与到高血压、糖尿病、冠心病、脑血管意外等的治疗,参与到X线、CT、磁共振、腹腔镜等的检查,参与到麻醉手术、药物副作用等讨论中来。

在沟通中,需要考虑提供的信息是否足够,是否有帮助,是否传达到患者和家属,还要考虑患者和家属的情感。如果病人明白本身的病况并与医护人员充分合作,医疗过程中实际效益将大大增加。如果病人有冒险的行为或不健康的生活方式,或在治病过程中采取不合作态度,医疗过程的风险将会增加。医疗卫生人员要致力于了解和掌握医疗过程中可能出现的风险。一方面,尽力减低风险;另一方面,尽量提高治疗效果。

3. 患者和家属愿意承担某种程度的风险 以往研究认为,人们往往在主观风险和客观风险两者之间能够达到一种平衡。人们在做任何事情的时候,都会认识到一定的风险存在,一般不会降低做这种事情的欲望,而愿意通过调整自己的行为来维持这种平衡。也就是说,人们会愿意承担一个某种程度的风险(Wilde,1988)。

(二)风险认知影响因素

文森特·科韦洛(Vincent T Covello)和理查德·彼得斯(Richard G Peters)等人对前人的研究进行了总结,认为至少有 15 种因素对人们的风险认知造成影响,见表 7-1。

表 7-1　15 种风险认知因素

影响因素	可接受性
自愿性	当个体将风险事件知觉为被迫接受,要比他们将风险事件知觉为自愿接受时,认为风险更大
可控性	当个体将风险事件知觉为受外界控制,要比他们将风险事件知觉为受自己控制时,认为风险更难以接受
熟悉感	当个体不熟悉风险事件,要比他们熟悉风险事件时,其风险更难以接受
公正性	当个体将风险事件知觉为不公平,要比他们将风险事件知觉为公正时,其风险更难以接受
利益	当个体将风险事件知觉为存在着不清晰的利益,要比他们将风险事件知觉为具有明显益处时,其风险更难以接受
易理解性	当个体难以理解风险事件,要比他们容易理解风险事件时,更难以接受
不确定性	当个体认为风险事件难以确定,要比科学已经可以解释该风险事件时,其风险更难以接受
恐惧	那些可以引发害怕、恐惧或焦虑等情绪的风险,要比那些不能引发上述情绪体验的风险更难以接受
对机构的信任	那些与缺乏信任度的机构或组织有关的风险,要比那些与可信的机构或组织有关的风险更难以接受
可逆性	当个体认为风险事件有着不可逆转的灾难性后果,要比认为风险事件的灾难性后果是可以缓解的,其风险更难以接受
个人利害关系	当个体认为风险事件与自己有着直接关系,要比认为风险事件对自己不具直接威胁时,其风险更难以接受
伦理道德	当个体认为风险事件为日常伦理道德所不容,要比认为风险事件与伦理道德没有冲突的时候,其风险更难以接受
自然或人为风险	当个体认为风险事件是人为导致,要比认为风险事件是天灾,其风险更难以接受
受害者特性	那些可以带来确定性死亡案例的风险事件,要比那些只能带来统计性死亡案例的风险事件更加让人难以接受
潜在的伤害程度	那些在空间和时间上能够带来死亡、伤害和疾病的风险事件,要比那些只能带来随机和分散效应的风险事件更加令人难以接受

二、医患沟通的基本原则

(一) 人本的观念

人本,顾名思义是以人为本。救死扶伤作为医生的天职,也赋予了医生这个职业神圣性,面对患者时更加应该秉持这种观念。患者前来就医自然是出于对治愈疾病的需求,然而实际情况将会比这更加复杂。美国社会心理学家马斯洛(A. H. Maslow),曾提出两个关于人类"需求"的基本命题。其一,人有需求;其二,人的需求会被分为轻重缓急,人对自身需求的满足也是按照这个顺序进行的。作为医护人员,首先应该在与患者沟通的过程当中秉持人本的观念,体谅患者的现实困难,从患者角度出发进行沟通,而不是停留在机械地遵守医院的制度上。

借用哈佛医师弗朗西斯·皮博迪(Francis Weld Peabody)的名言:"患者"不只是一个躺在病床上的病人,而是一幅病人及围绕他的家庭、工作、社会关系、朋友、快乐、痛苦、希望和恐惧所构成的生动景象。回顾以往医患沟通失败的案例,大多数的原因是双方把医患关系简单地看作合同式的,认为病人和医生之间是市场经济中的交易关系,这就曲解了医患关系的本质。如果把医患关系等同于合同关系,那么医患沟通就往往被物化——医疗仪器、诊疗设备等物的因素介入到医患关系中从而使物化工具代替了医生的部分劳动(既包括体力劳动也包括脑力劳动),医患关系从单纯的人与人之间关系变成了"人-医疗器具-人"关系。医生与患者的交流由操作与被操作的关系所代替。

(二) 对话的观念

医生和患者的沟通主要是通过人际间的对话实现,对话的观念要求双方首先是平等的,要尊重对方,即使医生是专业优势方,患者是权利优势方。其次对话的观念要求沟通是双向的,要注重对方的反馈,不能自说自话。前文提到患者的需求是可以根据马斯洛需求理论分层次的,这就要求医生在和患者对话的过程中变单向传播为双向传播,了解患者的需求,与患者进行充分对话。在马斯洛需求的层次中,安全需求、情感需求和尊重需求是患者在医患沟通中所最为渴望的,也是医患沟通所有技巧的根本所在。

在对话的过程中首当其冲的无疑是满足患者的安全需求。医护人员首先应当表现出对于病情的关注与重视,患者就医时往往焦躁、紧张,医生应该积极了解患者的心理状况,主动与其交流病情,并耐心解答患者的疑问,在对话中建立信任。在患者倾诉病情时,医生应该尽量做到保持安静,不能分散自己的注意力。这是对患者起码的尊重。若有必要,应该停下手中的事情。在回应时,应该注意"是字优先",即医生不应该急于否定患者的真实反应,任何不屑一顾的反应都会让患者产生受挫感。切勿在患者提出自己的不适之时回答"不可能啊",更不要与其争辩。

在对话中更要注意双向互动的重要性。医患之间的"沟通"不等于"告知",沟通是一个双向互动的过程,理解则是在双方的问答过程中螺旋上升的。面对患者的倾诉,有4种常见的回应方法:第一鼓励,促进对方的表达意愿。第二询问,以探求的方式获得更多的信息。第三反应,告诉对方你在听,同时确定对方完全了解你的意思。第四重述,用于讨论结束的时候,确定没有误解对方的意思。回应的原则是:倾听首先为的是理解,其次为的是评价。

(三) 专业的观念

为了不让医生因为患者误解而受到诉讼之累,医生与患者沟通的时候必须掌握专业的观念。这里的专业既是指医生要用准确的术语将病情和诊疗方案告知病人,又要在实际交流中掌握其通俗化的方式,在不改变原意的基础上使得患者更易于理解。

古希腊希波克拉底曾说过,医生有两种东西能治病,一是药物,二是语言。医务人员在与患者进行语言交流沟通时,往往不注意"语言可能成为沟通的障碍"。其中,如何将术语转换为通俗易懂的语言就变得尤其重要(在 2009 年甲型 H1N1 流感事件的报道中,《北京晚报》将"毒株进京"转换为了"毒种")。专业的障碍不仅仅会造成医患之间的"沟而不通",更会造成信息差位带来的信任缺乏。在访谈中一位医生这样理解语言的转换:"沟通是双方面的,要看对象。对文化层次高一些的,可以和他们讨论一些专业一些的问题,对他们提出的问题要尽量解答。对文化层次低一些的,一开始尽量讲的清楚一些,通俗一些,慢一些,同时注意他们的理解程度然后再加以进一步的说明,通常这个过程会辛苦一些。在所有的沟通之前,你的专业知识应该是准备得尽量充足。"

专业的观念还包括,承认作为个体的医生的知识和能力是有限的,对患者做出诊断和治疗所需要的知识有时远远高于一个医生所掌握的知识。承认自身在某些专业知识上的局限性,不仅不会降低医生的权威性,反而能增加其专业度和信任度。在医患沟通中,医生做出诊治前可以查阅相关病例,征询其他医生的意见,与患者的交流已不再是医生个人和患者之间的事,而是代表"医"这个整体与患者交流。

(四) 文化的观念

由于中国源远流长的中医文化和近来大众媒介产品的共同影响,许多患者对于医护人员和医院的角色等同于自己心目中的角色,从而求医的成效产生了错误的预期。例如一些中老年患者对中医过分信任以致迷信,从而放弃西医诊疗或是私自进行中西医联合治疗,等到药物相互反应中毒才追悔莫及;又如许多人受到各种影视作品的影响,认为进入医院不论如何都能妙手回春,起死回生。事实上,虽然现代医学已经有了长足的发展,但在极其复杂的实际情况中,医疗风险是客观存在的。社会和患者必须清醒地认识到这一点,不能一味期待医疗行为只有好的结果。

应对这种文化差异的有效方式是在患者就医之时就对其进行就医宣教,事先阐明医学的严肃性、专业性和局限性,让患者有正确的就诊观念。如此患者配合,医生治疗也更加顺利。

三、常规医疗服务中的医患沟通技巧

危机传播管理的原则之一是及早预防。罗伯特·希斯在 4R 模式中指出,"准备"在危机管理的全过程中起着非常重要的作用。对于医患关系危机而言,在危机发展的任意一个阶段采取正确的方式处置都可以遏制危机的增长,并最大限度地挽回损失,因此,正确的沟通技巧在危机的任一时期都可以说是亡羊补牢,为时未晚。特别是随着医患关系危机的发展,患者利益的"代言人"如家属甚至"职业医闹"参与进来,患者一方的情绪可能难以控制,采取的行为可能更加极端,沟通的难度将急剧增长。

本部分主要从医院的常规医疗服务出发,介绍从患者就诊时的一般情况到相对复杂疾病的沟通。

(一) 做好就医宣传教育,帮助病人树立正确的求医观念

就医宣传教育是重要的预防性沟通。医院可以通过口头告知,组织疾病预防培训班,设立展板及搭建新媒体平台等多种形式进行就医宣传教育。如果壳网、丁香医生、新浪微博自

媒体博主"白衣山猫"等,都主动地在新媒体平台上给患者普及基本医疗知识,澄清谣言,并解答各类疑问。这种科普和问答的形式因为可以以文字和图片的形式进行呈现,医生有思考的时间,相较门诊短短的几分钟呈现的信息更加丰富而准确。

又如华西医院开通新浪官方微博,目前共有粉丝22万多,知名度业内领先,成为传播医院信息、沟通医患关系、科普社会大众的重要平台。该微博把时事热点与医疗知识普及相结合,比如电视剧《琅琊榜》大热时,做了《梅长苏华西就医记》;以大家喜闻乐见的方式,普及健康知识,医院录制了视频《洗手舞》放在微博上,教大家如何正确洗手;定期开展转发有奖活动,每月进行一次转发抽奖活动,奖品是任意科室专家号加号机会一次;正能量的及时传播,以通俗易懂的方式传播顶尖技术、温馨的医患故事、患者需要的帮助等。

(二)注重人文关怀,从诊疗开始就与患者建立互信伙伴关系

在医疗卫生体系现状下,医生和患者群体对彼此的信任程度都有待进一步提升,这就更要求医护人员在达到医院相关制度要求的同时注重对患者的人文关怀,力争在和患者初次接触的时候就与患者形成相互信任的伙伴关系,共同对抗疾病。从医患第一次见面时医生的仪容仪表、精神状态、自我介绍开始,与患者及其家属相互了解,病史采集,告知病情,解释问题,制定双方同意的治疗方案……,整个医疗活动的各个环节,有声、无声沟通,无处不在。医生在与患者建立关系时可参照以下步骤展开:

第一步是预先准备,包括:明白病人需要什么;明白谁是主心骨;能够做什么。

第二步是非语言性沟通,包括眼神接触、握手、拍肩等交流方式;1米距离,让患者舒适;穿着成熟、专业、靠谱。要充分利用一切手段赢得患者信任。

第三步是移情与证实,包括:探究患者的感觉,对于所发生的一切,"你有什么感觉?";确认患者的感受,让患者明白他的反应是正常的:"任何人都会有这种感觉……"。

第四步是肯定,鼓励并宽慰患者:"你已经非常勇敢了……""希望你能继续坚持,我们一起努力……"

在绝大多数情况下,医生不应该将过于负面的信息传达给患者。在患病之初,心理上的支持是影响患者面对疾病时心态的重要因素。医生应该帮助患者不断进行"信心加法"。具体来讲,医护人员应耐心地做思想工作,举出一些实际病例给患者做榜样,调动一切积极因素,使患者获得勇气接受进一步治疗。这种"信心加法"既是在日常治疗的对话中进行,更是在治疗的细节中展现。

(三)与患者积极对话,做好病史采集

医生在进行诊疗中应该做到两个掌握:掌握患者的病情、治疗情况和检查结果,掌握医疗费用情况。病史采集的目的一是通过医生的专业领域了解病情,以便检验假设,做出诊断;二是通过进入患者的世界了解患者对疾病的反应和来看病的期望。这之中的要点是聆听。聆听的形式包括反应式聆听,以表情或声音做出反应鼓励对方继续发表意见,通常用这样的连接词:"是的……""对……""是这样……""唔……""嗯……"。感觉式聆听则是通过转述对方的观点来引起共鸣,从而加深对方的印象。例如可以说:"您的意思是……""也就是说……""换句话说这样对不对……"等。此时医生应该有的原则是:即使患者的病情轻微,也不应该表现出冷漠。事实上,主动的一句关心对于患者的心理都是莫大的支撑。

患者因其性格不同,对待疾病的态度也多种多样。有的病人善解人意、处事积极、待人礼貌,也会有患者在疾病的痛苦中疑神疑鬼,甚至是态度粗暴。作为医护人员,应当针

对不同患者的具体情况,耐心地讲解其病症,并说明具体的情况。面对态度粗暴的患者,设身处地的为他们多想一想,切勿与其争执。但同时,医护人员就应当特别留意,并把这类患者及患者家属作为沟通的重点对象,与家属预约后根据其具体要求有针对性地进行沟通。

(四)充分尊重患者主动性,合作制定治疗方案

病史采集完成后,进入解释问题、制定双方同意的治疗方案环节。这个环节常常会有一些因为医患双方具有的知识和信息完全不对等而妨碍医患沟通的因素:

首先,医患双方通常以不同的形式看待疾病。例如:医生诊断患者患有胃溃疡,医生认为是细菌诱发胃溃疡;患者认为是饮食过于辛辣这样的不均衡诱发胃溃疡,如果医生应用抗生素治疗,患者可能认为我调整了饮食,胃溃疡就会好,不用服用抗生素。其次,患者常抱怨医生没有解释清楚。还有一点是,医生常常过多地谈论治疗,而患者想知道关于诊断、病因和预后方面的信息。第三,医生没有核实病人的理解。医生常问病人:“你听明白了没有?”更好的方式应该是问病人:“我说明白了吗?”

解释问题分为3个阶段,在解释前弄清患者所知所想,评价患者的出发点和患者的解释模型;解释中清楚地向患者解释,尽量避免专业术语,提供诊断、病因和预后的相关信息,对于患者的非语言性暗示要正面回应,并且询问患者是否还有更多的问题,就医患双方对病因的不同理解进行商谈。解释后确保患者的理解:“为了确定我已经解释清楚,请告诉我这次谈话中你得到了哪些内容?”

制定双方同意的治疗方案同样分为3个阶段。制定前评价要评价患者就医的出发点,比如给肠梗阻患者安置胃肠减压,可以询问患者“你想不想减轻腹胀和呕吐的情况?”。如果只有一套合理的方案,制订治疗方案时应该向患者解释清楚,特别是不采取措施,继续观察的做法;在给出医生个人推荐的治疗方案,应该是建议性的,而非指令性的;给出治疗方案时,尽量给出备选方案,给患者选择权。比如说可以问:“你比较倾向于哪种治疗方案?”协商一个双方都接受的治疗方案,“你不想做手术,虽然我能理解,但这让我有些担心,你愿意再考虑一下吗?”要明确方案的障碍:“回到家,在实施这个治疗方案的过程中,你估计会遇到什么问题?”制订方案后,要总结、梳理达成的共识,“我们核对一下你我都有什么该做的,这样确保一切都清楚了。”应该告诉患者及家属发生意外情况怎么办,比如“如果出现胸痛,请立刻给我打电话”;安排随访,“明天我会给你打电话,看看你感觉如何。”

四、医疗纠纷中的医患沟通技巧

本部分着重介绍在医疗纠纷初起的时候如何应对危机,化解医患矛盾。

许多人因情绪产生过激行为而后悔。风险管理是指基于风险评估的决策,增加安全风险,减少危险事件发生的机会。这可能包括身体攻击行为,如打、推搡、随地吐痰,或拉头发,或口头威胁。如果遇到一个具有潜在的暴力或侵略性的病人,应迅速采取行动。

1. 妥善告知　在检查结果或者治疗结果不理想时,往往是患者情绪急剧波动的时刻,医患关系危机往往一触即发。病情告知环节的早期首先要营造氛围,包括关门,有一个独处的环境,免除外界的干扰,让所有人就座,有条件的话提供茶或水,然后说出“很遗憾,结果不像我们期待的那样乐观……”之类告知的前兆。

病情告知环节的中期就是说出诊断,注意平衡、合理地使用专业术语和通俗用语。这个阶段很重要的一点就是,医生要适度表达出难处和悲伤,比如说"作为坏消息的转达者很难",同不带个人感情因素的医生相比,病人更喜欢眼中含泪的医生。同时,也可考虑帮助患者寻求家属的支持,可以问他:"有没有其他人(亲人,朋友)你希望参与进来的?"或者借助精神、文化的支持:"你有没有什么帮助你渡过困难时期的精神寄托?"对于恶性疾病的患者,为减轻其恐惧情绪,可以给患者以适度的希望,比如"类似你这样的结肠癌,治疗效果很好……我有两个病人在15年前接受治疗,目前还没有复发";获取患者和家属的决策,"你希望谁来做决定?""如果病情严重,你想知道多少?"

病情告知环节的后期,仍然是提出随访计划,"下个月这个时候,我们再见个面""如果开始咯血或有困扰,你可以立刻通过这种方式联系我……"

2. 灵活变通 在沟通遇到困难时保持耐心,灵活变通。有时,患者情绪激动无法理解医生的观点和本意,又或者患者及家属对医生已经丧失了信任,谈话难以再继续。这时可采取变换沟通对象的方法,另换一位医生或主任与他沟通;而当医生不能与某位病人家属沟通时,需换一位知识层面高一点的病人家属沟通,让这位家属去影响说服其他家属。同时,在沟通遇到困难时应做到"四个避免":避免强求沟通对象及时接受事实;避免使用易刺激对方情绪的语气和词语;避免过多使用对方不易听懂的专业词汇;避免刻意改变和压抑对方情绪。

特别需要注意的是危机发生之时协调统一沟通的重要性:下级医生对某疾病的解释拿不准时,先请示上级医师,然后按统一的意见进行沟通;对诊断尚不明确或疾病恶化时,在沟通前,医生与医生、医生与护士、护士间要相互讨论,统一认识后,由上级医师对家属进行解释,以避免各自解释矛盾时家属产生不信任和疑虑(卢仲毅,唐时奎,2002)。

3. 安抚情绪

(1)在工作中,如果你的病人有讽刺和愤怒的评论,你需要判断这是否影响你继续为患者提供有效的服务。你应该确定这是否是威胁。如果确定这是威胁,就要让病人知道你不能够提供进一步的服务。也可以让病人休息一下,冷静下来,这可能有助于缓解紧张情绪。

(2)如果能够清楚和冷静地识别这是不可接受的或威胁的行为,并且这种行为还在继续。你应该说:"您这样让我很难做。希望您能平静下来,这样我才可以更好地帮助您"。

(3)与一个具有潜在暴力倾向的病人和家属说话时,应尽量保持冷静,不卑不亢,用简单的话语传达尊重和同情。

(4)当你可以和病人正常谈话时,这种攻击性行为的风险可能会降低,但不要做出承诺。要给病人各种有利于诊治方案的选择,以减少攻击性的风险。

(5)最后,一个很重要的问题是要判断病人的关注点或观点,帮助他恢复情绪。首先要关注病人,不表现出分心或慌乱。然后了解病人所关注的问题,避免增加病人的不良情绪和出现聚集现象。

4. 避免暴力

(1)避免双方怒视和使用威胁的词或手势,这会增加暴力行为升级的机会。

(2)保持自己和病人之间的足够空间。

(3)不要做出突然的动作。

(4)避免潜在的暴力物品。

5. 寻求帮助 如果暴力行为升级,你需要迅速采取措施减少伤害的风险。

第三节 医疗活动危机的应急能力建设

医疗活动和医学事业本身是发展的、不完美的、探索未知的,因此也总是伴随着高风险。医疗活动中的危机管理,主要涉及两个层面:一是在医方和患方之间的沟通;二是医疗活动危机经媒体介入后的处置。前者需要对医生持之以恒的培训,教会他们如何避免危机、遇到危机苗头如何应对处置;第二个层面,则需要建立专业的团队,包括新闻发言人,以及熟悉医学和法律专业知识、熟悉临床医疗工作流程、经验丰富的工作人员,去帮助医生面对和处置这些危机。

一、树立三种风险评估意识,做好危机预警

在医疗活动危机的应急管理上,可借鉴危机处置的 FPC 模型,该模型认为,应急处理包括 Familiarity(熟悉度)、Predictability(预见度)、Capability(应急处置能力)3 方面。医院管理人员对社会风险的熟悉度和预见度决定了处置危机的速度。危机意识是危机处置的起点,医院应该首先树立起足够的危机意识。

医院管理首先要重视风险防范,建立风险评估,加强预警预防,强调培训演练等。风险评估包括时间的风险评估,人物的风险评估和事件本身的风险评估。

一是时间风险评估意识。医院按照时间顺序梳理出历年和实时管理中医疗风险数据,患者流量峰谷指数和医院候诊人数分析等,医院根据这些数据分析评估风险,在医生调休,警力配备,医护人员安排等方面进行设计,将风险危害压缩到最小的范围。

二是要有人物风险评估意识。医院管理中派什么样的干部解决问题,对干部解决问题的经验和具备的资源要做风险评估,处理问题时不能派没有经验的干部去,不能派不熟悉问题的干部去,更不能为了敷衍了事或推卸责任将新员工、新干部派去一线解决问题。

三是事件本身的风险评估意识。近年来,与民生密切相关的行业成为舆情高发地带。一件小事如果处理不当都存在着引起轩然大波的可能,并且危机的持续性、爆发性、危害性越发严重(李敏,2013)。

二、建立医疗危机管理系统,形成应急机制

当医疗纠纷危机发生后,危机管理委员会应该立即发挥危机决策系统的作用,最短时间内组建相应的处理小组,利用危机管理信息系统获取第一手资料,对已发生的医疗纠纷危机过程进行实时监控,准确把握危机发展趋势,对危机事件的性质、后果、影响范围和程度进行准确判断,最终决定采取何种预案。若危机事件没有先例,决策层要立即对危机事件做出敏捷的、具有针对性和可执行性的决策。

当医疗纠纷危机发生后,危机处理小组还必须建立相应的通报制度,及时与政府相关部门沟通,争取获得政府的帮助。积极采纳社会管理学专家、心理学家以及专业医生的参考意见,把多方信息进行汇总和科学分析,为危机管理决策部门提供全面的决策依据。决策部门在掌握了全面的信息后,准确把握危机的主要矛盾,随机应变,制定合理科学的处理方案,目的是使危机事件中损失降到最低(黄照权,2013)。

三、开展危机情境演练,加强能力建设

危机处理预案是为了应对医患冲突危机的突发性,专门制定的冲突化解活动、计划安排,以便在医患冲突爆发时有所参考。可以通过角色扮演方模拟医患冲突发生、发展和结束的各个阶段场景,通过演练得出医患冲突的危机处理预案。常规性医患冲突的危机处理预案主要包括以下几个方面。

- 患者情绪激动并与医护人员发生口角时,及时通知危机管理小组成员与患者进行沟通,缓解患者及其家属情绪,将冲突消灭在萌芽阶段。
- 患方在与医护人员发生肢体冲突时,及时通知危机管理小组安保人员来对医护人员进行保护。
- 医院要预留出至少两间病房,以备双方伤员所用。
- 医院财务部门要参考一般医疗事故的赔偿金额,为危机管理小组预留出医患冲突风险储备金。
- 为了避免医院社会形象受损,医患冲突发生后,危机管理小组公关人员要及时承担新闻发言人的角色,表明态度和立场。
- 如果冲突引起法律纠纷,危机管理小组的律师则要据理力争,降低医院的损失。
- 医患冲突结束之后,危机管理小组要总结分析此次事件的经验教训。

参照标准化病人教学模式,以医疗活动为背景,贴近医务工作者的临床工作需求,编写相应的医疗沟通案例,以 3～5 人为一组,直接参与模拟的医疗场景之中,实战演练沟通技巧,以"学员参与＋教师点评"的形式,提高沟通技能。情境特别包括常见的医疗活动风险点的环节,包括对初入院患者解释拟进行的检查及操作;对患者解释有创操作必要性及风险;对患者解释药物或输液不良反应;征求待产妇的入院沟通;复发病人病情交代;错误报告的沟通和处置;诊断不确切患者的病情交代;特殊药物使用的医患沟通;死亡告知等等(魏海斌,2015)。

全部课程由临床团队＋医疗纠纷处置团队＋人文/模拟教学团队授课。在规范化培训医师的课程以及对员工的培训中,也有医师职业精神、依法执业与沟通、沟通的策略和技巧,以及医疗纠纷防范及处理等方面的内容。

四、重视与维护媒体关系,主动传播

新世纪开元以来,市场化媒体的发展,大量揭黑报道的出现让医疗行业中的灰色地带被曝光,其中一些得到了整改,同时舆论的监督也多多少少震慑了这些行为。然后也正是这段时间里,对医疗事故密集的报道中出现了一些为吸引眼球而夸大矛盾、为了"揭黑"而揭黑甚至为了搞大新闻而进行不实报道的内容。

特别是自媒体兴起后,患方在社交媒体舆论场中的话语权越来越大。各类医患关系危机中,患者往往不需要借助媒体的力量,仅凭情感话语就可以争取到许多声援者,给医院方面的媒体关系管理带来很大的压力和挑战。总体来说,医院方面在媒体管理上要做到这几点:将媒体管理培训纳入医院危机管理的重要环节;在日常的经营管理活动中,建立并维护良好的媒体合作平台;在危机爆发前,强化预警,对媒体报道进行全面监测,建立快速反应机制;危机爆发后,积极与媒体展开合作,全力化解危机。

特别需要明确的是,医院方面应该及时跟上时代要求,只要是有一定规模的综合性医

院,都应该建立新闻发言人制度,确保对外发布出口单一,统一口径,不该说的不能乱说,言简意赅,最后要注意千万不要有推测言辞,说话斩钉截铁,铿锵有力。

接受媒体采访时要做到"七应该"和"七不应该":

"七应该":①明确目的,制定日程;②加工并确定关键信息;③预测媒体问题,制定应答口径;④始终控制采访局面,答问与引导相结合;⑤做回你自己,切勿表演;⑥使用最简单的语言,善于概括;⑦诚实,诚实,再诚实。

"七不应该":①绝对不能和记者"私下交谈";②绝对不要说"无可奉告";③绝对不要与记者争执;④不要过度使用或单纯依赖数字;⑤不要提供你不能确定的信息;⑥不要试图阻挡记者拍照;⑦不要忘记你的回答应该针对普通读者(陈钢,2012)。

以华西医院为例,由于在新媒体方面建立了从医院到科室、到医生的微博矩阵和微信平台,产生了良好的传播效果,因此获得了2014年亚洲医院管理奖。该院的胡兵教授开设的"华西胡兵"微博,从2011年4月至今共发布4000余条微博,其中多半是科普知识。胡教授曾使用通俗易懂、风趣幽默的图集教育孩子预防吞食异物,语言风趣幽默,引起了极大社会反响,成为响当当的微博红人。

该院的官方微信公众号"四川大学华西医院"从2014年11月开通起,粉丝量已突破50万,总阅读量超过100万。微信公众号除可提供预约挂号、查询、微信支付、院内导航等诊疗服务,附有医院概况、就医指南、交通指南等内容供用户查阅外,建立了百余条关键字回复内容,快速、便捷地回答用户的疑问。最关键的是,会定期推送一些患者和公众需要的医疗服务信息,主要是医学科普知识,包括就诊攻略、如何选择合适的医生等。关注官方微信的粉丝,有就医服务的现在或者潜在需求,他们需要的不是热闹、看看而已,而是实实在在的服务功能,需要的是干货。医院的一些临床科室和医生也开通了微信的订阅号、服务号,大部分订阅粉丝是科室或医生的复诊病人,通过订阅号、服务号可以推送复诊信息、注意事项、专科康复知识、专家就诊信息等,大大减少了病人来院就诊重复、反复咨询的麻烦,也让病人及家属能接收到科学、客观的医学信息,对疾病有正确的认识。

第四节 案 例

案例一

产妇肛门被缝事件

一、事件回顾

2010年7月23日S市一名孕妇在F医院顺产下男婴后,被丈夫发现肛门处被缝线。助产士称是免费为其做了痔疮手术,但其丈夫怀疑助产士因索要红包不成伺机报复,双方各执一词,一时间舆论哗然,新闻媒体网民纷纷谴责涉事医院和助产士,舆情热度急剧上升,随即将医患关系的话题推向风口浪尖。

观察发现,事情发生伊始旋即吸引了外界的高度关注,但随着媒体调查的深入,尤其是在这过程中各方混杂不一的发声,反而消解了公众的注意力。后经证实,"缝肛门"为假新闻。

二、舆论态度

2010年7月28日,产妇肛门被缝事件经S市电视台报道后,很多媒体未经调查直接引用了孕妇家属的说法,纷纷采用了诸如"产妇肛门被缝""助产士索要红包"等具有强烈倾向性的标题,一时间事件引起极大负面影响。7月29日新闻发布会召开前,10篇新闻中有8篇为直接引用,矛头直指助产士和医院。

产妇肛门被缝事件,由于媒体偏听偏信一方的报道而引起舆论风波。依据调查结果的不同,事件被分割成两个阶段:误读误导阶段和事实澄清阶段。两个不同阶段内,由于媒体对事实的认知情况不同,得出来的观点和结论也因此大不相同。第一阶段主要是误读误导阶段。新闻媒体将矛头延伸到医德败坏等问题上,甚至揭露"医疗潜规则"。报道内容脱离了事实本身。第二阶段为事实澄清阶段,媒体自身的观点明显减少,回归到事实本身的真相上来。

产妇肛门被缝事件一经曝光,便引起了网民的广泛关注,误读误导阶段关注点主要集中在3个方面:谴责医德沦丧、揭露医疗丑恶行径、反映自己遇到的问题。当事实澄清后,网民的关注热度下降,观点也随之减少,转向控诉无良媒体的不实报道、澄清事实真相、质疑法院的判决结果。

三、经验与启示

(一)医疗机构应对中存在的问题

1.事实真相未调查清楚就急于采取应对措施,引发次生舆情 医患纠纷发生后,涉事医院或主管部门在尚未查清楚事实真相的情况下,便急于得出定论,来应对媒体的各种提问,而这种考虑不周、准备不足往往会引发新一轮的舆情危机。S市卫生和人口计划生育委员会在事先没有对产妇进行询问和调查的基础上就对外称,孕妇肛门未被缝,助产士为产妇进行了痔疮结扎止血,是违规行为。

外界质疑S市卫生和人口计划生育委员会是在协助医疗部门推卸责任,甚至调查组被医院或医疗人员"潜规则"的说法也曾一度出现。调查结果事关最终的责任界定,也事关当事人双方的利益维护,显然过于"仓促"。这样的调查结果,显然也无法服众。

2.缺乏权威统一的回应渠道 产妇肛门被缝事件发生在网络舆情研究刚刚兴起的时期,相关行政主管部门缺乏舆情应对经验,在回应速率、回应渠道等细节上缺乏技巧。在事件被曝光的第二天,S市卫生和人口计划生育委员会立即召开新闻通气会,期间,助产士、院长、相关专家、调查人员均接受了媒体采访,人多口杂,导致输出的信息庞杂混乱,势必会使媒体与公众的关注点分散。

纵观几起全国性的卫生健康网络舆情危机事件,涉事医院或个人实则无力应对各路媒体的"长枪短炮",而且往往只会让事态复杂化,严重者或引发新一轮舆情。所以,建立以行政主管部门为主导的应对机制就更显重要和必要了,及时沟通协调,确定统一的回应渠道,建立"新闻发言人"制度,避免出现各自为政的局面。

3.行政主管部门未参与媒体议程设置 纵观整个事件会发现,媒体议程呈现出明显的变化:助产士因嫌红包给少了→产妇肛门被缝→助产士是否有资格实行痔疮手术→助产士与患者互诉案持续→"产妇肛门被缝"是媒体炮制的假新闻。

媒体伴随事件的发展变化而设置不同的议程,还原事实真相,保证公众的知情权和监督权,这也是媒体的天然使命。但若媒体是受提高点击率、博取公众关注等因素的驱动,刻意歪曲事实、不断抛出新话题来进行炒作,甚至不惜炮制假新闻来误导公众,无疑是给本来就非常敏感的医患关系火上浇油。所以,行政主管部门需要及时参与到媒体议程设置的环节上来,与名报、大报、主流门户网站等建立沟通交流机制,通过发新闻稿、举行通气会等形式,一方面推动事实真相公布,另一方面及时阻断部分媒体制造假新闻的不正之风。

（二）媒体传播过程中存在的问题

1. 消息源存重大瑕疵,输出信息混乱庞杂　事件发生后,口径不一导致事态进一步恶化。部分新闻媒体为尽快抢到新闻,迎合读者的需求,一味追求标题的奇异,引用护士及各路"专家"的一己之见,却忽略了对事件主要当事人助产士、孕妇的采访,势必会大大降低报道的说服力和可信度,让事件更加扑朔迷离。

举例来说,在接受媒体采访的众多专家中,中国工程院院士李连达称:在生产过程发生并发症——痔疮出血,经纱布压迫止血无效,进行结扎(或缝扎)止血,止血紧急处理,不需先请示、后止血,是完全正确的医疗处理(李连达,2010)。而这种说法与此前S市卫生和计生委医管处的说法相矛盾。医管处在接受采访时表示,"在未经患者同意,且没有请示外科医生的情况下就擅自进行痔疮止血手术,属于超范围执业,F医院管理不当,将按照有关规定处罚医院"。

该院士的说法引起网友反弹的另一个原因是,他是中药药理学专家而非外科专家。媒体为提高点击率本无可厚非,但是一味为博取公众眼球而不实事求是,就违背了作为媒体最基本的价值与公信力。

2. 澄清信息无法百分百到达每一位受众　在现实的传播语境中,由于先入为主观念的影响,导致后面的澄清相当乏力,这也是澄清过程中的一个难点。如很多网民在事件初期所获得的信息为"助产士因嫌红包少所以缝了产妇的肛门",后面并未持续跟踪事件的进展,更谈不上掌握官方发布的澄清信息。近两年微博当中仍有类似"助产士嫌红包少,缝了产妇肛门"的言论出现,助产士的"丑恶"形象已经深入脑海。

错误的信息不断累加、不断强化,而事实真相因关注度下降等种种因素导致无法覆盖已扩散开来的范围,因此很难弥补造成的恶劣社会影响,加之一些网民自身以往的不良就医体验和感触,对"助产士因嫌红包少所以缝了产妇的肛门"的说法更加深信不疑。

作为发布虚假信息的媒体要严格按照纠错机制进行自查自纠,通过将澄清信息刊登在重要版面、提高发布频度和力度等方式,最大化地消除社会负面影响。媒体严格执行纠错机制,并将其常态化,也是挽救与维护媒体自身的社会公信力的需要。

3. 作风浮躁,专业领域"不懂装懂"　从产妇肛门"被缝"事件当中表现出,在报道医患关系上,媒体对医学领域一些基本常识的欠缺,以及对专业领域知识缺乏。一些媒体机构在报道时为迎合受众需求,先入为主地将患方置于弱势一方的角色,用大量篇幅报道患者连珠炮式的质疑,对医院进行大肆批判。这种报道中的客观性缺失也是值得我们反思的。

（三）意见领袖在传播过程中存在的问题

1. 意见领袖对自身言论的负责程度不足　从意见领袖对事件的评论来看,一些人多结合自身的感触,力挺媒体报道,声讨和控诉成为主流声音,少有人对媒体的操作手法和事件的合理性提出质疑。即使在事实真相公布后,也少有人承担起意见领袖应尽的义务,勇于对自己的言论负责,既未删除之前的微博评论,也并未转发官方澄清事实的结果。

作为意见领袖,针对不完整或未经证实的信息,应该随着事态的进展,随时准备修正自己的信息和观点,追求动态过程中的真实,对热点事件的关切要注意持久性,不断对信息进行更新直至事件真相披露。当经求证发现自己发布或转推过的信息与事实有误时,应及时澄清,并负有对澄清信息和事实真相发动新一轮的信息传播过程的责任。

2. 医疗卫生领域意见领袖缺位　事件发生初期,媒体人和学者引领的舆论场出现了一边倒的情况,基本上都是批评医院、痛骂助产士医德的讨伐檄文。但产妇肛门是否被缝,应首先回归到医学专业问题上去,而非解一时口舌之快。事发的 2010 年,微博舆论场中尚未产生一批有影响力、能以专业知识还原事实真相的卫生行业意见领袖队伍,专业、权威的声音缺位,势必导致非理性的声音上位并占据主导,造成难以挽回的社会负面影响。

案例二

深圳"八毛门"事件

一、案例概况

2011 年 9 月 5 日,深圳新闻网刊发了题为《医院要动十几万元的手术 最终 8 毛钱治愈》的报道。报道称:C 先生出生仅 6 天的孩子因无法正常排便,于是前往深圳市 R 医院就医。医生诊断婴儿患有先天性巨结肠,建议做造瘘手术,全部费用可能超过 10 万元。C 先生拒绝了手术,并带患儿转到另一家医院,仅花费 0.8 元使用石蜡油就给"治愈"了。该事件一经报道,引起了社会广泛的关注,更导致有其他患儿家长抗拒其为孩子手术,一些医院一度连续出现不听医嘱、导致患儿病情加重的事件。正当舆论对医院进行全面批评时,婴儿再次就医,确诊为巨结肠症,在武汉同济医院接受手术。最终,患儿家长 C 先生向深圳 R 医院道歉,首发媒体向公众道歉。

该事件被评为 2011 年度中国十大健康新闻,其对于公众对健康行业的观念影响的深度与广泛性由此可见一斑。

二、深圳"八毛门"事件的危机传播管理分析

在信息时代,由媒体报道而引发的舆情事件在卫生健康领域时有发生。"八毛门"之所以引得舆论大哗,凸显的是公众就诊的焦虑,是公众对误诊、过度医疗和乱收费等现象的强烈担心和不满。而在该事件中,深圳 R 医院始终保持耐心的态度和专业的精神,坚持科学地阐述自己的意见,这种态度和做法最终获得了患儿家长和首发媒体的道歉。

(一)来自患儿家长的投诉与指控

1. 事件过程 2011 年 9 月 5 日,C 先生向媒体报料,称 8 月 19 日出生的儿子因腹胀于 21 日前往深圳市 R 医院就诊。医院在 8 月 24 日出具了病情告知书,称孩子可能患有先天性巨结肠,建议进行造瘘活检手术,手术费可能会超过 10 万元。C 先生在不清楚、不理解孩子病情状况下签字拒绝手术。25 日,C 先生带着儿子到广州市 T 医院就诊,称接诊医生就开了八毛钱的石蜡油,将"孩子就治好了,能吃能拉"。C 先生怀疑深圳市 R 医院企图过度医疗,要求医院撤销科主任,退还 3900 元住院费,并赔偿 10 万元。

9 月 7 日,深圳市 R 医院召开了新闻发布会,称所有诊断治疗符合诊疗规范。患儿在深圳市 R 医院治疗期间存在造瘘活检手术指征才会要求手术治疗;而 10 万元手术费用的说法更是家长杜撰,医院从未提过,一般类似的手术可能需要 2 万元左右。在新闻发布会上,深圳市 R 医院就是否存在过度检查、是否需要用抗生素治疗、是否需要造瘘、诊断是否准确等关注的问题进行了详尽的答复。随后,院方认为,尽管医院在与患儿家长的协商中拒绝了家属的赔偿要求,但是家属如果不满答复可通过申请行政部门协调、仲裁、诉讼解决纠纷。同时医院诚恳地希望家长以患儿健康为重,消除顾虑,带患儿到该院治疗,医院也愿意请国内一流专家来深圳协助诊治。

2. 此阶段的危机传播管理分析 针对本案例的这一阶段,深圳市 R 医院的做法值得肯定。所谓舆情事件,是指由舆论情况导致的,可能或已经引发公众过激反应的热点事件。其

中,有的舆情事件是由于媒体的不准确报道,使得流言、谣言产生并蔓延。在这一事件发生初期,深圳市 R 医院采取的措施准确而到位。在媒体首次报道后,迅速组织医学专家小组进行调查和讨论,并在隔天就组织召开了新闻发布会,主动向社会和媒体公布调查结果,并就其中公众关注的内容进行了详细的、科学的解答。

在医患关系中,不信任感来自不熟悉。由于医学知识的相对专业性和公众的医学知识的相对匮乏,使得医患之间存在着信息不对称,正是这种信息不对称造成了对该事件的夸大和舆论的恶语相向。此时及时发布准确信息,给出详尽、专业的信息,能够很好地消除患者的陌生感和警惕心,让医患间的沟通更有效。在这方面,深圳 R 医院的做法值得所有医疗机构借鉴。它不仅及时适时做出反应,给出了准确的信息,并在随后多次发声,表达了对患儿的健康的关注。这种对患者的"移情"思考,对生命和健康的关注和尊重同样也赢得了公众的理解和尊重。而最终使该事件发生反转的,则是来自于一则网友的微博。说明在该事件中,并非所有的公众都是在批评和指责医院。

（二）来自患儿家长和首发媒体的道歉

1. 事件过程　事件纷扰 1 个多月后,10 月 19 日,一位网友发布微博称"八毛门"患儿在武汉同济医院进行了手术治疗,术中证实为先天性巨结肠(长段型)。这一消息立即引起了众多媒体的关注。一直关注此事的深圳市 R 医院听到消息后也立即作出了反应,医院宣传负责人表示:"孩子术后康复是我们最大的愿望,我们感到很欣慰。"10 月 28 日,"八毛门"患儿在武汉康复出院,患儿父亲 C 先生发表了书面道歉信。随后,深圳新闻网向此次事件中受到伤害的深圳市 R 医院和主治医生表示歉意。

2. 此阶段的危机传播管理分析　应当说,该事件后各方的理性、宽容和清醒,让人看到希望,也让我们看到了恰当地处理此类舆情事件的方法和技巧。尤其是在当其他媒体报道了患儿在武汉同济医院的诊断和治疗的报道后,深圳市 R 医院的反应值得称道,他们并没有因为"尘埃落定"而反过来对首发媒体和患儿家长咄咄逼人,而是表现出了人文的关怀"希望孩子术后顺利康复",这种克制和所体现出的对生命的关注必将能够更好地获得公众的认可与信任。

参考文献

1. 朱力,袁迎春.现阶段我国医患矛盾的类型,特征与对策.社会科学研究,2014,6:104-111.

2. 刘鑫.医疗利益纠纷:现状,案例与对策.中国人民公安大学出版社,2012.

3. 麦子.医患相煎全民之痛.检察日报,2014,8:27.

4. 崔静,陶晶.医疗危机媒体报道的五个发展阶段.产业与科技论坛,2014(6):13-15.

5. 邱杰.当代医患纠纷的伦理域界.医学与哲学(人文社会医学版),2011,11:16.

6. 庄庆鸿,俞积.统计显示我国三甲医院伤医案占比达八成.中国青年报,2013-10-30.

7. 韩福东.卫生部发现:哈市医院 550 万医药费涉嫌严重造假.南方都市报,2005-12-03.

8. 卫生部,国务院纠风办.关于哈医大二院违纪违法案的通报全文.http://www.chinanews.com/news/2006/2006-04-29/8/724791.shtml

9. 卢仲毅,唐时奎.实施医患沟通制 改善医患关系.中华医院管理杂志,2002,18(12):726-728.

10. 黄照权.面对医疗纠纷的危机管理研究.北京工业大学,2013.

11. 李敏.恶性袭医事件中医院公共危机管理的新思考.理论月刊,2013,8:108-112.

12. 魏海斌.危机管理视野下医患冲突化解机制研究.医学与社会,2015,28(1):51-54.

13. 陈钢.浅议医院中的危机传播与媒体关系管理.市场周刊:理论研究,2012(9):15-16.

14. 饶浩.医疗暴力是世界性难题.健康报.http://www.jkb.com.cn/news/overseas/2016/0509/388402.html

15. Tongue J R,Epps H R,Forese L L.Communication skills for patient-centered care：research-based，easily learned techniques for medical interviews that benefit orthopaedic surgeons and their patients. JBJS,2005,87(3):652-658.

16. Kaplan S H,Greenfield S,Ware Jr J E.Assessing the effects of physician-patient interactions on the outcomes of chronic disease.Medical care,1989:S110-S127.

17. Clack G B,Allen J,Cooper D,et al.Personality differences between doctors and their patients：implications for the teaching of communication skills.Medical education,2004,38(2):177-186.

18. DiMatteo M R.The role of the physician in the emerging health care environment.Western Journal of Medicine,1998,168(5):328.

19. Skea Z,Harry V,Bhattacharya S,et al.Women's perceptions of decision-making about hysterectomy. BJOG:An International Journal of Obstetrics & Gynaecology,2004,111(2):133-142.

第八章

卫生健康舆情事件的危机传播管理

在信息全球化的新时期，"媒介化"社会逐渐形成。当前，卫生健康舆情事件呈现出迅速发酵、复杂多变、波及范围广泛的格局；而信息传播门槛降低、舆论源头分散多元，使得舆论引导的需求不断增加。正确认识舆情、把握卫生健康领域舆情事件的规律特征，认真做好卫生健康舆情事件的处置管理，是做好新时期卫生健康工作的重要方面。

第一节 概　述

一、舆情

(一) 相关概念

舆情是"舆论情况"的简称，是指在一定的社会空间内，围绕中介性社会事件的发生、发展和变化，作为主体的民众对作为客体的社会管理者及其政治取向产生和持有的社会政治态度。它是较多群众关于社会中各种现象、问题所表达的信念、态度、意见和情绪等表现的总和。

网络舆情是通过互联网传播的公众对现实生活中某些热点、焦点问题所持有的较强影响力、倾向性的言论和观点，主要通过微信、微博、论坛、博客、新闻跟帖等实现并加以强化。由于互联网具有虚拟性、隐蔽性、发散性、渗透性和随意性等特点，越来越多的网民乐意通过这种渠道来表达观点、传播思想。

当前，信息传播空前迅捷，网络舆论的表达诉求也日益多元。如果引导不善，负面的网络舆情将对社会公共安全形成较大威胁。如何加强对网络舆论的及时监测、有效引导，以及对网络舆论危机的积极化解，对维护社会稳定、促进国家发展具有重要的现实意义，也是构建和谐社会的应有内涵。

(二) 舆情分类

从舆情的传播内容来看，舆情一方面是公众的日常议论，另一方面是针对某一特定事件的情感、态度、意见、观点。

从舆情的传播渠道来看，舆情一方面是指居民日常的街头巷尾的议论，另一方面是指通过互联网传播的人们对于该事件的所有认知、态度、情感和行为倾向。网络舆情有时不能完全反应事件发生地社区居民的真实情况。

从舆情的产生来看，舆情可分为新闻舆情和网络舆情。新闻舆情是经过媒体验证和包装过的舆论,是带有客观性和准确性的舆论,但不排除极个别的失实报道。各种传统媒体,如电视、广播、报纸、门户网站的信息都属于新闻舆情范畴。网络舆情是以网络为载体,以事件为核心,是广大网民情感、态度、意见、观点的表达、传播与互动,以及后续影响力的集合,带有主观性,未经媒体验证和包装,直接通过多种形式发布于互联网上。

二、舆情事件

(一) 相关概念

舆情事件,是指由舆论情况导致的,可能或已经引发公众过激反应的热点事件。此类事件频繁发生的原因主要有两个方面:一是部分媒体的不实报道,从而导致流言、谣言产生并蔓延,进而引发社会恐慌甚至局部动乱;二是掌握大量信息的权威部门没有做到信息的公开透明,导致无法及时遏制谣言的滋生,维护社会稳定。

由于网络舆情具有来源的广泛性、主体的匿名性、传播的个性化与群体性并存、事件的突发性以及网络舆情产生巨大的群体压力等特点,卫生健康机构和管理部门如何监测和分析网络舆情、如何引导网络舆情以及如何有效利用网络舆情对突发公共事件进行预警等,都是亟待解决的现实问题。

(二) 舆情事件的特征

1. 具有指向性 相对于其他意识形态,舆情往往有非常明确的指向性。或者针对一个具体问题,或者针对某个人或某个组织,有感而发,有的放矢。舆情的指向性,决定了人们对事物发展的最终结果怀有强烈的愿望。比如相关问题的解决、对相关人员的处置等。

2. 具有倾向性 舆情往往是由一系列主观的评判所组成:好或者坏,对或者错,美或者丑,赞成或者反对。舆情的倾向性就存在于各种组合的评价判断中。

3. 具有变化性 舆情的存在是以公众的关心和持续的意见表达为前提的,往往处于不断的变化发展之中,在传播和发酵过程中,有可能出现各种意见的汇聚。如果公众的关心和持续意见表达消退,舆情也就自动消解了。

4. 具有扩散性 自媒体的发展,为多个信息源的出现提供了更多的可能。而多个信息源会迅速造成信息传播主体的错位,遮盖权威声音、导致信息失真,政府的权威性、公信力和职责也会受到质疑。

5. 具有放大作用 舆情大都具有受关注程度较高、事件本身具有一定的反常性、相关信息不清楚等特征,刚好符合谣言产生的条件。因此,一般在舆情信息的传播中,因各种真假难辨的信息碎片糅杂在一起,便会出现大量的流言或谣言。

三、卫生健康舆情事件

(一) 卫生健康舆情事件的涵义

卫生健康事业作为国计民生的重要组成部分,肩负保障我国广大人民群众的健康福祉责任。当前,我国卫生健康领域仍然存在一些问题。医疗资源总量不足、配置分布不合理、医疗保障制度不够健全、医患关系尚不和谐等围绕医疗卫生体制改革的各类问题依旧突出;SARS、H5N1、H7N9 等新发传染病和食品药品安全事件时有发生;生育政策的调整……这些问题成为媒体和网民近几年持续热议的话题。加之网络舆情事件中受发声主体和传播主体各自局限性的限制,更加容易让问题复杂化。官方应对尚缺乏成熟的技巧和经验,不能满足公众的信息诉求;专家受各自知识面的限制,解答不一的情况时有发生;新闻媒体受经济利益的驱使,往往忽视社会利益,偏离新闻专业主义精神,以偏概全、断章取义甚至不惜炮制假新闻;而作为信息链末端的网民则容易受先入为主思想的影响,情绪先行,不能客观、理性地看待问题。

双重背景之下,卫生健康系统正在承载着越来越大的舆情压力,也给卫生健康部门提出了更高的要求。舆情监测作为危机传播管理的重要组成部分,了解媒体的选题偏好,掌握网民心理诉求和特征,进而主动与媒体和网民进行有效沟通,可以对舆情事件的处置起到事半功倍的效果。所以如何把握网络舆情的形成与发展模式、关键敏感因素,以期更好地进行宣传与引导,这正是我们应该关注的内容。

以上这些,都对卫生健康网络舆情管理工作提出了更为严峻的挑战。最早由网民通过微博、论坛、博客、视频等自媒体平台曝光,转而成为新闻媒体的线索和信源,如"北京急救车火车站送人事件""武汉协和女医生集体致癌事件"等;"单独二孩"政策争论不断、社会抚养费的存废各方意见不一,公共舆论成为公民影响政治生活的重要路径;"产妇肛门被缝""南京护士被打"等围绕医患关系的纠纷事件时有发生,因消息源庞杂导致信息混乱,事件真相扑朔迷离。

(二)卫生健康舆情事件的特殊性

1. 公众普遍关注 生命和健康得到保护是全人类的共同追求,而医疗卫生行业就成了实现人民对一个公平社会的核心目标诉求的重要载体。卫生健康舆情事件,涉及卫生健康政策、健康信息、突发公共卫生事件、医疗纠纷等内容,往往与生命健康有关,如重大急性传染病、群体不明原因疾病、新发传染病、预防接种群体性反应、食物中毒、环境污染等,社会普遍关注,特别是突发公共卫生安全事件,直接关系到老百姓的生命健康安全,是卫生健康部门舆情应对的重中之重。

2. 传播速度快、影响大 随着微信、微博等新兴媒体的普及,涉及卫生健康的舆论和谣言事件呈现发酵快、传播广、影响大、防范难等特点。舆情往往是以小时、分钟,甚至以秒为单位迅速传播。受众可以通过电脑、手机等工具,借助博客、论坛、QQ、微信等平台立即发表意见,并且无滞后性的马上呈现给受众,再加上受众和网民数量庞大,使其在一定程度上可以"挟持"媒体,"绑架"民意,形成舆论暴力。同时,网民之间的互动性实时交流,使各种观点和意见能够快速地表达出来,讨论更广泛更深入,从而迅速形成强大的意见声势。

3. 容易转化为政府危机 当前,医疗服务能力和水平与人民群众日益增长的健康需求之间存在着不少问题和矛盾。问题和矛盾越多,老百姓的维权意识越强,就会越希望通过互联网媒体来表达诉求,去赢得更多舆论的支持,把一些平时不敢说、不方便说的话和事,以及对现实的不满诉求通过网络表达出来,甚至有些人会把互联网作为发泄情绪的场所。因此,一旦发现卫生健康舆情,就会通过网络等载体,像"放大器"一样推动舆情向反方向发展,容易出现庸俗、灰色的言论,这些负面舆情的扩散和传播潜藏着巨大的杀伤力,严重影响政府的公信力和权威,造成公众对政府的信任危机。

4. 专业性强 卫生健康行业本身就是一个专业性、技术性很强的领域,特别是医疗卫生行业,既要提供如疾病预防和控制、临床诊断、治疗、康复等专业化的服务,又要提供包括比一般酒店要求更高的清洁和配餐服务,甚至还要提供社会服务,如关怀和安慰,再加上科研教学等。可以说医院是世界上最为复杂的社会组织,管理难度极大,对管理者的要求极高。由于这个行业所提供的服务内容和属性是如此复杂,由此引发的舆情事件,往往涉及专业性很强的医疗技术知识,同时,更需要行业内的专业技术人员来应对处置。

5. 公众处于"弱势"地位　以医患关系舆情事件为例,大多数患者和家属都不懂医疗知识,到医院看病,完全是盲目听从医生。而一旦发生医疗纠纷,形成舆情传播开来,对于同样缺乏医疗专业知识的普通公众看来,医院是救死扶伤的地方,出于对医疗机构的信任和依赖,绝大多数患者都是抱着把身体和生命交给医院和医生的想法,很少有人会去过多地怀疑医生定出的治疗方案。可最后病人花了钱,却没治好病,甚至还搭上了性命,医院就该负责任。他们在潜意识内会认为患者是弱者、是受害者,舆论的天秤肯定会倒向病人,声讨医院。事实上,在现行医疗纠纷中,由于医疗行业极强的专业技术性以及医疗机构掌握医疗资讯的垄断性,医疗知识极不对等,患者过于依赖医疗机构的现状,导致医疗纠纷时,就会出现双方地位失衡,患者往往处于弱势地位。

(三) 传播特性

卫生健康突发事件的传播特点为:

1. 公众对信息的饥渴感　卫生健康突发事件往往事关社会成员的切身利益,从而使其在发生之初,往往会引发公众对信息的渴求。人们自我保护的本能使得在危机发生时,第一反应和最大需求就是了解信息,急于知晓事件发生情况和发展过程,事件是否对社会和个人利益造成影响,政府部门目前的态度和所采取的相关处置措施。

2. 媒体报道的热衷点　卫生健康突发事件无疑是新闻媒体关注的热点。其一是突发事件本身具备较高的新闻价值。其二是受众的高度关注,是媒体吸引受众、扩大影响的极佳时机。事实也证明,一旦突发事件发生,受众对媒体的关注度就会空前提高,报摊上往往会出现销售一空的情况,一些网站的点击率往往会大幅提高。其三是媒体之间竞争的着力点。在目前新闻竞争更加激烈的情况下,媒体要想满足读者需要,掌握舆论的引导权,对突发事件的采写、编发都必须强调"第一时间"。如果媒体对读者十分关注的突发事件不去及时反映,其他媒体就会抢先,那么它就会在媒体间的竞争中失去主动权。

3. 政府信息发布的权威性　卫生健康突发事件发生后,有关信息必然很多,有媒体的,有现场目击者的,有当事人家属的,也有街谈巷议、以讹传讹的,但只有政府才能真正发布权威的信息。这是因为政府是处理突发事件的唯一主体,政府在处理过程中,必然要了解事故的起因,组织现场的救援,统筹事故的处理,它了解的信息最多、最全、最真实。同时,政府是社会的管理者,它应该是负责任的、站在公正的角度处理事故,不偏袒任何一方,维护好社会大多数人的利益,它披露的信息可信度高。

4. 信息传播的先入为主　在卫生健康突发事件发生时,大众对信息如饥似渴,饥不择食。这时谁先发布消息,大家都会蜂拥而至、洗耳恭听,而且往往对信息会不加分析与怀疑,即使是以讹传讹也深信不疑。而大众对后面传播的与前面不相同的信息,则会抱着怀疑的态度加以抑制和排斥,即使后面信息是真实的,但要改变态度,取代前面的信息,也是难上加难。

第二节　舆情事件管理

随着互联网技术的不断进步,众多的网络应用不断推动着新媒体向纵深发展,在网络民意的传播中起到越来越大的作用。微博等新媒体应用开始受到各机构的重视,成为其推行政治主张,进行广告宣传的阵地。新媒体应用的不断产生与普及,使现代媒体环境日趋复杂化,尤其是负面突发事件的传播,为机构品牌建设带来诸多挑战。在复杂的社会化媒体形势下认识危机事件的传播规律,针对性地开展危机管理、舆情风险管理,指导卫生健康系统各单位在舆情引导、舆情应对上取得实质性的进步,将会全面提升机构品牌知名度、品牌美誉度,为卫生健康行业整体战略保驾护航。

在危机识别、评估工作中,基于舆情指数对传播的量化将为舆情危机状况提供强大的分析工具;同时,识别传播路径中的关键点,为危机管理策略、风险沟通策略提供有效的指导。

一、舆情监测

(一) 相关概念

1. 舆情监测　是通过对公众对现实生活中某些热点、焦点问题所持的有较强影响力、倾向性的言论和观点的一种监视和预测行为。

2. 健康相关舆情监测　是为了及时掌握与人们身心健康和生命安全有关的社会客观情况和民众主观意愿,通过相关技术和工作流程对各类传媒和公众表达的意见开展长期、连续的监测分析,了解公众对健康相关问题所持有的各种理念、情绪、意愿、态度、意见和建议。

3. 网络舆情监测　是指整合互联网信息采集技术及信息智能处理技术,通过对互联网海量信息自动抓取、自动分类聚类、主题检测、专题聚焦,实现用户的网络舆情监测和新闻专题追踪等信息需求,通过专业人员整理、分析,形成简报、报告等,为决策者全面掌握网民思想动态,做出正确舆论引导,提供依据。人民网舆情监测室发布的《2015 年中国社会形势分析与预测》显示,2015 年中国的大众传媒舆论场上,报纸、杂志、电视等传统媒体的议程设置能力进一步下降,"两微一端"(微博、微信、移动客户端)成为很多中国人了解新闻时事的第一信息源,特别是拥有月活跃用户 6.5 亿的微信,移动智能终端月活跃用户 6.39 亿的 QQ成为社会舆论的新引擎。

(二) 舆情监测目的意义

当今社会已进入信息时代。信息正对人类社会发展产生越来越巨大而深远的影响。随着信息需求的不断增加,信息提供者的增多,共享种类的逐步扩展,传播速度的指数性增长,覆盖范围的扩大,信息对社会的影响力更加深入、更为细致。

1. 掌握公众健康相关信息需求　循证健康教育过程中,存在健康信息需求障碍。健康教育工作者首先需要了解公众的健康需求。通过舆情监测和需求评估,可以为健康教育工作者和决策者提供政策制定及计划实施的基本信息。

2. 掌握健康信息提供的科学性　网络中不断增加的临床信息和健康信息,方便了公众或患者了解医疗卫生相关内容,但是,由于网络信息传播存在便捷性、容纳性、开放性和主体隐匿性等特性,网络"把关人"缺位、管理机制缺失和网民自律意识缺乏的缺陷使得负面有害信息、虚假信息和谣言传播泛滥(麻疹疫苗强化免疫风波、"神医"张悟本事件),影响了公众正确的健康意识和行为的形成,损害了人民的健康权益。舆情监测可以通过实时的网络追踪,发现不合理的健康信息,为相关部门及时向社会公布和公示提供技术和信息支持,维护网络健康信息的健康环境。

3. 掌握事件动态为决策提供依据　近年来,一些重大的网络舆情事件使人们开始认识到网络在社会监督中起到的巨大作用,网络舆情对政治、经济、文化的影响与日俱增。从安徽泗县甲肝疫苗事件、哈二院天价医药费事件、三鹿奶粉事件、塑化剂事件、山西疫苗事件、圣元奶粉性早熟事件,到人感染 H7N9 禽流感等事件,无论是事件处理不当引起的舆论风波的扩大,还是应对措施得当而使受影响人群的范围缩小,事件决策的得当与否与舆情监测、管理工作能否到位息息相关。

(三) 网络舆情监测的形式

1. 舆情监测原则 舆情监测以早发现、早分析、早预警、早沟通为工作原则,建立舆情甄别、责任和反馈机制,在科学的管理机制保障下长期开展监测工作。

舆情监测是一项现实性和应用性很强的工作,需要根据相关部门的工作职能和业务范围,制定舆情监测方案和工作制度,结合部门或单位常规工作来确定舆情监测目标、范围、分析方法、报送和反馈等工作内容,条件成熟或必要时应成立工作组或指定专职人员负责实施日常监测和专题监测,应严格明确开展监测的时间,通常情况是每日上午完成媒体监测和简报编制,并根据实际情况开展舆情分析工作。

2. 舆情监测分类 监测可分为日常监测和专题监测。

日常监测是根据公共卫生常规监测目的和任务,以日、周、旬或月为单位开展媒体监测和舆情分析工作,监测的范围以广为主,通常以定期的舆情监测简报或媒体快讯作为监测信息的报告。

专题监测是对重大事件、热点问题、敏感话题或特定业务需求开展的有针对性的媒体监测、舆情分析和跟踪反馈工作,是以事件为核心,要求全面分析事件的相关资讯和民情民意。为了提高专题监测的及时性,通常是实时或以日为单位进行监测,监测周期由事件的影响范围和持续时间决定,以定期或不定期的专题分析报告作为监测信息的报告。

3. 舆情监测指标

时间:确定监测的舆情时间跨度或开始监测的时间点。

范围:确定监测的网络媒体,如监测五类媒体平台即平面新闻媒体、网络新闻媒体、论坛、博客、微博。

统计量:确定舆情的主要统计单位,如篇数、家、百分比、排序等。

统计指标:确定舆情的主要统计指标,如传播量、媒体量、媒体活跃度(如媒体报道甲型H1N1流感、人感染H7N9禽流感等的积极程度)。

内容分类:确定舆情工作需要细分监测内容,如事件动态、流行病学进展、预防措施、治疗进展、疫苗研究、政策措施、部门动态、健康行为影响因素、医保政策调整、事件对经济的影响等。

4. 舆情监测流程 舆情监测工作的流程一般分为 4 个阶段。

第一阶段是检索和收集,通过对相关网站、报纸、杂志、电视、广播等媒体进行信息检索和搜索,针对关键词或话题进行收集和筛选;

第二阶段是整理分析,对第一次过滤出来的舆情信息进行整理和分析过滤,将纳入到报告的信息进行优先排序和分类;

第三阶段是汇总通报,即对信息进行文本信息的编辑形成舆情报告或媒体快讯,舆情报告的语言要简明、准确、易懂,发布的形式可以采用纸制简报、电子邮件、手机彩信或短信等传播方式,也可以通过网站专栏、主题论坛、微博、微信等新媒体进行发布,特殊情况下,可以采用快速便捷的通信方式进行预警通报;

第四阶段是跟踪反馈,主要是在进行舆情分析过程中,不断更新相关资讯和民意信息,对涉及的相关部门或利益相关者及时进行信息沟通工作。在做专题监测时,应根据实际情况调整工作流程,增加风险评估和预警沟通工作。

（四）舆情监测的技术和方法

当前，网络舆情监测已经成为当前舆情信息收集的主要技术手段。从技术角度来讲，互联网搜索引擎是人们最常用的信息检索方式。由于搜索引擎的数据库各不相同，因此可同时使用多个，以加强抽样的可靠性。目前，主流的搜索引擎有百度、谷歌、搜狗、雅虎、微软、腾讯等。其中谷歌最早开发出了针对论坛、博客、微博等新媒体进行网络舆情统计分析的模块，并与国外相关科研机构探索建立以互联网为信息来源的疾病预警系统，如谷歌流感趋势跟踪（Google Flu Trends,GFT）；而百度针对网络舆情开发了针对网络媒体的"热搜词"、百度指数等多种分析功能，为网络舆情监测提供了重要的数据分析功能。

网络舆情监测一般包含网络舆情采集，舆情自动分类，话题识别与跟踪，文本情感分析等主要步骤。

（五）舆情监测的信息分析与利用

互联网的自由性、交互性、匿名性、虚拟性、发散性和随意性等传播特性，为网民真实地表达情绪和意见提供了最佳的条件，信息传播与意见交互空前迅捷，网络舆论的表达诉求也日益多元。在这些舆论信息中，有积极健康的导向，有客观公正的评论，也有相当比例的负面信息。

舆情信息分析的主要任务就是运用科学的理论、方法和手段，把握舆情的内容本质，从而获取对舆情运动规律的认识，达到辅助决策的目的。舆情分析要"由点到面""由形到势""由问题到建议"，揭示问题的实质所在，找出这些问题形成的根本原因，提出解决问题的对策建议；定性和定量方法相结合，找出普遍性、倾向性、苗头性的特征，把理论和经验、逻辑和非逻辑以及人的智慧和现代化研究工具等方面有机结合起来；把握总体形势，描述基本特征，分析和预测其发展趋势。

舆情信息预警是在舆情信息汇集和分析的基础上，对社会运行接近负向质变的临界值的程度所做出的不确定性的早期预报。网络舆情信息预警体系所需要的现实数据量和历史数据量是非常庞大的，所以汇集到的舆情信息需要依靠计算机辅助管理和分析。舆情是民意的反映，是民众的社会政治态度，其本质是民众对自身利益的诉求和表达，分析某项舆情，不仅要看民众意愿表达的方式、方法，更要看民众这种意愿所包含的内在的政治态度。分析舆情一定要把民众的某些看法，同国家政治联系起来，只有这样才能抓住问题关键，才能对决策起到作用。

（六）舆情监测简报的参考模板

1. 信息汇总表　一般包括事件名称、报道时间、关注程度、信息来源、发生地点、事件发生时间、发病人数、简述、评估意见等。

2. 简报/媒体快讯　媒体快讯一般包括标题、目录、时间、摘要、内容、编写单位和联系方式。

3. 专题分析报告　一般包括标题、监测目的、事件名称、主要情况、国内外影响、防控措施、关注程度分析、重点评论摘录等。

二、社区民意调查

不同目标受众随着受教育程度、生活背景、经济状况、所处的社会位置等因素的不同，对信息的接受能力有很大差别，对信息的亲和力和对信息的传递方式与途径的喜好有很大的不同。不同性别的受众对信息的选择、接受、理解也会存在差异。在进行宣传教育工作之前,应先开展社区民意调查。

社区民意调查是指卫生健康工作者开展研究去获得目标受众的基本情况、心理特点、寻找信息的习惯,确认公众的各种需求,如信息需求、情感需求、信任需求等,以及影响他们是否采纳推荐行为的动机和障碍。需求调查能够帮助沟通者发现问题、确定公众更容易接受和采纳的核心信息,从而提高信息的有效性。

(一) 了解目标受众的特点

目标受众的背景特征,主要包括人口学特征、文化特征。人口学特征包括性别、年龄、婚姻、民族、职业、文化程度等;文化特征包括社会地位、健康信念、价值观、经济状况、风俗习惯、宗教信仰等。这些特征往往会影响目标受众对核心信息的接受程度、亲和力、信息传递的方式与途径等。如文化程度高一些的受众可以接受比较复杂的信息,而对文化程度低一点的受众,在编制核心信息时要尽量简单、通俗。

浙江省疾病预防控制中心曾就公众对灾害和救灾防病知识、信念、行为和信息需求进行调查,结果显示,就文字资料来说,50.7%的人喜欢以文字为主,配以图片;20.7%的人喜欢以图片为主,配以文字注释;另有11.7%的人认为纯文字信息也可以接受,城市、城镇和农村居民对这一问题的看法存在着显著性差异。对于宣传画,有48.3%的人喜欢以文字为主,配以图片;有39.7%的人喜欢以图片为主,加以文字说明,城市、城镇和农村居民对这一问题的看法也存在显著性差异。

(二) 确认公众的信息需求

信息需求是指人们对信息和信息活动的要求,主要包括对信息资源的需求和对信息获取方式的需求。

1. 对信息资源的需求 在突发公共卫生事件过程中,公众所需要了解的信息会很多,但并不是所有的健康风险因素都会被同等地接受,公众与专家对风险因素的评价是不同的,公众很少关注事件对整个人群的影响,也不关心疾病的发生或疾病负担等问题,他们关心的是个人的风险。研究表明,以下信息是突发公共卫生事件中公众最需要了解的基本信息:

* 威胁健康的因素是什么?
* 该威胁会怎么样伤害人们?
* 怎样才能知道自己是否已经暴露于危险因素之中了?
* 得病后的症状和体征是什么?
* 怎样才能保护自己和家人?
* 得病后如何治疗?
* 得病后到哪里治疗?
* 从哪里可以得到更多的信息?
* 是否会再次发生类似的事件?
* 是谁(什么)引起这个事件?
* 什么时候可以恢复安全?

就以上信息资源需求来说,沟通者需要了解目标受众现有的观念、知识、需求、需要、倾向、关注重点以及行为如何;他们还需要了解什么;哪些因素可能会成为目标受众接受信息并采取所倡导的行为的障碍,又有哪些因素可以激励他们选择所倡导的行为。如在浙江省公众救灾防病知信行调查中发现,居民需要了解的知识主要集中在急救知识、灾后疾病预防、救灾防病的政策和法规。同时,在突发公共卫生事件发生后,不同的目标受众的信息需求是各不相同的。以 2009 年甲型 H1N1 流感暴发为例,关心事件发生发展的一般公众特别关注流感疫情的进展和控制情况,而身处疫区的公众则主要关注疾病特征、个人防护措施、政府及卫生部门采取的措施、疫情进展等信息。

2. 信息的传递依赖于渠道,即信息的呈现方式　信息传递渠道包括大众传播如报纸、杂志、电台、电视、网络、新媒体、传播资料等,人际传播如电话热线咨询、讲座、面对面直接沟通等。对信息获取方式开展需求调查要注意了解目标受众对某些传播方式和媒介的覆盖情况和喜好。如目标地区收视率最高的电视频道;目标受众是否有收听电台节目的习惯;农村地区的有线广播是否可以继续工作;社区是否有定期的健康讲座等。在接受信息的习惯方面,不同背景的受众可能有不同的习惯和爱好,如有的习惯通过电视了解信息、有的习惯在网络上寻求信息、有的习惯通过聊天等人际传播方式。

在突发公共卫生事件发生时,关心事件发生发展的一般公众获取信息比较被动,主要渠道是电视新闻、报纸等。近邻事件区域的公众寻求信息会比一般公众主动,而处于突发公共卫生事件区域内的公众寻求信息更为积极主动,主要会通过人际渠道如拨打医院、疾病预防控制中心、居委会、熟人等的电话,或到当地卫生健康部门、居委会询问,或邻居、熟人间相互询问等。

(三) 确认公众的情感需求

情感是人对客观事物是否符合其需要所产生的态度体验,是指与人的社会性需要相联系的一种复杂而稳定的态度体验。突发公共卫生事件会对人们的生命安全和身心健康产生巨大的影响。突发公共卫生事件所带来的危机不仅来源于事件本身,更来源于公众对事件的接受、解释与反应。任何突发公共安全事件一定会影响到公众的心理,而公众的心理行为反过来又会对事件的发展演变产生巨大的影响。因而风险认知在沟通的过程中起着非常重要的作用。因此在社区民意调查中,必须充分认识风险认知在沟通的过程中的重要作用,需要了解受众对于突发公共卫生事件的态度、心理感受、信心等情感需求。

(四) 确认公众的信任需求

研究表明,不同的个体在对信息渠道的选择上存在差异,而不同的沟通渠道也将达到不同的沟通效果。信息渠道可分为大众媒体(如电视、报纸和电台)、专业媒体(如卫生健康部门、专业机构的网站)和人际关系渠道(如家庭和朋友)。在 SARS 的风险认知与沟通研究中发现,公众对电视、广播、网络、报纸等大众传播渠道的评价具有显著性差异,对电视的重要程度认可度最高;在大众传播渠道的可信度评价中,亦是如此。由此可见,适时选择恰当的渠道进行沟通是非常重要的。

信任是沟通有效性至关重要的指标,是公众与渠道之间的中介,没有信任就不可能达成有效的沟通。当对某种沟通渠道不信任又不得不依赖它时,公众就容易产生心理困惑,引发信任危机。因此在需求调查中需要研究信任的沟通渠道、信任的部门、机构或个人等。

(五) 社区民意调查方法

了解目标受众,如受众寻找信息的行为特点如何,受众需要什么样的信息,影响受众接受信息的因素等。这些信息应该在平时逐步收集、积累。突发事件发生时或发生后,可采用多种社区调查的方法,快速收集受众对突发事件的需求,同时了解受众是否有能力采纳建议并付诸行动、信息与受众的知信行是否融合等现状,以及时制定和调整沟通的核心信息,实施有针对性的公众沟通。社区调查可通过问卷调查方法和定性调查法得以实现。

1. 问卷调查　当我们需要了解某一人群的特点、信息需求、情感需求、行为和信任需求,必须有数据来表述和说明,此时可采用知信行定量问卷调查方法。调查采用一系列封闭型问题请调查对象回答,最后统计选择某种答案的人数占总调查人数的比例,依次来说明问题。调查人数的多少取决于事件的危害度、紧急程度及拥有的资源。一般来说,采用较大样本量、比较严格的抽样方法和统一的问卷,能够获得比较准确的数据,其结果可以外推,但是其缺点是费时、费力、费钱。在很多情况下,可以进行拦截式调查。拦截式调查是在一个受众经常出现的地点,如超市门口、公交车站、公园等进行调查。

2. 定性调查　定性调查是一种社会学研究方法,其研究目标是通过访谈或观察来确定人们对有关问题的认识情况,了解他们的想法和态度。定性研究方法包括现场观察法、个人深入访谈法、小组访谈法(专题小组讨论)等。当需要了解个体对象的信息需求、情感需求和行为以及对某些事物的看法观点时,一般采用个人深入访谈法。个人深入访谈是在事先拟定好访谈提纲以后,由主持人按照访谈提纲与受访对象进行深入的沟通和交流。而如果仅需要探索目标受众有代表性的信息需求、情感需求、行为、信任需求以及相关原因时,一般多采用小组访谈法,由 8～12 个目标受众的代表在主持人的引导下针对某个或某些与他们相关的问题在小组内进行深入讨论。

目前,民意调查已被西方各国普遍采用,抽样方法和访谈方法进一步科学化,数据采集质量普遍提高。每年,美国、英国、瑞士等国家都会定期做相关社会、心理、健康等方面的调查,指导调整、安排社会各种机制,以使社会生活中,人们的总体心理健康水平保持稳定。

1993 年,英国学者肯·贾奇(Ken Judge)和迈克尔·所罗门(Michael Solomon)收集了公众对国家卫生服务(1983—1992)的反映情况,分析研究民意趋势,探讨了影响医疗卫生服务满意度的决定因素,发现民意形成和表达的复杂性,并特别强调了关注公众舆论表达的方法学意义和政治环境的重要性。因此,为了适应当前舆论环境和舆论格局,科学、实时、准确地掌握公众健康信息和舆情,做好网上舆论宣传引导工作,掌握信息化条件下新兴媒体的主导权和主动权,为深化医疗卫生体制改革工作提供决策依据,迫切需要利用现代信息化技术,建立一套先进、实用和规范的中国公众健康信息与舆情监测系统。

三、舆情事件的处置

在新的互联网形势下,面对负面舆情的困扰,需要借助互联网舆情监测工具,及时监测、汇总、研判网上舆情,引导舆论方向,化解危机舆论。要跟踪事态发展,及时向有关部门通报,快速应对处理,变被动为主动,使网络舆情成为领导和相关部门决策的重要依据。

在处置舆情特别是当发生舆情危机时,需要面对众多的新闻媒体,工作量大、头绪多,而且新闻发布工作的质量直接影响着事件的处置结果。因此,为了保证效果,应该对整个的舆情处置有一个科学、系统的统筹安排。

(一)舆情处置方案的功能与内容

具体而言,舆情处置方案要体现出三方面的功能:一是明确处置舆论的指导思想、组织机构和负责人。二是协调安排好新闻信息的内部沟通机制和对外发布的具体方式。三是从总体上把控舆论导向,服务于危机的解决。

一般来说,完善的舆情处置方案应包括以下内容。

(1)舆情发展趋势的预判;

(2)舆情处置的指导思想;

(3)信息发布的组织机构和负责人;

（4）舆情信息的收集方式；

（5）对外发布信息的时机和方式；

（6）相应的信息发布渠道；

（7）对外的统一口径；

（8）舆情监控的研判分析。

在实际制定的过程中，也可根据时间的紧迫程度和事件发展的具体情况，只明确其中的一部分内容，先用于具体的信息发布工作。

（二）如何形成有效的舆情处置方案

要形成有效的舆情处置方案，关键要解决好以下环节和问题。

1. 对舆论的发展进行预判　这是形成舆情处置方案的基础，也是最难以决断的根本性问题。预判的内容包括事件的性质、发展趋势、可能造成的影响等方面。这种预判，是建立在对事件发生初期已有信息的全面掌握与分析的基础上的，是舆情处置领导机构共同商议判断形成的。在此基础上，形成统一的舆情处置的指导思想，以统领舆情处置的方方面面。

2. 确定信息发布的组织机构和负责人　根据事件的复杂程度、工作量的大小，组建新闻信息发布组织机构，包括负责人和媒体接待小组、材料准备小组、信息收集和舆情监控小组、对外联络小组等机构，确定新闻发言人。

3. 制定对外发布信息的详细工作方案　包括发布计划、发布内容、发布方式、媒体服务和物资保障等相关内容。其中，确定信息发布的时机和方式、主要的信息发布渠道、必要的口径是关键。

4. 完善信息收集和分析　舆情分析是提供决策建议和做好舆情引导的必要前提。只有做好舆情研判工作，才知道舆情的影响程度，才知道该发布什么、该引导什么。应该及时通过各种渠道收集舆情，分析研判，编写舆情信息专报，提出风险沟通建议，为决策提供参考。

这几方面的核心问题解决好了，可以为舆情处置方案的形成奠定良好的基础。实践中，为了配合舆情处置方案的形成和执行，还可以在以下一些方面做些具体准备的工作：

（1）设立舆情信息新闻发布中心；

（2）明确舆情信息新闻发布的目标媒体及其联系人、报道记者，并为新闻记者准备好所需的通讯设备；

（3）拟定统一的传播口径；

（4）准备舆情事件的背景材料，包括数据、名单、专业知识等，根据最新情况随时进行补充；

（5）设立热线电话，配备训练有素的人员来回答新闻媒体和公众的询问，保证组织的信息渠道畅通。

第三节　舆情事件中的议题管理

一、议题管理的涵义

议题是不同利益相关者之间，对于某一项涉及公共利益的问题持有的不同意见或争论。议题具有公共性、争议性的特征，可以引起一般公众的关注和兴趣。因此，议题经常会通过舆论表现出来。现代社会的很多议题通过媒介的放大作用,成为影响公共关系环境的一个很重要的问题。

1982 年,美国议题管理协会提出了议题管理的定义:了解、动员、协调与引导组织所有的策略与政策规划及公共关系手段,以有效地影响目标人群或相关组织。此后,研究者们提出了一些更具体的定义,如著名危机公关专家提莫斯·库姆认为:议题管理是一套有系统的方法,目的在于引导议题如何发展及应该如何解决,使事端可以朝有利于组织的方向发展。

二、议题管理的意义

健康相关议题容易引起舆论危机。舆论危机产生的时候,组织机构的形象、信誉会面临巨大的压力和损害,组织机构需要动员所有的传播资源去应对和处理。当某个社会议题对舆论产生了广泛影响的时候,相关的组织机构必须保持高度的敏感性和关注性,预测和防范可能出现的公共关系危机。议题管理的意义主要包括 4 个方面。

一是有利于提升危机传播管理者的意识。议题管理的提出能够使组织机构从一个战略的高度来考虑与公众的沟通和管理。无论是卫生健康行政部门,还是医疗卫生机构,在应对各类突发事件时要考虑到本组织机构的职责,还要担负社会应有责任。

二是有助于促进事件本身的尽快解决。议题管理对于信息的收集、整理和分析提出新的可能。突发事件发生后,做好议题管理,正确引导社会舆论,可以帮助社会各阶层统一认识,迅速集结力量,形成有利于政府妥善、高效处理突发事件,化危机为转机的舆论氛围。

三是有助于防范新的事件发生。突发事件是各种矛盾激化的结果,牵一发而动全身,一个突发事件经常导致另一个突发事件或一连串的突发事件的发生。2005 年 11 月 13 日,吉林石化分公司双苯厂苯胺车间爆炸引发松花江水污染事件。由于开始政府没公布真相,而是以检修水管的名义下达停水 4 天的通知,于是社会上出现将要地震的谣言。市民陷入恐慌,抢水、抢食品的人群涌进超市,手机通讯一度"瘫痪",水污染引发的一连串事件不断发生。直到 11 月 23 日,政府公布了事件真相,哈尔滨市政府先后发出了 4 则公告,并采取措施,保障市民充足储水,同时打击哄抬物价行为。这才杜绝了水污染事件的连锁反应,恢复了正常的生产、生活秩序。

四是有助于组织机构信誉恢复。议题管理对组织机构而言本身就是一个与公众沟通交流的机会。议题管理将多方所关心的信息、问题以一种形式感的东西统一起来。就如同一种语言标准、技术标准,为顺利交流、达成共识创造一个很好的平台。最后,由于议题管理实际上肯定了以公众作为传播沟通的中心,因此必然使组织机构同公众的关系得到较大改善,为组织营造和谐的外部环境。

三、议题管理的主要内容

1. 议题管理的两个核心 媒体在政治、经济、文化和日常生活等诸领域为公众设置了可资关注、思考和谈论的议题,这些议题成为公众生活的日程安排。换言之,媒体所从事的是"环境再构成作业"。于是,谁影响了媒体议程,就意味着谁可能影响公众的议程。社会组织争相接近媒体,以夺取界定媒介框架的机会。

组织机构作为事故处理者,可以根据形势的需要,设置突发事件新闻议程,将应对措施"设置"成为公众关注的焦点,使政府决策的权威性、组织机构处置的科学性与新闻报道的影响力相结合,在公众当中形成广泛的相关的讨论议题,最终实现合力效应,达到主导舆论、引导舆论朝着有利于危机解决的方向发展。

议题管理并不意味着影响和改变每一个个体和群体的议题,事实上也没有任何人能做到这一点。这就要求组织找到议题管理的核心。因为,议题的发生总会对公众舆论造成广泛影响,因此传统的公共关系手段,在议题管理中都是可以使用的,比如专家评论、专题研讨、媒介宣传、教育引导等。中国人民大学胡百精博士在监测光明牛奶"回奶罐"危机、雀巢3+奶粉"碘超标"危机和杜邦"特富龙"不粘锅危机等近20个典型事件的基础上,得出的初步结论是:危机议题管理的核心是设置媒体议程和影响意见领袖。

2. 议题管理模式　议题管理模式应坚持如下几个导向:

(1)构造:媒体、公众是构造社会议题的重要来源。它直接影响着现实社会的判断,影响着社会的价值取向和行为方式,甚至左右着事件的走向。它能反映危机舆论环境中各要素的序列形态、组合方式及其互动关系。

(2)解释:根据对事件发生、处置的分析,合理地说明事物变化的原因、事物之间的联系,或者是事件发展的情况。它能回答危机议题生成、发展和变化过程中的基本问题,揭示其一般规则。

(3)引导:运用舆论引导人们的意向,使他们按照社会管理者制定的路线、方针、规章从事社会活动的传播行为。它能呈现危机议题管理的整体图景,指明大的方向,引导人们沿着正确的轨道行进。

第四节　谣言应对

一、定义

法国学者卡普费雷认为,谣言是"在社会中出现并流传的未经官方公开证实或已经被官方所辟谣的信息。虽然它是很普通的社会现象,但是一经传播,即给社会稳定带来隐患"。

二、谣言特点

谣言具有以下几个特点:

1. 重要性强　通常情况下,谣言所涉事件,往往也是谣言发生时与人们切身利益密切相关,因而也最受人们关注的事件。同时,也正是由于这种关注,使得人们会去积极主动地传播与之相关的信息。

2. 传播范围广　现代科技日新月异,特别是网络、手机等新媒体的迅速勃兴,使得信息的传播更加便捷,传播的渠道更加多元化。由于谣言重要性强的特点,在包括突发公共卫生事件在内的突发公共事件中,谣言以一种人类的基本精神需求的性质被广泛传播。此外,应当注意到,在传统的谣言传播中,人们主要依靠口耳相传的人际传播渠道传播谣言,但在当今大众传播大行其道的时代,大众传媒在一定程度上也不自觉地加入了谣言传播的传播链,使谣言的传播同时在两个层面上被有力地推进着,进一步扩大谣言的传播范围。

3. 危害性大　由于突发公共卫生事件往往与人们的切身利益密切相关,因此,当人们面对有关突发公共卫生事件的谣言时,如果当时事件信息尚未明朗化,人们往往抱有"宁可信其有不可信其无"的心态。同时,出于对家人、朋友、同事的善意关心(大部分情况是这样),会在对相关信息"添油加醋"融入自己的理解后继续向他人传播。这种心理上的过度防范会间接导致群体认知的混乱,乃至行为的偏离,最终严重干扰人们正常的生产、生活秩序,产生巨大的危害。

2003年4月1日,正是香港SARS肆虐、人人为之焦虑之时。当天,一名停课在家的14岁少年将流传于新闻组、ICQ上的"香港将宣布成为疫埠"的谣言制作成《明报》即时新闻网页的模样,并上传至与明报网站相似的网址。于是,这则以"明报专讯"名义发布的网络谣言顿时造成社会恐慌,甚至在当天下午就导致部分香港居民掀起抢购风潮。这对于为应对SARS已全力运转的香港特区政府而言,无异于雪上加霜。

4. 传播速度快　谣言的传播比疾病本身更快。在以往口耳相传的年代,谣言从产生到传播,再到影响大众,往往需要经历"一传十,十传百"这样较长的时间过程。而现代化传播工具的诞生为谣言的迅速传播提供了可能性,现代化传播工具在现实生活中的普及,又为谣言的迅速扩散提供了可操作性。在现代信息社会,谣言一旦产生,就会以几何速率在社会公众中传播开来。事实证明,绝大多数谣言是通过互联网、手机等现代化的新兴媒体来传播的。以"汶川地震当晚北京将发生余震"的谣言为例,这个谣言最先出现在一个QQ群中,然后被人转贴到了论坛,接着被几个网站摘抄,最后迅速传到网民中间。而这些网民又通过MSN、QQ、博客、电子邮件和手机短信与亲朋好友沟通,并造成这一谣言在地震发生后1小时内被迅速散布。网民在这种临时性的集体行为中获得了受尊重、受关注的满足,同时利用群体获取了心理或物质上的满足。

5. 信息虚假性　社会学将谣言与"小道消息"视为传闻的两种形式,认为谣言作为传闻的一种形式,与小道消息不同:"小道消息"可以是真,也可以是假,而谣言则总是假的。社会谣言特有的产生机制,注定它从产生的那一刻起便具有虚假性。

三、谣言应对

(一) 基本步骤

1. 分析谣言基本性质,可通过与受谣言影响的人或受损害的人对话,对谣言产生的原因、来源、传播的范围、影响的程度及发展的趋势等有宏观的把握。

2. 分析不同的谣言传播动机,把握谣言传播中为了提醒亲人朋友注意防范与为了个人或特定公司、组织私利的动机比例。

3. 找出谣言传播中的意见领袖,即在一定范围内有重要影响力的人。

4. 界定不同层次的利益相关者,包括核心利益相关者、次利益相关者、边缘利益相关者等。如在三鹿奶粉三聚氰胺事件中,因食用含三聚氰胺的奶粉而患结石的婴幼儿父母是核心利益相关者,食用含三聚氰胺奶制品的成年人是次利益相关者,不食用奶制品的人群是边缘利益相关者。对几个层次的利益相关者作出清晰界定,有助于谣言(危机)应对预案的制定,有助于节约成本并使应对成效最大化。

5. 制定谣言(危机)应对预案,明确分工,落实责任。

(1)及时、准确对外发布权威信息。突发公共卫生事件发生后,社会公众的心理非常敏感,尽管会倾向于相信权威程度高的信息源,但也很可能盲目从众,被一些别有用心的人利用。这时候,政府、公共卫生机构、卫生企业应该立即站出来告诉大家真相,告诉大家事情的最坏底线到底在哪里,解决的办法是什么。我们必须承认,政府不是万能的,一些公共卫生危机需要动员公众一起解决。对于基本的公共信息,政府应及时、准确对外发布信息,可考虑采用新闻发布会的形式,否则可能在公众间产生信任危机。前面讲到停课在家的14岁香港少年传播"香港将宣布成为疫埠"的谣言造成社会恐慌的案例,香港特区政府有关部门就是通过立即紧急辟谣、命令明报新闻网及时澄清、强烈谴责造谣者盗用明报新闻网的行为等方式,于当天傍晚就控制住了惊慌局面,并拘捕了涉案少年。及时、准确向公众发布消息,有助于政府公信力建设,有助于占领主流舆论,使谣言无处生存。

(2)公开、透明对外发布权威信息。对外发布消息,不仅要及时、准确,还要公开、透明。及时、准确,是指反应要快,信息要准;公开、透明,是指要在获得授权及掌握一定信息的情况下,以授权程度与信息掌握程度为限对外公开信息。有些新闻事件一经出现,传播的后果就已经不是某一部门或个人能够控制得了的,事件的新闻意义和社会意义已经超出了事件本身,它会很快变成不是某个人或某一部门想不想说或者愿意不愿意说那么简单了。如果私自计划不向媒体透露,那就要做好被讹传及承担责任的风险准备。

(3)借用专家、学者发表意见。在危机状态下,或是被传播谣言的状态下,公众对被传谣言的主体持有怀疑的态度。这时被传主体如果出来说与事件相关的澄清信息,有时会适得其反,引起公众的反感,认为所说并非事实,而是为逃避责任进行的狡辩。可考虑借用专家、学者发表意见,他们由于具有较高的专业知识背景,且被认为独立于被传主体,因而会获得公众更高的信任。在北京奥运会期间,国务院新闻办公室邀请曾任我国驻法大使、时任外交学院院长的吴建民教授出席在北京国际新闻中心举办的新闻发布会,批评外国媒体涉华报道中体现出的报道框架与刻板成见,取得了非常好的效果。

(4)适时转移公众注意力。公众持续关注是谣言不断蔓延的重要原因。一般情况下,一个新闻事件或"谣言事件"的传播会经历一个形成、高潮、衰退的正态曲线形状。同时,新的重要新闻的出现通常会降低人们对前一新闻的关注程度。针对这一规律,我们可考虑制造事件或借用其他新闻转移公众注意力,如组织一些大型公益活动等。在哈尔滨天价医药费事件中,黑龙江众多医院通过共同组织公益活动,有效缓解了紧张的医患关系。

(5)组建网络评论员队伍。互联网已成为现代谣言传播的重要渠道之一。网络谣言形成过程中,一种重要特征就是往往谣言形成初期的舆论走势会在相当长的时间内成为舆论主流,到达高潮后再试图改变困难程度明显提高。因此,可考虑组建网络评论员队伍,在谣言爆发初期进入各大论坛、讨论区,以适当的口吻澄清谣言,引导舆论,会大大节约应对成本。

6. 推出应对危机事件的专职新闻发言人,并通过召开新闻发布会、通气会等形式,向媒体通报重要举措、重要工作安排及其进展情况、突发公共卫生事件相关信息,以及社会公众关心的应公开发布的信息;视情况接受记者采访;也可根据需要,以发言人名义在媒体上发表谈话,代表本单位发布新闻信息或澄清事实真相。

(二)注意事项

1. 政企分开,政府不要轻易为企业埋单。政府代表广泛公众利益,企业则一般有经济利益掺杂其中。如果谣言的爆发是针对企业,同时企业也是突发公共事件爆发的源头,那么,政府应与企业划清界限,以人民为中心,持身公正切忌在公众面前与企业站在一起,这会直接影响政府在人民心中的公信力。反之,企业也不应心存侥幸,等待政府的帮助,甚至绑架政府。承担起应负的责任,才是企业应为之事,这不仅利于企业形象的塑造,也有利于企业的长远发展。

2. 辟谣及危机应对过程中,应统一口径,并由专职新闻发言人统一对外发布信息,其他人员一律不表态。在成立谣言(危机)应对工作小组的情况下,媒体依然可能自行联系其他人作为采访对象。而其他个人因对事件没有全面的了解与掌握,所说情况很可能与事实有所出入,同时可能被媒体断章取义,抓住他们想要的信息通过媒体加以扩大,进一步恶化危机状态。因此,应统一口径,并由专职新闻发言人统一对外发布信息。对于其他工作人员,应统一要求,树立危机意识,将所有采访申请转到工作小组,一律不擅自表态。

3. 在发布正面真实资料时,请不要提到谣言本身。再次提及谣言,会使谣言得到重复传播,有助于谣言的继续扩散,并会加深谣言内容对人们的印象及影响。因此,在发布材料中,应注意去掉谣言内容,只包含需要发布的正面、真实信息。在接受媒体的采访时,如果媒体提到谣言,也应先表态说"你提的问题的前提就是错的",而后说明自己想说的内容。此外,对外发布的材料应首先提炼出关键信息,找到新闻点,在面对任何媒体时都反复强调已提炼出的关键信息。这样媒体不论如何断章取义,都会传播出这些信息,以利于谣言的平息。

第五节 案 例

案 例

一起人感染 H7N9 禽流感网络舆情事件

一、事件背景

2013 年 3 月,我国多个省市先后发生人感染 H7N9 禽流感疫情。截至 2013 年 4 月 9 日,全国共报告 28 例确诊病例,其中死亡 9 人。病例分布于上海、江苏、安徽、浙江 4 省市。

人感染 H7N9 禽流感疫情从上海、浙江发展蔓延至江苏、安徽后,各类网络传言频现,与 4 省市接壤的邻近地区成为下一个出现人感染 H7N9 禽流感病例的重点关注地区。H 省与安徽省接壤,省内居民对当前疫情形势表现出担心、忧虑,一则"H 省出现疑似人感染 H7N9 禽流感病例"的网络传言通过名人微博发布后,引发了一起网络舆情事件,造成社会不安情绪。

二、事件概述

4 月 9 日 13 点 16 分,H 省某著名电视台节目主持人在新浪网个人微博上称:"省 X 医院有疑似禽流感病例"。H 省 X 医院发现后立即将此微博情况电告 H 省卫生厅,同时卫生舆情监测平台发现网络舆情,H 省卫生厅当即向 H 省委宣传部门报告了相关情况。

4 月 9 日 15 点 22 分,该节目主持人删除其个人微博,并发新微博澄清此事。

4 月 9 日 16 时,H 省卫生厅收到当地四家新闻媒体记者站的采访申请后,要求省 X 医院专家组出面给予专业答复。

4 月 10 日清晨,《J 时报》第 10 版刊登"一患者被疑死于 H7N9、H 省 X 医院排除可能性家属质疑不做单项检测"的新闻。凤凰网、腾讯网、新浪网等网络主流媒体纷纷转载,形成网络舆情。

4 月 10 日 9 时,H 省卫生厅分管副厅长带队,组派 4 名 H 省人感染 H7N9 禽流感专家组成员,会同 W 市专家组成员到省 X 医院,对去世患者的病历资料及诊治经过进行了调查、复核、研究和论证,一致认为该患者死于细菌性重症肺炎及相关并发症,不属于人感染 H7N9 禽流感监测病例。

4 月 10 日 15 时,H 省卫生厅在官网公布了事情调查结果,该病例诊断明确,不是人感染 H7N9 禽流感监测病例,省 X 医院在明确诊断的情况下未对该患者做人感染 H7N9 禽流感病毒检测符合工作规范。H 省未发现人感染 H7N9 禽流感病例及疑似病例。

三、主要经验

这起人感染 H7N9 禽流感网络舆情事件是一起"自媒体"环境下由传染病疫情引发的网络舆情事件。面对严峻的疫情防控形势,H 省卫生厅反应及时、措施得力,迅速平息了网络舆情,为应对此类事件提供了很好的借鉴。主要经验有以下几个方面:

(一)实时监测风险信息是做好舆情事件应对的前提

H 省卫生厅通过舆情分析平台及时发现名人微博发布的风险信息,并在 1 小时内形成卫生舆情监测专报,发现微博转发 60 次、评论 36 条。4 月 10 日 8 时,人感染 H7N9 禽流感舆情监测日报发现,《J 时报》第 10 版刊登 H 省出现一患者被疑死于 H7N9 的新闻,网络平台监测发现凤凰网、腾讯网、新浪网等网络主流媒体纷纷转载,已经形成网络舆情。可见,及时监测舆情为 H 省卫生厅和省委宣传部门在舆情发生期和舆情发酵期及时启动应急反应和采取有效干预措施提供了技术保障,避免了舆情事件影响的进一步扩大,为舆情成功处置赢得了时间。

(二)迅速采取有效措施是做好舆情事件应对的关键

对网上出现的"H 省出现人感染 H7N9 禽流感疑似病例"的谣言,H 省卫生厅先后 4 次及时采取有效措施控制舆情发展态势。第一次:发现微博传播后,立即向 H 省委宣传部门报告,第一时间删除微博消除负面影响。第二次:收到媒体采访申请后,为加强舆论引导,H 省卫生厅研究后于当日 18 时提出由 X 医院专家组出面给予专业答复的建议措施。第三次:根据舆情监测结果,H 省卫生厅果断介入并及时干预网络舆情,组派省级临床专家组赶赴现场调查取证。第四次:第一时间通过官方网站对外发布调查结果,满足媒体的信息需求,避免谣言传播,迅速稳定了公众心态。

这起网络舆情事件从萌芽到平息只经历了 24 小时,H 省卫生厅作出 4 次及时有效的回应,使事件发生后在很短的时间内得以平息,积极理性地应对,对事件成功处置发挥了关键作用。

(三)统一发布权威信息是做好舆情事件应对的基础

H 省卫生厅坚持公开透明的原则,将公众健康放在首位,及时公开病例诊断依据和实验室检测结果,以事实和科学依据有力驳斥了不实的网络传言,并对患者家属表示慰问。H 省卫生厅以科学的论断和人性化的语言来回应网友的质疑,从而在一定程度上平缓了公众对政府不信任的情绪,为化解危机赢得主动。

同时,第一时间在 H 省卫生厅官方网站上公布权威信息,并积极联系多家媒体,扩大权威消息传播影响力,占领舆论阵地,用正确的权威信息使公众能够尽快了解到事件的真相和具体情况,避免因猜测引发社会恐慌。

(四)准确研判舆情趋势是做好舆情事件应对的保障

每一起网络舆情事件都要经历萌芽、形成、蔓延、平息的生命周期,是一个从量变到质变的过程。本起事件最开始是以名人微博为诱因,经过网友的转发和评论,网络舆论逐渐形成。随着传统媒体的介入和迅速传播,造成舆情发酵,发展成网络舆情事件。最后,H 省卫生厅发布权威信息,解决问题,平息舆论。整个事件处置过程,借助了舆情监测平台,提前做好舆情的风险研判和趋势分析,根据舆情事件的发展规律,有力地把握舆情发展的方向,有针对性地引导舆情、疏导公众情绪,从而成功地完成了网络舆情事件的处置。

四、几点启示

随着自媒体时代的到来,微博等新兴媒体的传播和影响力扩大,面对这种新形势,如何在突发公共卫生事件处置中有效防范网络舆情事件,提升风险沟通的能力值得我们思考和总结。

(1)加强舆情监测平台建设,将微博等自媒体平台纳入监测范围:从媒体发展的形势来看,微博自媒体已经成为舆情事件的重要发源地,作为卫生健康主管部门必须加强卫生舆情监测,建设内容全面、专业性强的舆情监测平台,尤其要加强对微博自媒体平台的监测,安排专人负责舆情监测工作,利用专项资金保障舆情监测工作的顺利开展,及时掌握舆情动态,为领导科学决策和突发公共卫生事件的风险沟通提供技术支持。

(2)加强突发事件公共卫生风险沟通的机制研究,提升舆论引导能力:卫生健康行政部门要制定并完善风险沟通预案和工作方案,建立健全组织管理体系,完善突发公共卫生事件信息发布制度,实现信息归口管理,统一信息发布渠道,广泛接受公众和媒体的咨询,密切与宣传部门的联系,做好舆情引导和网络舆情监测处置工作。尤其要培养一支基层新闻发言人队伍,充分发挥他们在突发公共事件处置中舆论引导的积极作用。

(3)开展风险沟通培训,重点提升卫生应急人员应对突发事件的风险沟通意识:从本起事件可以看出,在突发事件处置中不恰当的言论可能引爆一场舆论危机。在自媒体时代每个人都可能成为舆情事件的始作俑者,这就提醒卫生健康主管部门,要对参与突发公共卫生事件处置的工作人员开展现场风险沟通培训,使他们掌握风险沟通的原则和技巧,避免舆情事件的发生,积极应对各类突发公共卫生事件。

参考文献

1. 胡百精.危机传播管理.北京:中国人民大学出版社,2014.

2. 来向武.新闻发言仪式.长沙:湖南人民出版社,2014.

3. 林语堂.中国新闻舆论史.上海:世纪出版集团.上海人民出版社,2008.

4. 高红玲.网络舆情与社会稳定.北京:新华出版社,2011.

5. 齐中祥等.舆情学.南京:江苏人民出版社.2015.

6. 陈力丹.大众传播的特点和信息生产.东南传播,2016(5):42-45.

7. 人民网舆情监测室.如何应对网络舆情.北京:新华出版社,2011.

8. 段赛民.网络舆情参考(周报).新华通讯社主办.

9. 曾胜泉.突发事件舆情应对指南.广州:南方日报出版社.2012.

10. 昃昱.突发公共卫生事件中的政府媒体公关策略研究.山东大学硕士论文.2008.

11. 叶皓.政府在突发事件处置中的舆论引导.现代传播:中国传媒大学学报,2007(4):4-8.

12. 李珂.安徽省政务微博研究.安徽大学,2013.

13. 嵇霆.关于民用舆情监测系统项目设计与实施研究.南京邮电大学硕士论文.2012.

14. 辛红.政府对互联网舆情监控的研究.北京邮电大学硕士论文.2010.

15. 陶建杰.完善网络舆情联动应急机制.党政论坛,2007(09S):28-30.

16. 姜胜洪.试论网上舆情的传播途径、特点及其现状.社科纵横,2008,1:130-130.

17. 方俊青.论网络舆情监测分析系统.法制与社会:旬刊,2013(3):187-187.

18. 陈乐慧.关于卫生计生网络舆情引导工作的思考.中国人口报.2016.

19. 刘远立.医疗行业到底特殊在哪.健康大视野,2015(3):100-103.

20. 宋修贵.网络舆情语境下提升民主党派基层组织参政议政能力的路径思考.贵州社会主义学院学报,2014(2):5-8.

21. 姜胜洪.网络舆情的内涵及主要特点.理论界,2010,3:151-152.

22. 刘孟弼.谈网络舆论现状及对社会的影响.企业家天地:中旬刊,2012(9):106-107.

23. 涂冰燕.加强网上正面舆论引导研究.学习论坛,2013(12):67-68.

24. 胡百精.危机状态下的议题管理.国际新闻界,2006(3):31-35.

25. 王嘉悦.大众媒介的危机传播管理.吉林大学硕士论文.2007.

26. 徐荣青.政府公关与企业公关的议题管理异同比较.闽江学院学报,2011,32(3):89-92.

27. 王征宇.突发公共事件应对中的政府舆论引导力研究.内蒙古大学,2010.

28. 梁哲,许洁虹,李纾,等.突发公共安全事件的风险沟通难题.自然灾害学报,2008,17(2):25-30.

29. 曹然,丰纯高.网络谣言可防可治.传媒观察,2015(2):51-53.

30. 俞旻骁.谁为谣言插上翅膀?——汶川地震后谣言传播现象探析.新闻记者,2008(7):48-51.

31. 汶川地震后谣言传播现象探析.人民网传媒频道.2012.

32. 闵大洪.互联网信息内容安全观察与思考.信息网络安全,2006(8):30-32

33. 叶明昌.网络背景下的社会谣言及其社会控制.湘潮:理论版,2008(6):19-21.